膵・消化管 神経内分泌腫瘍(NEN) 診療ガイドライン 2019年【第2版】

Clinical Practice Guidelines for Gastroenteropancreatic
Neuroendocrine Neoplasms (GEP-NEN) 2019

日本神経内分泌腫瘍研究会(JNETS)
膵・消化管神経内分泌腫瘍
診療ガイドライン第2版作成委員会 ｜ 編

金原出版株式会社

本ガイドラインの部分改訂，情報更新，記載内容の追加などが行われる場合は，日本神経
内分泌腫瘍研究会（JNETS）のホームページに詳細を告知いたします。

日本神経内分泌腫瘍研究会（JNETS）
http://jnets.umin.jp/

第2版の序

　神経内分泌腫瘍は希少腫瘍であるとともに，全身臓器に発生して多彩な臨床症状を呈します。神経内分泌腫瘍の診断および治療に関しては複数の診療科が連携した診療体制が必要です。また，神経内分泌腫瘍の診断には病理分類が重要で有り，病理診断に基づいた薬物治療戦略の選択が必要となります。我が国において診断および治療の標準化を目指して，日本神経内分泌腫瘍研究会（JNETS）より我が国で初めて膵・消化管神経内分泌腫瘍診療ガイドラインが今村正之を委員長として 2015 年に発刊されました。その後，神経内分泌腫瘍に関して多くの新たな動向があり，多くのエキスパートの先生方の熱意とご苦労により改訂版（第2版）を発刊することが出来ました。

　診断部門においては 2015 年9月に神経内分泌腫瘍全般にソマトスタチン受容体シンチグラフィが保険承認になりました。さらに，膵・消化管神経内分泌腫瘍において 2017 年及び 2019 年に WHO 分類が改訂となり，組織が高分化型で Ki-67 指数が 20％を越す NET G3 という新たなカテゴリーが加わりました。一方，治療において，外科治療では初版のガイドラインでは非機能性膵神経内分泌腫瘍において腫瘍サイズが1cm から2cm に対する明確な推奨はなかったのですが，改訂版では手術適応と推奨される術式を明確にし，特にサイズの小さな膵神経内分泌腫瘍の扱いについても幅広い観点から検討を加えました。さらに膵 NEC の手術適応についても新たに触れました。薬物療法においては高分化型の肺・消化管神経内分泌腫瘍に分子標的薬のエベロリムスが保険適用追加，さらにソマトスタチンアナログのランレオチドが高分化型の膵・消化管神経内分泌腫瘍に保険承認となり，治療の選択肢は大幅に増えました。NEC の薬物療法は小細胞肺癌の治療に準じ，プラチナ系薬剤を含む併用療法は高い奏効割合が報告されており推奨されているものの，ランダム化比較試験は実施されておらず保険未承認でした。しかし，2018 年2月 26 日から社会保険診療報酬支払基金の事務連絡により保険償還が認められました。さらに，初版では遺伝性疾患である MEN1 に関する神経内分泌腫瘍の診断と治療の記載を取り扱っていましたが，改訂版では VHL 病に伴う膵神経内分泌腫瘍の記載も追加しました。上記以外にも初版出版後に様々なアップデートがありましたが，探索的な範囲に対してはコンセンサスとエビデンスを考慮して "COLUMN" を作成しました。

　今回の改訂版の発刊にあたり，評価委員による厳格な評価を頂きました。感謝申し上げます。また，4月以降に各種学会にて公聴会を開催するとともに，5月末よりホームページでパブリックコメントを募集し，多くのご意見を頂きました。この場をお借りして感謝申し上げます。最後にこの第2版が神経内分泌腫瘍の診療において少しでも役に立てばと思います。

　2019 年9月

膵・消化管神経内分泌腫瘍診療ガイドライン第2版作成委員会

委員長　伊藤鉄英

初版の序

膵・消化管神経内分泌腫瘍（NET）は希少腫瘍に属する。従来，機能性 NET は特異的症状を発現して患者を悩ますために早期発見による早期切除の必要性が認識されてきたが，非機能性 NET に関しては，カルチノイドの名の下に良性腫瘍として診療される傾向があった。近年の病理学的研究の深化，進展に伴い WHO 病理分類が 2010 年に改定された。また，初診時に肝転移を有している患者が約 20% と高いことも明らかにされ，国際的に悪性腫瘍としての NET の標準的診療法が熱心に検討されている。EU や米国で NET 診療ガイドラインの作成と改定がなされているが，本邦においても NET に対する一般医師の関心が高まり診療ガイドライン作成の機運が熟したので，2010 年にこの領域の専門家が集まりガイドライン作成委員会が組織して作成を開始した。

1983 年以後 2011 年までに公表された学術論文を検索して作成したが，治療薬以外の領域では臨床試験に基づくエビデンスは少ない。従って，国際的診療ガイドラインを参照しつつ委員会での討議の結果として作成された推奨文も少なくない。本邦では国際的な標準的診療法の幾つかが未承認のままという事情があるが，それらについても解説文中に記載した。初版ガイドラインは関連学会での公聴会を経て日本癌治療学会の評価委員会の評価を受けた上で，2014 年に日本神経内分泌腫瘍研究会のホームページ上に初版として掲載している。

今回，読者の便宜のために幾つかのアルゴリズムを付けて直腸 NET の治療指針に関する内容を一部変更し，さらに最近承認された治療薬を追加して出版することとなった。体裁としての見出しの変更も行い，初版の改訂版といえるものになった。

作成委員会としては NET に関する臨床的・基礎的研究が活発に展開されて新たなエビデンスが生まれ，新しい治療法が開発されて，早い時期に第 2 版を出版できることを強く望んでいる。

ともあれ，本ガイドラインが本邦での NET 診療の質の向上のために些かでも役に立てば，作成委員会関係者一同のこの上ない歓びとするところである。

2015 年 4 月 1 日

膵・消化管神経内分泌腫瘍診療ガイドライン作成委員会

委員長　今村正之

作成委員・協力者名簿

委員長	伊藤　鉄英	福岡山王病院 肝臓・胆のう・膵臓・神経内分泌腫瘍センター
副委員長	河本　　泉	関西電力病院 外科
	増井　俊彦	京都大学 肝胆膵・移植外科

■診断

リーダー	高野　幸路	北里大学 内分泌代謝内科
委員	五十嵐久人	下関市立市民病院 内科/五十嵐内科
	河本　　泉	関西電力病院 外科
	島津　　章	草津総合病院 先進医療センター
	中村　和彦	原三信病院 消化管内科
	中本　裕士	京都大学医学部附属病院 放射線部
	肱岡　　範	国立がん研究センター中央病院 肝胆膵内科
	盛田　幸司	帝京大学医学部 内分泌代謝・糖尿病内科

■病理

リーダー	長村　義之	日本鋼管病院 病理診断科/慶應義塾大学医学部
委員	石川　雄一	国際医療福祉大学医学部 病理学/がん研究会がん研究所 病理部
	大池　信之	昭和大学藤が丘病院 臨床病理診断科
	笠島　敦子	ミュンヘン工科大学 病理科
	九嶋　亮治	滋賀医科大学 病理診断科
	小嶋　基寛	国立がん研究センター 先端医療開発センター 臨床腫瘍病理分野
	笹野　公伸	東北大学 病理診断学分野
	肱岡　　範	国立がん研究センター中央病院 肝胆膵内科
	平野　　聡	北海道大学 消化器外科Ⅱ
	水野　伸匡	愛知県がんセンター 消化器内科部

■外科治療

リーダー	土井隆一郎	大津赤十字病院 外科
委員	青木　　琢	獨協医科大学 第二外科
	青木　　豪	東北大学 消化器外科
	大塚　隆生	九州大学 臨床・腫瘍外科
	奥村　知之	富山大学 消化器・腫瘍・総合外科
	木村　康利	札幌医科大学 消化器・総合，乳腺・内分泌外科
	工藤　　篤	東京医科歯科大学 肝胆膵外科
	小西　　毅	がん研有明病院 大腸外科
	平野　　聡	北海道大学 消化器外科Ⅱ
	増井　俊彦	京都大学 肝胆膵・移植外科
	松本　逸平	近畿大学 外科

協力者	河本　　泉	関西電力病院 外科
	本間　義崇	国立がん研究センター中央病院 消化管内科
	松林　　潤	大津赤十字病院 外科

■内科・集学的治療

リーダー	池田　公史	国立がん研究センター東病院 肝胆膵内科
委員	青木　　琢	獨協医科大学 第二外科
	大塚　隆生	九州大学 臨床・腫瘍外科
	木村　康利	札幌医科大学 消化器・総合，乳腺・内分泌外科
	工藤　　篤	東京医科歯科大学 肝胆膵外科
	小林　規俊	横浜市立大学 がん総合医科学講座
	高野　幸路	北里大学 内分泌代謝内科
	中村　和彦	原三信病院 消化管内科
	肱岡　　範	国立がん研究センター中央病院 肝胆膵内科
	藤森　　尚	九州大学 病態制御内科
	本間　義崇	国立がん研究センター中央病院 消化管内科
	森実　千種	国立がん研究センター中央病院 肝胆膵内科
協力者	五十嵐久人	下関市立市民病院 内科/五十嵐内科
	伊藤　鉄英	福岡山王病院 肝臓・胆のう・膵臓・神経内分泌腫瘍センター
	佐藤　祐一	長岡中央綜合病院 消化器内科
	関口　正宇	国立がん研究センター中央病院 検診センター/内視鏡科

■MEN1/VHL

リーダー	櫻井　晃洋	札幌医科大学 遺伝医学
委員	五十嵐久人	下関市立市民病院 内科/五十嵐内科
	内野　眞也	野口病院
	木村　康利	札幌医科大学 消化器・総合，乳腺・内分泌外科
	工藤　　篤	東京医科歯科大学 肝胆膵外科
	堀内喜代美	東京女子医科大学病院 乳腺・内分泌外科
	山崎　雅則	信州大学 糖尿病・内分泌代謝内科

■文献検索

| | 阿部　信一 | 日本医学図書館協会 診療ガイドラインワーキンググループ |

■評価委員

	今村　正之	関西電力病院 神経内分泌腫瘍センター
	上本　伸二	京都大学 肝胆膵・移植外科
	奥坂　拓志	国立がん研究センター中央病院 肝胆膵内科
	木田　光広	北里大学 消化器内科
	木村　　理	東都春日部病院/山形大学 名誉教授
	田中　雅夫	下関市立市民病院
	平田　公一	JR 札幌病院
	眞島　喜幸	パンキャンジャパン

(五十音順)

利益相反の開示

- 日本医学会「診療ガイドライン策定参加資格基準ガイダンス」に基づき，過去3年分の利益相反の開示を行った（http://jams.med.or.jp/guideline/clinical_guidance.pdf）。
- 開示すべき利益相反がない委員の掲載は割愛した。
- 開示項目：
  4. 企業や営利を目的とした団体より，会議の出席（発表，助言など）に対し，研究者を拘束した時間・労力に対して支払われた日当，講演料などの報酬
     （開示基準額：50万円/企業/年，金額区分：① 50万円≦　② 100万円≦　③ 200万円≦）
  6. 企業や営利を目的とした団体が提供する研究費
     （開示基準額：100万円/企業/年，金額区分：① 100万円≦　② 1,000万円≦　③ 2,000万円≦）
  ※診療ガイドライン策定参加資格基準ガイダンスで規定しているその他の開示項目は，該当者がいなかったことから割愛した。

氏名	年	4. 講演料	6. 研究費				担当領域
			産学共同研究	受託研究	治験	その他	
伊藤鉄英 （委員長）	2016	該当なし	該当なし				内科・ 集学的治療
	2017	該当なし	該当なし				
	2018	金額区分①：帝人ファーマ，ノバルティスファーマ，マイランEPD	該当なし				
青木琢	2016	該当なし	該当なし				外科治療， 内科・ 集学的治療
	2017	該当なし	該当なし				
	2018	金額区分①：ノバルティスファーマ	該当なし				
池田公史	2016	金額区分①：大鵬薬品工業，ノバルティスファーマ，バイエル薬品	該当なし	該当なし	金額区分①：エーザイ，日本イーライリリー，バクスアルタ，メルクセローノ，ヤクルト本社 金額区分②：小野薬品工業	該当なし	内科・ 集学的治療
	2017	金額区分①：大鵬薬品工業，ノバルティスファーマ，バイエル薬品	該当なし	該当なし	金額区分①：アストラゼネカ，エーザイ，小野薬品工業，中外製薬，日本イーライリリー，バイエル薬品，メルクセローノ 金額区分②：ASLAN pharmaceuticals	該当なし	
	2018	金額区分①：エーザイ，ノバルティスファーマ，バイエル薬品	該当なし	該当なし	金額区分①：アストラゼネカ，小野薬品工業，ジェイファーマ，シミック，中外製薬，ノバルティスファーマ，バイエル薬品，ブリストル・マイヤーズスクイブ，ヤクルト本社 金額区分②：エーザイ	該当なし	
石川雄一	2016	該当なし	該当なし	金額区分②：第一三共	該当なし	該当なし	病理
	2017	該当なし	該当なし				
	2018	該当なし	該当なし				
長村義之	2016	金額区分①：中外製薬，ノバルティスファーマ	該当なし				病理
	2017	金額区分①：帝人ファーマ，ノバルティスファーマ，ノーベルファーマ	該当なし				
	2018	金額区分①：帝人ファーマ，ノバルティスファーマ	該当なし				

氏名	年	4. 講演料	6. 研究費				担当領域
			産学共同研究	受託研究	治験	その他	
笠島敦子	2016	**金額区分①**：ノバルティスファーマ	該当なし				病理
	2017	該当なし	該当なし				
	2018	**金額区分①**：帝人ファーマ	該当なし				
九嶋亮治	2016	**金額区分①**：武田薬品工業	該当なし				病理
	2017	**金額区分①**：武田薬品工業	該当なし				
	2018	**金額区分①**：武田薬品工業	該当なし				
小西毅	2016	**金額区分①**：オリンパス，ジョンソン・エンド・ジョンソン，メドトロニック	該当なし				外科治療
	2017	**金額区分①**：オリンパス，ジョンソン・エンド・ジョンソン，メドトロニック	該当なし				
	2018	**金額区分①**：オリンパス，メドトロニック **金額区分②**：ジョンソン・エンド・ジョンソン	該当なし				
櫻井晃洋	2016	該当なし	該当なし				MEN1/VHL
	2017	**金額区分②**：アストラゼネカ	該当なし				
	2018	**金額区分②**：アストラゼネカ	該当なし				
笹野公伸	2016	該当なし	**金額区分①**：島津製作所，中外製薬，帝人ファーマ，ノーベルファーマ	該当なし	該当なし	該当なし	病理
	2017	該当なし	**金額区分①**：島津製作所，中外製薬，帝人ファーマ，ノーベルファーマ	該当なし	該当なし	該当なし	
	2018	**金額区分①**：ノバルティスファーマ	**金額区分①**：島津製作所，中外製薬，帝人ファーマ，ノーベルファーマ	該当なし	該当なし	該当なし	
島津章	2016	**金額区分①**：ファイザー	該当なし				診断
	2017	該当なし	該当なし				
	2018	該当なし	該当なし				
肱岡範	2016	**金額区分①**：ノバルティスファーマ，ノーベルファーマ	該当なし				診断，病理，内科・集学的治療
	2017	**金額区分①**：ノバルティスファーマ，ノーベルファーマ	該当なし				
	2018	**金額区分①**：帝人ファーマ，ノバルティスファーマ，ノーベルファーマ	該当なし				
水野伸匡	2016	該当なし	該当なし	該当なし	**金額区分①**：エーザイ，大鵬薬品工業，ナノキャリア，MSD	該当なし	病理
	2017	該当なし	該当なし	該当なし	**金額区分①**：大日本住友製薬，ノバルティスファーマ	該当なし	
	2018	該当なし	該当なし	該当なし	**金額区分①**：大日本住友製薬，Incyte	該当なし	

氏名	年	4. 講演料	6. 研究費				担当領域
			産学共同研究	受託研究	治験	その他	
森実千種	2016	該当なし	該当なし	金額区分①：小野薬品工業	該当なし	該当なし	内科・集学的治療
	2017	該当なし	該当なし	金額区分①：エーザイ, 小野薬品工業	該当なし	該当なし	
	2018	該当なし	該当なし	金額区分①：エーザイ, 小野薬品工業, ジェイファーマ, 大鵬薬品工業, ヤクルト本社	該当なし	該当なし	
奥坂拓志（評価委員）	2016	該当なし	該当なし	金額区分①：小野薬品工業	金額区分①：興和, 大日本住友製薬, 中外製薬, ノバルティスファーマ, ヤクルト本社	該当なし	評価
	2017	該当なし	該当なし	金額区分①：アストラゼネカ, 中外製薬	金額区分①：エーザイ, 日本イーライリリー, ノバルティスファーマ	該当なし	
	2018	該当なし	該当なし	金額区分①：エーザイ, ブリストルマイヤーズ・スクイブ	金額区分①：アストラゼネカ	該当なし	

（五十音順）

目 次

アルゴリズム ―――――――――――――――――――――――― 1

アルゴリズム 1	インスリノーマの診断	2
アルゴリズム 2	ガストリノーマの診断	3
アルゴリズム 3	その他の機能性膵・消化管 NEN の診断	4
アルゴリズム 4	非機能性膵・消化管 NEN の診断	5
アルゴリズム 5	NET と NEC の鑑別診断	5
アルゴリズム 6	非機能性膵 NEN の外科治療 (MEN1 を除く)	6
アルゴリズム 7	インスリノーマの外科治療	6
アルゴリズム 8	ガストリノーマの外科治療	7
アルゴリズム 9	その他の機能性膵 NET の外科治療	7
アルゴリズム 10	食道 NEN の外科治療	8
アルゴリズム 11	胃 NEN の外科治療	9
アルゴリズム 12	十二指腸 NEN の外科治療	10
アルゴリズム 13	虫垂 NEN の外科治療	10
アルゴリズム 14	結腸・直腸 NEN の外科治療	11
アルゴリズム 15	膵・消化管 NEN に対する薬物療法 (症状緩和)	11
アルゴリズム 16	膵・消化管 NEN の転移病巣，再発病巣に対する治療	12
アルゴリズム 17	膵・消化管 NEN に対する薬物療法 (抗腫瘍薬)	12
アルゴリズム 18	膵・消化管 NET で MEN1 を疑う場合の診断	13
アルゴリズム 19	MEN1 に伴う非機能性膵 NET の治療	13
アルゴリズム 20	VHL に伴う非機能性膵 NET の治療	14

ガイドライン総説 ——————————————————————— 15

1. 目的 ……………………………………………… 15
2. 本ガイドラインを使用する際の注意事項 ……………… 15
3. 作成方法 ………………………………………… 15
4. 文献検索 ………………………………………… 16
5. 文献レベルの分類法と推奨度 …………………… 16
6. 資金 ……………………………………………… 17
7. 利益相反 ………………………………………… 17
8. 参考文献 ………………………………………… 17
9. 略語一覧 ………………………………………… 17
10. Clinical Question (CQ) 一覧 …………………… 19

第1章 診断 —Clinical Question・推奨・解説— ——————— 23

第2章 病理 —Clinical Question・推奨・解説— ——————— 43

第3章 外科治療 —Clinical Question・推奨・解説— —————— 67

第4章 内科・集学的治療 —Clinical Question・推奨・解説— —— 101

第5章 MEN1/VHL —Clinical Question・推奨・解説— ———— 133

文献検索式 ………………………………………… 151
索引 …………………………………………………… 177

アルゴリズム

アルゴリズム1　インスリノーマの診断　〔診断 CQ1-1〕

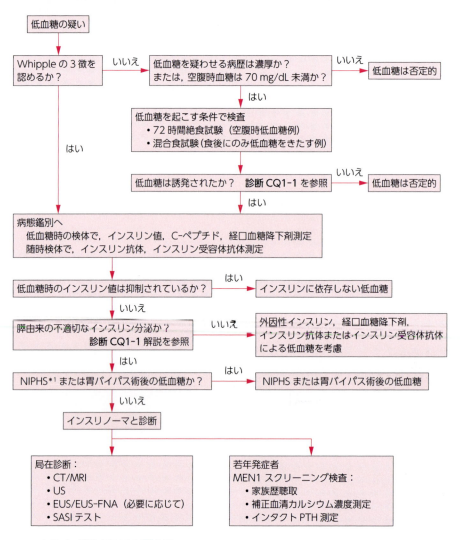

アルゴリズム2　ガストリノーマの診断　〔診断 CQ1-2〕

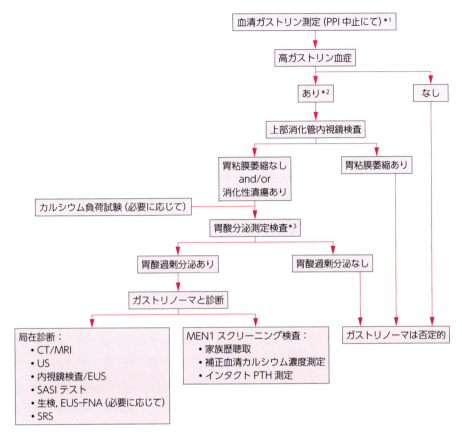

*1 1週間 PPI を中止して測定する必要がある．潰瘍再燃のリスクがあるので，再燃が疑われた場合は H₂ 受容体拮抗薬を投与し，測定の 48 時間前に中止して測定する．
*2 注意を要する高ガストリン血症：ヘリコバクター・ピロリ菌感染，慢性腎不全，萎縮性胃炎などによる G 細胞過形成，PPI 長期内服など
*3 胃酸分泌測定検査：胃内 24 時間 pH モニター，空腹時胃内 pH 測定

アルゴリズム3　その他の機能性膵・消化管 NEN の診断
〔診断 CQ1-3〜 CQ1-6〕

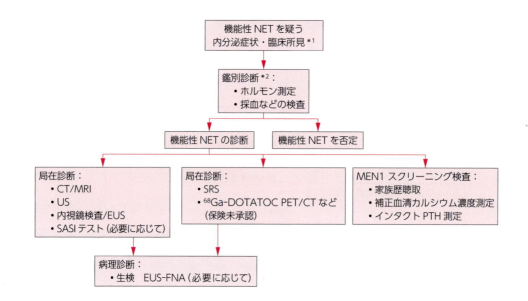

機能性 NEN	内分泌症状・臨床所見（*1）	鑑別診断（*2）
グルカゴノーマ	遊走性壊死性紅斑，耐糖能障害や糖尿病・低アミノ酸血症・低アルブミン血症，体重減少，貧血，静脈血栓症や精神神経症状（失調症状，認知症，視神経萎縮，近位筋筋力低下）	血漿グルカゴン測定と血中アミノ酸濃度測定
VIP 産生腫瘍（VIP オーマ）	大量の水様性下痢，低カリウム血症，低クロール血症，代謝性アシドーシス。また低カリウム血症や脱水による疲労感・筋力低下，息切れ，筋肉の痙攣，こむら返り。嘔気，嘔吐，皮膚紅潮や高血糖，高カルシウム血症	血漿 VIP 測定（国内測定不可），便の osmotic gap の測定
ソマトスタチノーマ	体重減少，腹痛のほか，糖尿病，胆石症，脂肪便，下痢，貧血など。無症状の場合も多い	血漿ソマトスタチン測定（国内測定不可）
機能性消化管 NET（カルチノイド症候群）	下痢，皮膚紅潮，喘息，心不全（特に右心系），ペラグラ症状（rough scaly skin，舌炎，口角炎）など	尿中 5-HIAA（24 時間蓄尿）測定（擬陽性に注意）血中クロモグラニン A 測定（保険未収載）

アルゴリズム4　非機能性膵・消化管NENの診断　〔診断CQ2, CQ3〕

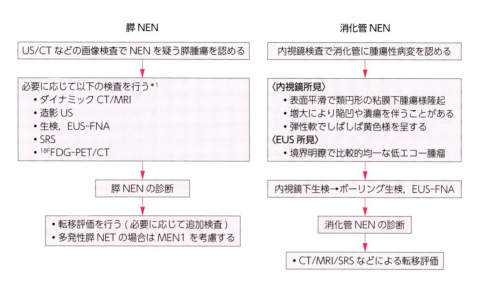

*¹ 膵NENは典型的な多血性腫瘍以外の非典型的な画像所見を呈することがある。特に大きな腫瘍やNECでしばしば非典型的な所見を呈する。

アルゴリズム5　NETとNECの鑑別診断　〔病理CQ2-2, CQ6〕

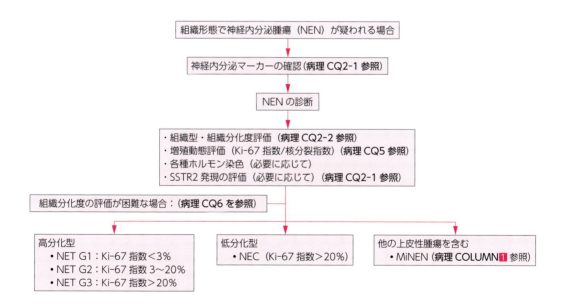

アルゴリズム6　非機能性膵 NEN の外科治療（MEN1 を除く）　〔外科治療 CQ1, CQ5〕

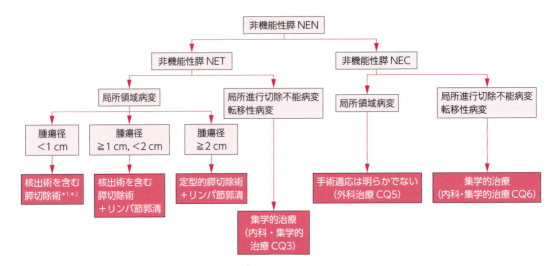

*1 局所リンパ節の腫脹と硬度を確認し、リンパ節転移の疑いがあれば郭清する。
*2 偶然発見された腫瘍、かつ画像上、転移・浸潤所見を認めない場合、十分な説明のうえ、経過観察（6〜12カ月ごと）が選択肢となり得る。

アルゴリズム7　インスリノーマの外科治療　〔外科治療 CQ2〕

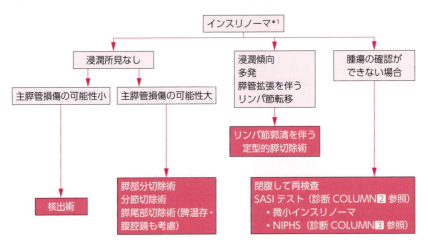

*1 術前診断と術中所見を併せて判断

アルゴリズム8　ガストリノーマの外科治療　〔外科治療 CQ3〕

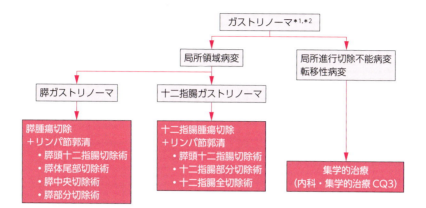

*1 PPI/SSA（ソマトスタチンアナログ）投与にてガストリン症状コントロールを同時に行う（**内科・集学的治療 CQ2**）
*2 MEN1 の検索を行う（**MEN1/VHL CQ1**）

アルゴリズム9　その他の機能性膵 NET の外科治療　〔外科治療 CQ4〕

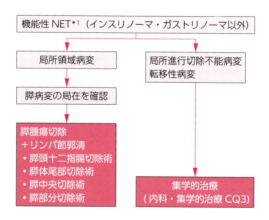

*1 ホルモン症状コントロール（**内科・集学的治療 CQ2**）

アルゴリズム 10　食道 NEN の外科治療　〔外科治療 CQ6〕

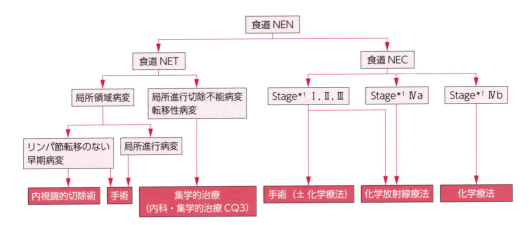

*1 食道癌取扱い規約第 11 版

アルゴリズム 11　胃 NEN の外科治療　〔外科治療 CQ7, CQ13〕

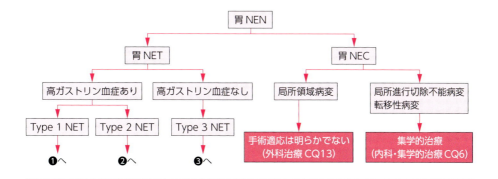

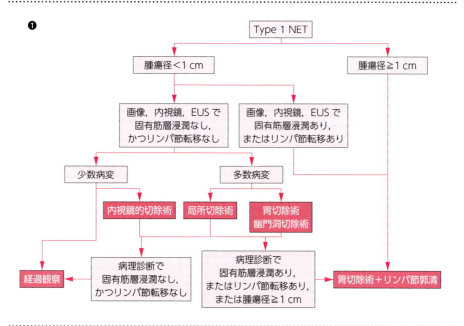

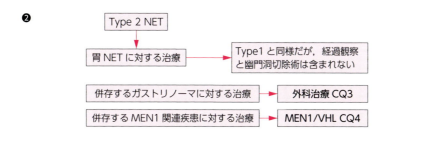

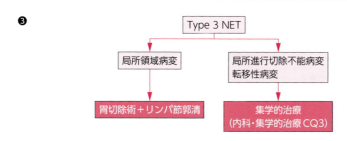

アルゴリズム 12　十二指腸 NEN の外科治療　〔外科治療 CQ8, CQ13〕

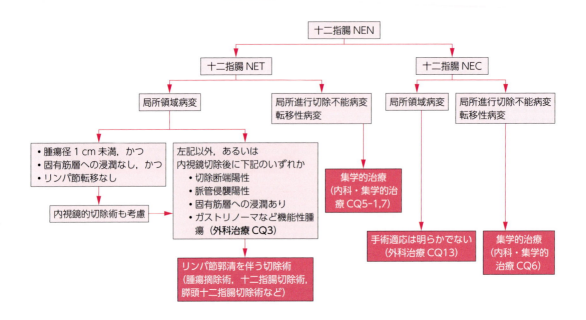

アルゴリズム 13　虫垂 NEN の外科治療　〔外科治療 CQ10, CQ13〕

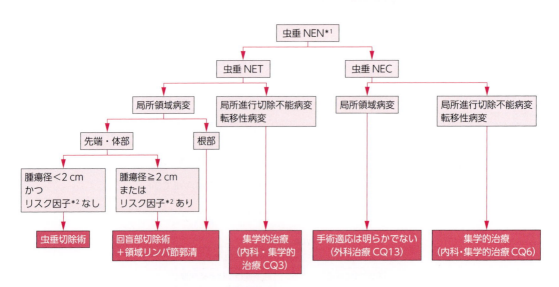

[*1] 虫垂切除後に確定診断がついた際にも適応
[*2] 脈管侵襲，NET G2 以上，虫垂間膜への浸潤のいずれか

アルゴリズム 14　結腸・直腸 NEN の外科治療
〔外科治療 CQ11，CQ12，CQ13〕

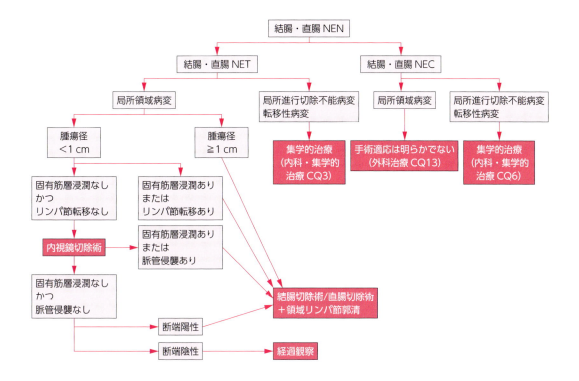

アルゴリズム 15　膵・消化管 NEN に対する薬物療法（症状緩和）
〔内科・集学的治療 CQ2〕

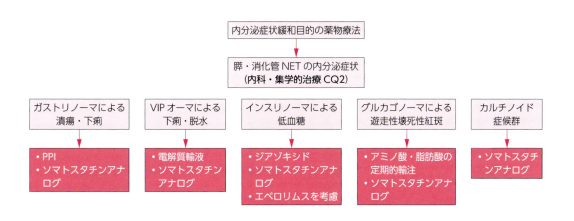

アルゴリズム 16　膵・消化管 NEN の転移病巣，再発病巣に対する治療
〔内科・集学的治療〕

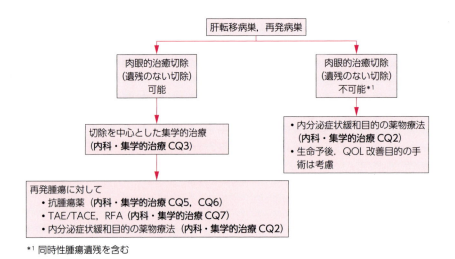

*¹ 同時性腫瘍遺残を含む

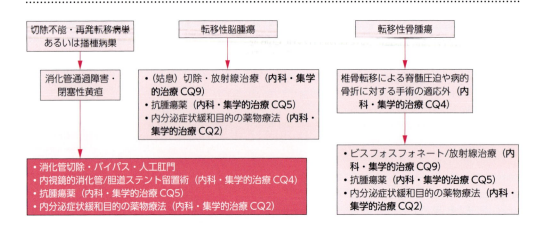

アルゴリズム 17　膵・消化管 NEN に対する薬物療法（抗腫瘍薬）
〔内科・集学的治療〕

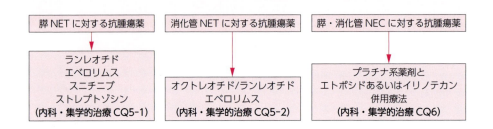

アルゴリズム 18　膵・消化管 NET で MEN1 を疑う場合の診断
〔MEN1/VHL CQ1, CQ2, CQ6〕

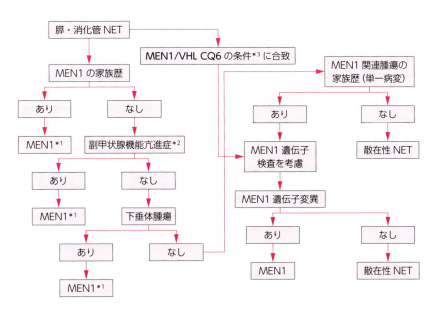

*¹ MEN1 遺伝子検査については MEN1/VHL CQ6 を参照
*² アルブミン補正血清カルシウム値とインタクト PTH の測定で判断
*³ 副甲状腺機能亢進症もしくは下垂体腫瘍の合併/膵・消化管 NET の多発/ガストリノーマ, 特に十二指腸粘膜領域に発生した場合/若年で発症したインスリノーマ/MEN1 もしくは MEN1 関連病変の家族歴

アルゴリズム 19　MEN1 に伴う非機能性膵 NET の治療
〔MEN1/VHL CQ4, CQ5〕

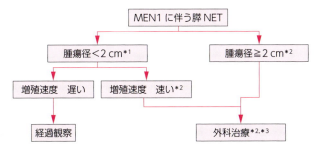

*¹ 増殖速度が速い場合には 2 cm 未満でも切除を考慮する。
*² 多発性の小 NET が多く, 手術の適応と術式の決定には腫瘍の数と局在および内分泌症状の有無を考慮することが推奨される。
*³ 膵 NET の腫瘍多発例でも, 膵全摘術を極力回避することが推奨される。

アルゴリズム 20　VHL に伴う非機能性膵 NET の治療
〔MEN1/VHL CQ4，CQ5〕

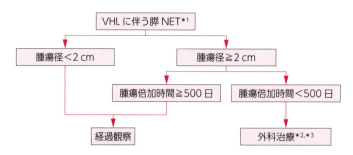

*¹ エクソン 3 遺伝子変異が手術適応決定に有用であるが，保険適用や実施体制は未整備
*² 手術の適応と術式の決定には腫瘍の数と局在を考慮することが推奨される。
*³ 膵 NET の腫瘍多発例でも，膵全摘術を極力回避することが推奨される。

ガイドライン総説

1. 目的

　消化器に発生する神経内分泌腫瘍（neuroendocrine neoplasms；NEN）は，年間人口10万人に3〜5人の新規患者が発生する比較的稀な腫瘍で，その多くは膵臓と消化管に発生する。約100年前に小腸NETに対してカルチノイドという名称が使われて以来，現在に至るまでの長い間，NENは概念が不明瞭なカルチノイドと呼ばれてきた。しかし，NENの臨床病理学的研究が進むにつれてNENの悪性度の多様性が認識され，2000年のWHO病理組織学的分類の改訂では，カルチノイドという名称がなくなり，分化度を基軸とした分類が作成された。さらに，2010年版では，臨床的経過と最も相関するとされるKi-67指数と核分裂数という腫瘍細胞の増殖動態を反映する指標を用いたGrade分類に基づく病理組織学的分類が作成された。最新の2017/2019年版ではNENを高分化のNETと低分化のNECに分けることが提起され，現在に至っている。NEN患者の治療においては，この病理組織学的分類に基づいて治療することが極めて重要である。しかし，一般の臨床医は，膵・消化管NEN患者の診療において，最新の知識を知らないままに診療することがあり得る状況にある。

　また，機能性NETであるインスリノーマやガストリノーマ，グルカゴノーマ，VIPオーマなどはそれらの分泌するホルモンの身体的影響が強く，患者の社会的活動にも有害な影響を及ぼすばかりか，時には生命の危機をもたらす。しかし，現在においてもNETの特徴的内分泌症状が発現してから正しい診断がなされるまでの期間は5〜7年と報告されていて，NENに関する知識の普及が望まれている。

　本ガイドラインは，消化器のなかで最も発生頻度の多い膵臓と消化管のNEN患者が少しでも早く診断され，最新の知識に基づく診療がなされることを願って，臨床医のためのNEN診療ガイドラインとして作成された。

2. 本ガイドラインを使用する際の注意事項

　本ガイドラインはエビデンスに基づき，推奨度を決定することを基本として作成されている。しかし，膵・消化管NENは希少疾患に属し，治療薬に関する情報を除いてランダム化比較試験に基づくエビデンスは少なく，多数例の後ろ向き研究が多い。したがって，国際的ガイドラインである米国のNCCN（National Comprehensive Cancer Network）ガイドラインやENETS（European Neuroendocrine Tumor Society）のガイドラインを参照しつつ，本邦の専門医師たちの討議と多数決により決定して記載された部分を含んでいる。

3. 作成方法

　2018年4月に，内科医，内分泌内科医，病理医，外科医，内分泌外科医，放射線科診断医，

放射線治療医，化学療法医，遺伝医学・予防医などから構成される作成委員会を形成し，文献検索を医学図書館に依頼した。評価委員会を医師と患者に依頼した。診断，病理，外科治療，内科・集学的治療，MEN1/VHL をテーマとして分科会を形成して各部門のリーダーを選び，各分科会での討論を経た結論をリーダー会議と全委員による委員会での討論を経て素案をまとめたのが本ガイドラインである。

2019 年に日本膵臓学会，日本内分泌外科学会，日本肝胆膵外科学会で公聴会を開催し，ホームページ上でパブリックコメントを募集した。刊行後には日本癌治療学会がん診療ガイドライン評価委員会の評価を受ける予定である。

4. 文献検索

検索データベース	PubMed，医中誌 Web
検索年限	1983-2018 年
言語	英語，日本語

クリニカルクエスチョンごとの検索式は p.151 を参照。

5. 文献レベルの分類法と推奨度

「Minds 診療ガイドライン作成の手引き 2007」[1] のもとに行った。

表 1　エビデンスのレベル分類 (質の高いもの順)

I	システマティック・レビュー/RCT のメタアナリシス
II	1 つ以上のランダム化比較試験結果
III	非ランダム化試験結果
IVa	分析疫学的研究 (コホート研究)
IVb	分析疫学的研究 (症例対照研究，横断研究)
V	記述研究 (症例報告やケース・シリーズ)
VI	患者データに基づかない，専門委員会や専門家個人の意見

表 2　Minds 推奨グレード

A	強い科学的根拠があり，行うよう強く勧められる
B	科学的根拠があり，行うよう勧められる
C1	科学的根拠はないが，行うよう勧められる
C2	科学的根拠がなく，行わないよう勧められる
D	無効性あるいは害を示す科学的根拠があり，行わないよう勧められる

6. 資金

日本神経内分泌腫瘍研究会の資金をもとに活動した。

7. 利益相反

日本医学会の「診療ガイドライン策定参加資格基準ガイダンス」に基づき，作成委員および評価委員が利益相反の開示を行った。開示内容は書籍の冒頭に掲載した。

8. 参考文献

1) 福井次矢，吉田雅博，山口直人 編．Minds 診療ガイドライン作成の手引き．医学書院，東京，2007.
2) NCCN Clinical Practice Guidelines in Oncology（NCCN Guidelines™ Neuroendocrine Tumors Version 1）. 2019, NCCN. org.

9. 略語一覧

ACTH	adrenocorticotropic hormone；副腎皮質刺激ホルモン
CT	computed tomography
DFS	disease free survival；無再発生存
EMR	endoscopic mucosal resections；内視鏡的粘膜切除術
ENETS	European Neuroendocrine Tumor Society
ESD	endoscopic submucosal dissection；内視鏡的粘膜下層剥離術
EUS	endoscopic ultrasound/ultrasonography；超音波内視鏡検査
EUS-FNA	endoscopic ultrasound-guided fine needle aspiration；超音波内視鏡ガイド下生検
FDG-PET	fluorodeoxyglucose positron emission tomography
FNA	fine needle aspiration；穿刺吸引生検
GH	growth hormone；成長ホルモン
GRF	growth hormone releasing factor；成長ホルモン放出因子
5-HIAA	5-hydroxyindole acetic acid
IGF1	insulin-like growth factor 1；インスリン様成長因子 1
MDCT	multi detector-row CT
MEN1	multiple endocrine neoplasia type 1；多発性内分泌腫瘍症 1 型
MiNEN	mixed neuroendocrine-non-neuroendocrine neoplasm

MRI	magnetic resonance imaging
NANETS	North American Neuroendocrine Tumor Society
NCAM	neural cell adhesion molecule (CD56)
NCCN	National Comprehensive Cancer Network
NEC	neuroendocrine carcinoma；神経内分泌癌
NEN	neuroendocrine neoplasm
NET	neuroendocrine tumor；神経内分泌腫瘍
NF1	neurofibromatosis type 1；神経線維腫症 1 型
NIPHS	noninsulinoma pancreatogenous hypoglycemia syndrome
OS	overall survival
PET	positron-emission tomography
PFS	progression-free survival；無再発生存期間
PP	pancreatic polypeptide
PPI	proton pump inhibitor；プロトンポンプ阻害薬
PS	performance status；全身状態
PRRT	peptide receptor radionuclide therapy；放射性核種標識ペプチド治療
PTH	parathyroid hormone；副甲状腺ホルモン
QOL	quality of life
RFA	radiofrequency ablation；ラジオ波焼灼術
SASI テスト	selective arterial secretagogue injection test；選択的動脈内刺激薬注入法
SEER	Surveillance Epidemiology and End Results
sm	submucosal layer；粘膜下層
SMT	submucosal tumor；胃粘膜下腫瘍
SRS	somatostatin receptor scintigraphy；ソマトスタチン受容体シンチグラフィ
SSTR	somatostatin receptor；ソマトスタチン受容体
TACE	transcatheter arterial chemoembolization；肝動脈化学塞栓術
TAE	transcatheter arterial embolization；肝動脈塞栓術
TEM	transanal endoscopic microsurgery；経肛門的内視鏡下マイクロサージャリー
TTP	time to tumor progression
US	ultrasound/ultrasonography；超音波検査
VHL	von Hippel-Lindau 病
VIP	vasoactive intestinal polypeptide

10. Clinical Question (CQ) 一覧

CQ No.	Clinical Question	ページ
第1章　診断		
CQ 1-1	インスリノーマを疑う症状は何か，次に推奨される検査は何か？	24
COLUMN **1**	慢性反復性低血糖の非典型的な症状	27
COLUMN **2**	SASI テスト	27
COLUMN **3**	Non-insulinoma pancreatogenous hypoglycemia syndromes (NIPHS) / 成人型 nesidioblastosis	27
CQ 1-2	ガストリノーマを疑う症状は何か，次に推奨される検査は何か？	28
CQ 1-3	グルカゴノーマを疑う症状は何か，次に推奨される検査は何か？	30
COLUMN **4**	グルカゴン測定法	31
CQ 1-4	VIP 産生腫瘍（VIP オーマ）を疑う症状は何か，次に推奨される検査は何か？	32
CQ 1-5	ソマトスタチノーマを疑う症状は何か，次に推奨される検査は何か？	34
CQ 1-6	カルチノイド症候群の症状は何か，次に推奨される検査は何か？	35
COLUMN **5**	カルチノイドクリーゼ	37
CQ 2	非機能性膵 NEN を疑う症状は何か，次に推奨される検査は何か？	38
CQ 3	消化管 NEN の内視鏡所見の特徴は何か，次に推奨される検査は何か？	39
CQ 4	NEN の転移の検索に推奨される画像検査は何か？	41
第2章　病理		
CQ 1	膵・消化管 NEN の病理診断を得るために推奨される方法は何か？	45
CQ 2-1	病理組織診断書に記載することが推奨される項目は何か？	47
CQ 2-2	NEN の主な病理所見は何か？	49
CQ 3	病理組織標本の取り扱い方法として何が推奨されるか？	52
CQ 4-1	術中迅速検体の取り扱い方法は？	54
CQ 4-2	術中迅速診断の目的は何か？	55
CQ 5	Ki-67 指数の推奨される測定法は？	56
CQ 6	NET G3 と NEC の鑑別法は何か？	58
COLUMN **1**	MiNEN (mixed neuroendocrine-non-neuroendocrine neoplasm)	62
COLUMN **2**	遺伝性腫瘍症候群に合併する NET の特徴的な病理所見	62
COLUMN **3**	虫垂 goblet cell adenocarcinoma (GCA)	63

CQ No.	Clinical Question	ページ
第3章　外科治療		
CQ 1	非機能性膵 NET の手術適応と推奨される術式は何か？	69
CQ 2	インスリノーマの手術適応と推奨される術式は何か？	72
CQ 3	膵および十二指腸ガストリノーマの手術適応と推奨される術式は何か？	74
CQ 4	稀な機能性膵 NET の手術適応と推奨される術式は何か？	76
CQ 5	膵 NET G3 および膵 NEC の手術適応は何か？	77
CQ 6	食道 NEN の切除適応と推奨される術式は何か？	79
COLUMN	切除可能食道 NEC に対して手術を行う場合，術前・術後の補助療法は推奨されるか？	80
CQ 7	胃 NET の手術適応と推奨される術式は何か？	82
CQ 8	ガストリノーマ以外の十二指腸 NET の手術適応と推奨される術式は何か？	85
CQ 9	小腸 NET の手術適応と推奨される術式は何か？	87
CQ 10	虫垂 NET の手術適応と推奨される術式は何か？	89
CQ 11	結腸 NET の手術適応と推奨される術式は何か？	91
CQ 12	直腸 NET の手術適応と推奨される術式は何か？	93
CQ 13	食道以外の消化管 NEC の手術適応と推奨される術式は何か？	95
COLUMN ❶	NEN における根治切除術後の経過観察法	96
COLUMN ❷	NEN に対する腹腔鏡手術の現状	96
COLUMN ❸	NEN における病理学的脈管侵襲の意義	98
COLUMN ❹	胆道に発生する NEN の病態と手術適応	99
第4章　内科・集学的治療		
CQ 1	消化管 NET に対する内視鏡的切除の適応および推奨される手技は何か？	103
CQ 1-1	胃 NET に対する内視鏡的切除の適応および推奨される手技は何か？	103
COLUMN ❶	Rindi 分類	105
CQ 1-2	十二指腸 NET に対する内視鏡的切除の適応および推奨される手技は何か？	106
CQ 1-3	直腸・結腸 NET に対する内視鏡的切除の適応および推奨される手技は何か？	107
CQ 2	膵・消化管 NEN の内分泌症状に対して推奨される薬物療法は何か？	109
CQ 3	同時性遠隔転移を伴う膵・消化管 NEN に行われる治療法は何か？	111
CQ 4	膵・消化管 NEN の再発病巣に行われる治療法は何か？	114
CQ 5	膵・消化管 NET に対して推奨される抗腫瘍薬は何か？	116
CQ 5-1	膵 NET に対して推奨される抗腫瘍薬は何か？	116

CQ No.	Clinical Question	ページ
COLUMN ❷	カペシタビン＋テモゾロミド療法	119
CQ 5-2	消化管 NET に対して推奨される抗腫瘍薬は何か？	120
CQ 6	膵・消化管 NEC に対して推奨される抗腫瘍薬は何か？	122
CQ 7	膵・消化管 NEN の切除不能肝転移に対して推奨される局所療法は何か？	124
CQ 8	膵・消化管 NEN に対して術前・術後の補助療法は推奨されるか？	126
CQ 9	膵・消化管 NEN に対して放射線治療は推奨されるか？	128
COLUMN ❸	Peptide receptor radionuclide therapy (PRRT)	130

第 5 章　MEN1/VHL

CQ No.	Clinical Question	ページ
CQ 1	どのような膵・消化管 NET で MEN1/VHL を疑うべきか？	134
CQ 2	膵・消化管 NET 患者に対して推奨される MEN1/VHL のスクリーニング検査は何か？	136
CQ 3	MEN1/VHL を疑う場合に推奨される局在診断法は何か？	138
CQ 4	MEN1/VHL に伴う膵・消化管 NET の手術適応と推奨される術式は何か？	140
CQ 5	MEN1/VHL の膵・消化管 NET に推奨される経過観察法は何か？	143
CQ 6	MEN1/VHL の遺伝学的検査は推奨されるか？	144
CQ 7	膵・消化管 NET は MEN1/VHL の予後因子か？	146
COLUMN ❶	MEN1/VHL 関連腫瘍の治療の優先順位について	148
COLUMN ❷	膵・消化管 NET 未発症者に対するサーベイランス法	148
COLUMN ❸	遺伝学的検査の実施にあたって	148

第1章

診 断
― Clinical Question・推奨・解説―

■ まえがき ■

　本ガイドラインの第1版が発刊されて4年になり，今回の改訂となった。この間，膵・消化管 NEN の診断に関してはソマトスタチン受容体シンチグラフィ（SRS）が保険承認されるなどいくつかの進歩があったが，一方で保険適用外であっても血漿 VIP の測定ができなくなるなど新たな問題も出てきた。また，第1版の発刊と前後して Ito ら[1]による膵・消化管 NEN の第2回国内疫学調査の結果が報告され，消化管 NEN の重要性について再認識することとなった。このような背景をもとに本ガイドラインの診断 CQ に関する検討と改訂を行った。

　第1版では存在診断と局在診断を別の CQ で示していたが，第2版では利便性を考慮してそれぞれの非機能性 / 機能性 NEN に関する一つの CQ のなかに記載を行った。最も頻度の高い非機能性膵・消化管 NEN の診断アルゴリズムと機能性膵 NEN のなかで最も多いインスリノーマの診断アルゴリズムを作成した。新たに保険収載になった検査を追加した一方で，行えなくなった検査を含む CQ に関しては現状に合わせて推奨および解説の修正を行い，限られた検査のなかでの診断の進め方を示した。COLUMN に関しても新たな知見や概念をもとに修正を行うとともに，診断の参考になる重要な点，注意すべき点に関して項目を追加した。

　膵・消化管 NEN を見逃さないために，また適切な治療を選択するために，診断を正確に進めることは重要である。診断の各 CQ の推奨・解説が以降の病理診断，外科治療，内科・集学的治療，MEN1/VHL に繋がっていくように配慮して作成しており，活用していただきたい。

■文献
1) Ito T, Igarashi H, Nakamura K, et al. Epidemiological trends of pancreatic and gastrointestinal neuroendocrine tumors in Japan: a nationwide survey analysis. J Gastroenterol. 2015; 50 (1): 58-64.

CQ 1-1 インスリノーマを疑う症状は何か，次に推奨される検査は何か？

〔アルゴリズム 1〕

推奨

1. 症状

空腹時の低血糖発作が主要な症状である。

自律神経症状，中枢神経症状がみられる。自律神経機能障害がある場合や，低血糖発作を繰り返す場合は自律神経症状を欠くことがある。また，低血糖症状が自覚されず，非典型的な症状（痙攣発作，認知症など）が初発症状のことがある。

2. 検査

下記のステップで低血糖の鑑別診断を行うことが推奨される（アルゴリズム 1 インスリノーマの診断を参照）（グレード A，合意率 100%）。確定診断は，72 時間絶食試験や混合食試験が推奨される（グレード A，合意率 100%）。

局在診断のため，US，CT，MRI，EUS-FNA などの検査が推奨される。症例ごとに必要な検査を検討し実施する（画像診断に関しては**診断 CQ2**，遠隔転移に関しては**診断 CQ4** を参照（グレード A，合意率 100%）。

画像検査で局在が確定診断できない場合にはカルシウム溶液を用いる SASI テスト（**COLUMN 2** 参照）が推奨される（グレード A，合意率 100%）。

解説

1. 症状

インスリノーマの低血糖発作は空腹時が多いが，食後の低血糖の場合もある。中枢神経症状として複視，物がかすんで見える，混迷，異常行動，健忘がある。進行すると意識障害，昏睡に陥り，長時間に及ぶと不可逆的脳障害が生じる。痙攣がみられることもある。自律神経症状として発汗，空腹感，虚脱，震え，嘔気，不安感，動悸がみられる。中枢神経症状に前駆して起こることが多いが，ない場合もある。低血糖症状が自覚されず，非典型的な症状（痙攣発作，認知症など）が初発症状のことがある[1]。特に自律神経機能障害がある場合や，低血糖発作を繰り返す場合[2]は自律神経症状を欠くことがある（**表 1**）[3]。

精神症状は多様であり，長期間診断に至らないこともあるので注意が必要である（**COLUMN 1** 参照）。

2. 検査

低血糖の鑑別診断のための検査は以下のものがある[4]。

1) Whipple の 3 徴，①低血糖に合致する症状があり，②症状があるときの血糖値が低く，③血糖上昇処置により症状が改善することを確認する。

2) 血糖値が低下しているにもかかわらず〔55 mg/dL 未満，特異度を高めるためには 45 mg/dL（2.5 mmol/L）未満〕，インスリンが検出される（測定感度以下に抑制されない）ことを確認する。血糖測定について，簡易法で測定した血糖値は誤差が大きいため判断に用い

表1　インスリノーマの臨床症状

中枢神経症状 (%)		自律神経症状 (%)	
意識障害	67〜80	発汗	30〜69
視覚異常	42〜59	倦怠感	28〜56
健忘症	47	食欲亢進・肥満	14〜50
性格変化	16〜38	振戦	12〜14
てんかん	16〜17	動悸	5〜12
頭痛	7	不安	12

ない。

3) 外因性のインスリン，経口血糖降下剤，内因性のインスリン異常分泌（自律性のインスリン分泌），インスリン自己免疫症を鑑別するため病歴聴取とC-ペプチドおよびプロインスリン測定を行う。

4) インスリノーマの確定診断のためには低血糖を誘発する条件で検査を行う。空腹時低血糖を示す症例では72時間絶食試験を行う。食後にのみ低血糖を示す症例では混合食試験（mixed meal test）を行う。72時間絶食試験の実施が困難な症例で，C-ペプチド抑制試験が有用なことがある[5]。近年，48時間絶食試験とグルカゴン負荷試験の併用が診断に有用であるとの報告がある[6]。

　絶食試験などで否定されても低血糖を繰り返す例などに，カルシウム溶液を用いるSASIテスト（**COLUMN ❷**参照）の有用性が報告されている[7,8]。

低血糖の鑑別に際して以下の注意が必要である。

①薬物治療中の糖尿病患者では糖尿病の治療内容を調節し，低血糖を合併し得るほかの病態（重篤な疾患，コルチゾール欠乏症，インスリノーマ以外の腫瘍，IGF-Ⅱ産生腫瘍など）の存在が疑われる症例では，Whippleの3徴を確認後，各病態の診断・治療を行う。

②低血糖誘発試験で否定されても繰り返し低血糖症状を呈して臨床的にインスリノーマが疑わしい場合に，C-ペプチド抑制試験や，ときにはSASIテストを用いてインスリノーマやNIPHSの診断が得られる場合がある。

③膵由来の不適切な低血糖では，低血糖誘発試験でC-ペプチドが抑制されず，経口血糖降下剤・インスリン抗体・インスリン受容体抗体が検出されない。

④低血糖時にインスリン高値となる病態はインスリノーマ以外にあり，それらを鑑別しつつ，画像診断を行う[2,9,10]。インスリンやインスリン分泌を促す薬剤の使用（隠れて使用している場合もある），胃バイパス術後のダンピング症候群[11]，反応性低血糖，インスリン抗体やインスリン受容体抗体などを否定する必要がある。72時間絶食試験では，低血糖時にインスリン値が抑制されないことと，グルカゴン筋注によって血糖上昇を認めることが必須である[2]。

■文献

1) Service FJ, Dale AJD, Elveback LR, et al. Insulinoma- Clinical and diagnostic features of 60 consecutive cases. Mayo Clin Proc. 1976; 51 (7): 417-429. （レベルⅤ）

2) Cryer PE, Axelrod L, Grossman AB, et al.; Endocrine Society. Evaluation and management of adult hypoglycemic disorders: an Endocrine Society Clinical Practice Guideline. J Clin Endocrinol Metab. 2009; 94 (3): 709-728. （レベルⅥ）

3) Metz DC, Jensen RT. Gastrointestinal neuroendocrine tumors: pancreatic endocrine tumors. Gastroenterology. 2008 Nov; 135 (5): 1469-1492. （レベルⅥ）

4) Cryer PE. Glucose homeostasis and hypoglycemia. Melmed S, Polonsky K, Larsen PR, et al eds. Williams Textbook of Endocrinology 11th Ed, Saunders, Philadelphia, 2008, pp1503-1533. （レベルⅤ）

5) Service FJ, O'Brien PC, Kao PC, et al. C-peptide suppression test: effects of gender, age, and body mass index; implications for the diagnosis of insulinoma. J Clin Endocrinol Metab. 1992; 74 (1): 204-210. （レベルⅤ）

6) Ueda K, Kawabe K, Lee L, et al. Diagnostic performance of 48-hour fasting test and insulin surrogates in patients with suspected insulinoma. Pancreas. 2017 Apr; 46 (4): 476-481. （レベルⅣb）

7) Placzkowski KA, Vella A, Thompson GB, et al. Secular trends in the presentation and management of functioning insulinoma at the Mayo Clinic, 1987-2007. J Clin Endocrinol Metab. 2009; 94(4): 1069-1073. （レベルⅤ）

8) Guettier JM, Kam A, Chang R, et al. Localization of insulinomas to regions of the pancreas by intraarterial calcium stimulation: the NIH experience. J Clin Endocrinol Metab. 2009; 94 (4): 1074-1080. （レベルⅤ）

9) Jensen RT, Cadiot G, Brandi ML, et al.; Barcelona Consensus Conference participants. ENETS Consensus Guidelines for the management of patients with digestive neuroendocrine neoplasms: functional pancreatic endocrine tumor syndromes. Neuroendocrinology. 2012; 95 (2): 98-119. （レベルⅥ）

10) Ito T, Igarashi H, Jensen RT. Pancreatic neuroendocrine tumors: clinical features, diagnosis and medical treatment: advances. Best Pract Res Clin Gastroenterol. 2012; 26: 737-753. （レベルⅥ）

11) Marsk R, Jonas E, Rasmussen F, et al. Nationwide cohort study of post-gastric bypass hypoglycaemia including 5,040 patients undergoing surgery for obesity in 1986-2006 in Sweden. Diabetologia. 2010; 53: 2307-2311. （レベルⅣb）

COLUMN

1 慢性反復性低血糖の非典型的な症状

慢性に反復される低血糖では，低血糖に伴う交感神経刺激症状より中枢神経症状が前面にたつ。中枢神経症状にはさまざまな表れ方があり，**CQ1-1** の推奨文に記載したもののほかに各症例個別の症状がある。朝起きられない，記憶力低下，傾眠状態，錯乱，不安・焦燥感などの一見低血糖症状と気づきにくい症状が主症状の場合がある。低血糖発作の症状の多様性を知っておくことが重要である。

2 SASI テスト

インスリノーマの場合には，刺激薬としてグルコン酸カルシウムを使用するが，前値と比べて200％以上の上昇がみられたものを栄養動脈と判断する。非家族性インスリノーマはほとんどが単発性であるので，画像診断で腫瘍が描出されればそれがインスリノーマである場合が多いが，画像診断で腫瘍として描出されない場合 (occult sporadic insulinoma) には，SASI テストが有用である[1]。その場合，切除標本に単発性のインスリノーマがみつかる場合のほかに，微小インスリノーマが多発している場合や nesidioblastosis を伴うランゲルハンス島の過形成や増生がみられる，CHI を含むいわゆる NIPHS に属する場合もある (**COLUMN 3** 参照)。

ガストリノーマでは刺激薬としてグルコン酸カルシウムを使用するが，前値より 20％以上の上昇があり，絶対値で 80 pg/mL の上昇がみられた動脈を栄養動脈と判断して局在診断する[2]。

3 Non-insulinoma pancreatogenous hypoglycemia syndromes (NIPHS)／成人型 nesidioblastosis

非インスリノーマ膵原性低血糖症。新生児の先天性高インスリン血症 (congenital hyperinsulinemia；CHI) と類似する病態であり，ランゲルハンス島の増生により低血糖症状が発症する場合がある[3-5]。インスリン値の抑制のない低血糖を示すものの，画像診断でインスリノーマが描出されない場合に鑑別すべき疾患である。病理的には膵臓の内分泌細胞のびまん性の過形成 (nesidioblastosis) が認められる。腫瘍形成がみられないので，^{18}F-DOPA PET/CT (小児に対して) あるいは SASI テストが局在診断法として有用である。SASI テストでは前値より 100％以上のインスリン値の上昇がある場合が多いが，50〜70％以上の上昇にとどまる場合もあり，鑑別診断に苦慮することもある[3-5]。

■ 文献

1) Abboud B, Boujaoude J. Occult sporadic insulinoma: localization and surgical strategy. World J Gastroenterol. 2008; 14 (5): 657-665.

2) Imamura M, Komoto I, Ota S, et al. Biochemically curative surgery for gastrinoma in multiple endocrine neoplasia type 1 patients. World J Gastroenterol. 2011; 17 (10); 1343-1353.

3) Service FJ, Natt N, Thompson GB, et al. Noninsulinoma pancreeatogenous hypoglycemia: a novel syndrome of hyperinsulinemic hypoglycemia in adults independent of mutations in Kir6.2 and SUR1 genes. J Clin Endocrinol Metab. 1999; 84 (5); 1582-1589.

4) Raffel A, Krausch M, Anlauf M, et al. Diffuse nesidioblastosis as a cause of hyperinsulinemis hypoglycemia in adults: a diagnostic and therapeutic challenge. Surgery. 2007; 141 (2): 179-184.

5) Ouyang D, Dhall D, Yu R. Pathologic pancreatic endocrine cell hyperplasia. World J Gastroenterol. 2011; 17 (2): 137-143.

28 ■ 第1章 診断

CQ 1-2 ガストリノーマを疑う症状は何か，次に推奨される検査は何か？
〔アルゴリズム 2〕

推奨

1. 症状

　胃酸過剰分泌による消化性潰瘍や逆流性食道炎による症状（腹痛，出血，胸やけ）と膵酵素不活性化による下痢がある。潰瘍は治りにくく，再発しやすい。多発性潰瘍，十二指腸下行脚以降の潰瘍，穿孔もみられる。

2. 検査

　①空腹時血清ガストリン値と，②胃液 pH 測定（胃酸分泌測定検査もしくは 24 時間胃内 pH モニタリング）が必須である（グレード B，合意率100%）。カルシウム静注試験が有用である（グレード B，合意率 100%）。MEN 1 の合併の診断のために，血中補正カルシウム値とインタクト PTH の測定が推奨される（グレード A，合意率 100%）。

　局在診断のために，MRI，CT，US，内視鏡，EUS-FNA，SASI テスト，SRS などの検査が推奨される。症例ごとに必要な検査を検討し実施する（画像診断に関しては**診断 CQ2**，遠隔転移に関しては**診断 CQ4**，SASI テストに関しては **COLUMN ❷** を参照）（グレード A，合意率 100%）。

解　説

1. 症状

　ガストリノーマでは消化性潰瘍が 9 割以上の患者にみられ，1 cm 以内の単発性潰瘍が多い。十二指腸の球部（75%），十二指腸遠位（14%），空腸（11%）に多く，再発しやすい。腹痛，脂肪性下痢がよくみられる[1, 2]。

2. 検査

　診断には，空腹時血清ガストリン値の高値と胃酸の過剰分泌がともに存在することを証明する[1]。胃酸分泌低下に伴う続発性の高ガストリン血症はヘリコバクター・ピロリ菌感染症，萎縮性胃炎（G 細胞過形成），PPI や H_2 受容体拮抗薬長期使用がある。慢性腎不全でも高値を示す。PPI 使用患者では，1 週間以上 PPI を中止してからガストリンを測定する必要があるが，潰瘍再発のリスクがある。PPI 中止後に潰瘍再燃や，胃酸分泌過剰症状が強くなった場合は H_2 受容体拮抗薬を投与し，測定の 48 時間前に中止して測定する。2/3 の症例で，空腹時血清ガストリンは正常上限の 10 倍以下である[3]。1,000 pg/mL 以上の症例ではガストリノーマが強く疑われる。胃酸分泌阻害薬の使用がなく，萎縮性胃炎のない患者でガストリン値が正常上限〜1,000 pg/mL の場合は鑑別のためにカルシウム静注試験が望ましい。以前行われていたセクレチン負荷試験と同程度の診断率である[4, 5]。胃酸分泌亢進については，空腹時胃内 pH 測定で 2.0 未満，24 時間胃内 pH モニタリングでは pH 2.0 以下の holding time（維持時間）が90% 以上をもって確定する。ガストリノーマ患者の 99% で空腹時胃内 pH が 2.0 以下である[6]。局在診断のために，MRI，CT，US，内視鏡，EUS が推奨される。微小なガストリノーマの

局在診断にカルシウム溶液を用いる SASI テストが有用であり[7,8]，十二指腸粘膜下の病変の局在の診断に有用である。十二指腸ガストリノーマが膵ガストリノーマより頻度が高い。十二指腸ガストリノーマは，非家族性の場合は単発性が多いが，MEN1 の場合は半数以上で多発し，無数に発生している場合もある。異所性ガストリン産生腫瘍の報告もある[9]。

■文献

1) Jensen RT, Cadiot G, Brandi ML, et al.; Barcelona Consensus Conference participants. ENETS Consensus Guidelines for the management of patients with digestive neuroendocrine neoplasms: functional pancreatic endocrine tumor syndromes. Neuroendocrinology. 2012; 95 (2): 98-119. (レベルⅥ)

2) Roy PK, Venzon DJ, Shojamanesh H, et al. Zollinger-Ellison syndrome. Clinical presentation in 261 patients. Medicine (Baltimore). 2000; 79 (6): 379-411. (レベルⅤ)

3) Berna MJ, Hoffmann KM, Serrano J, et al. Serum gastrin in Zollinger-Ellison syndrome: I. Prospective study of fasting serum gastrin in 309 patients from the National Institutes of Health and comparison with 2229 cases from the literature. Medicine (Baltimore). 2006; 85 (6): 295-330. (レベルⅣa)

4) Berna MJ, Hoffmann KM, Long SH, et al. Serum gastrin in Zollinger-Ellison syndrome: II. Prospective study of gastrin provocative testing in 293 patients from the National Institutes of Health and comparison with 537 cases from the literature. Evaluation of diagnostic criteria, proposal of new criteria, and correlations with clinical and tumoral features. Medicine (Baltimore). 2006; 85 (6): 331-364. (レベルⅤ)

5) Wada M, Komoto I, Doi R, et al. Intravenous calcium injection test is a novel complementary procedure in differential diagnosis for gastrinoma. World J Surg. 2002; 26 (10): 1291-1296. (レベルⅤ)

6) Roy PK, Venzon DJ, Feigenbaum KM, et al. Gastric secretion in Zollinger-Ellison syndrome. Correlation with clinical expression, tumor extent and role in diagnosis--a prospective NIH study of 235 patients and a review of 984 cases in the literature. Medicine (Baltimore). 2001; 80 (3): 189-222. (レベルⅣb)

7) Imamura M, Takahashi K, Adachi H, et al. Usefulness of selective arterial secretin injection test for localization of gastrinoma in the Zollinger-Ellison syndrome. Ann Surg. 1987; 205 (3): 230-239. (レベルⅤ)

8) Imamura M. Recent standardization of treatment strategy for pancreatic neuroendocrine tumors. World J Gastroenterol. 2010; 28; 16 (36): 4519-4525. (レベルⅥ)

9) Ito T, Igarashi H, Jensen RT. Zollinger-Ellison syndrome: recent advances and controversies. Curr Opin Gastroenterol. 2013; 29 (6): 650-661. (レベルⅥ)

CQ 1-3 グルカゴノーマを疑う症状は何か，次に推奨される検査は何か？

〔アルゴリズム 3〕

推 奨

1. 症状

耐糖能異常や糖尿病，体重減少，遊走性壊死性紅斑，貧血，静脈血栓症，精神神経症状がみられる。

2. 検査

血漿グルカゴン濃度の測定，血清アルブミン測定，アミノ酸分画測定が推奨される（グレードB，合意率100%）。

局在診断のためには各種画像検査が推奨される。症例ごとに必要な検査を検討し実施する（画像診断に関しては**診断CQ2**，遠隔転移に関しては**診断CQ4**を参照）（グレードA，合意率100%）。

解 説

1. 症状

グルカゴノーマの診断は症状から疑うことが推奨される[1-3]。耐糖能異常（30〜90%），体重減少（60〜90%）がよくみられ，遊走性壊死性紅斑（55〜90%）がみられる場合は強く疑う[4]。粘膜症状（舌炎，口唇炎，胃炎）（30〜40%），下痢（10〜15%）もみられる。検査で貧血（30〜80%）や低アミノ酸血症（30〜100%）がみられる。遊走性壊死性紅斑は栄養障害，短腸症候群でも認められることがある。

2. 検査

診断には血漿グルカゴン値の測定が有用である（**COLUMN 4**参照）。2型糖尿病，脂肪肝，肝硬変，肥満，低血糖，敗血症，外傷，腹部手術，膵炎，クッシング症候群，先端巨大症，腎不全，家族性高グルカゴン血症でも増加する[5]。原発腫瘍は膵に局在することが多い。局在診断のためにはMRI，CT，US，EUS-FNA，SRSなどが推奨される。

■文献

1) Wermers RA, Fatourechi V, Kvols LK. Clinical spectrum of hyperglucagonemia associated with malignant neuroendocrine tumors. Mayo Clin Proc 1996; 71 (11): 1030-1038. （レベルⅤ）
2) Jensen RT, Norton JA. Endocrine tumors of the pancreas and gastrointestinal tract. Feldman M, Friedman L, Brandt L, et al eds. Sleisenger and Fordtran's gastrointestinal and liver disease. 9th ed, pp491-522, Saunders, Philadelphia, 2010. （レベルⅤ）
3) Eldor R, Glaser B, Fraenkel M, et al. Glucagonoma and the glucagonoma syndrome-cumulative experience with an elusive endocrine tumour. Clin Endocrinol (Oxf) 2011; 74 (5): 593-598. （レベルⅤ）
4) Tolliver S, Graham J, Kaffenberger BH. A review of cutaneous manifestations within glucagonoma syndrome: necrolytic migratory erythema. Int J Dermatol. 2018; 57 (6): 642-645. （レベルⅤ）
5) Ouyang D, Dhall D, Yu R. Pathologic pancreatic endocrine cell hyperplasia. World J Gastroenterol. 2011; 17 (2): 137-143. （レベルⅤ）

COLUMN

4 グルカゴン測定法

　RIA法によるグルカゴンの測定は，グルカゴン以外にも前駆体からのさまざまなペプチドとの交差反応があり不正確であった。サンドイッチELISA法により交差反応の問題はかなり解消されたが，診断が確立したグルカゴノーマでの測定結果の検討やRIA法との比較は十分に行われていないため，今後の検討が必要である。RIA法で異常高値の測定値が得られた症例で画像検索では腫瘍が発見されず，サンドイッチELISAで再検査すると正常上限であったという報告例があり，グルカゴノーマが疑わしい場合は両者の測定が有用なことがある。

32 ■ 第1章 診断

CQ 1-4 VIP 産生腫瘍（VIP オーマ）を疑う症状は何か，次に推奨される検査は何か？

〔アルゴリズム 3〕

推奨

1. 症状

大量の水様性下痢と低カリウム血症，低クロール血症，代謝性アシドーシスなどである。また，低カリウム血症や脱水による疲労感，筋力低下，息切れ，筋肉の痙攣，こむら返り，その他に嘔気，嘔吐，低胃酸症，顔面紅潮や高血糖，高カルシウム血症，低マグネシウム血症がある。

2. 検査

血漿 VIP 濃度測定は有用であるが，現在国内での測定は不可能である。鑑別診断には便の osmotic gap の測定が有用である（グレードB，合意率100%）。

局在診断のためには各種画像検査が推奨される。症例ごとに必要な検査を検討し実施する（画像診断に関しては**診断CQ2**，遠隔転移に関しては**診断CQ4** を参照）（グレードA，合意率 100%）。

解説

1. 症状

VIP による腸管分泌亢進による大量の水様性下痢を特徴とする。水様性下痢は絶食状態でも生じる。通常 1 日に 1 L 以上であるが，半数以上の患者では 3 L を超えることがあり，膵性コレラと呼ばれる。低カリウム血症や低クロール血症をきたすのに加え，脱水による易疲労感，筋力低下，嘔気，皮膚紅潮，高血糖なども特徴的症状であり，代謝性アシドーシスを合併すると WDHA 症候群（watery diarrhea-hypokalemia-achlorhydria syndrome）と呼ばれる。便は紅茶色で，臭いがなく，osmotic gap が低い分泌性下痢を特徴とする。腹痛はないか軽度である[1-8]。腹部単純写真で拡張した腸管が認められる。

2. 検査

血漿 VIP 濃度測定が推奨されるが，国内での測定が現在不可能であるため，臨床的な判断や生検組織の病理所見で診断を行う。症状や画像検査により疑われる症例においてソマトスタチンアナログの治療によく反応する場合がある。画像上，VIP オーマは成人では膵尾部に 3 cm 以上の腫瘍としてみつかることが多い[4]が，消化管にも発生する。褐色細胞腫で VIP を同時産生する場合もある。褐色細胞腫の場合，生検は禁忌である。小児では 2～4 歳に多く，交感神経節や副腎に発生することが多い[5]。測定可能な場合，VIP は間欠的に分泌されるので，下痢発作時や複数回での測定が理想である[8]。

■ 文献

1) Grier JF. WDHA（watery diarrhea, hypokalemia, achlorhydria）syndrome: clinical features, diagnosis, and treatment. South Med J. 1995; 88（1）: 22-24.（レベルⅥ）

2) American Gastroenterological Association medical position statement: guidelines for the evaluation and management of chronic diarrhea. Gastroenterology. 1999; 116 (6): 1461-1463. (レベルⅥ)

3) Fine KD, Schiller LR. AGA technical review on the evaluation and management of chronic diarrhea. Gastroenterology 1999; 116 (6): 1464-1486. (レベルⅥ)

4) Kirkwood KS, Debas HT. Neuroendocrine tumors: common presentations of uncommon diseases. Compr Ther. 1995; 21 (12): 719-725. (レベルⅥ)

5) Davies RP, Slavotinek JP, Dorney SF. VIP secreting tumours in infancy. A review of radiological appearances. Pediatr Radiol. 1990; 20 (7): 504-508. (レベルⅤ)

6) Krejs GJ. VIPoma syndrome. Am J Med. 1987; 82 (5B): 37-48. (レベルⅤ)

7) Mekhjian HS. O'Dorisio TM. VIPoma syndrome. Semin Oncol. 1987; 14 (3): 282-291. (レベルⅤ)

8) Belei OA, Heredea ER, Boeriu E, et al. Verner-Morrison syndrome. Literature review. Rom J Morphol Embryol. 2017: 58 (2): 371-376. (レベルⅤ)

CQ 1-5 ソマトスタチノーマを疑う症状は何か，次に推奨される検査は何か？

〔アルゴリズム 3〕

推 奨

1. 症状

体重減少や腹痛のほか，糖尿病，胆石症，脂肪便，下痢，低酸症，貧血などを呈する。無症状の場合も多い。

2. 検査

血漿ソマトスタチン濃度測定が推奨されるが，国内での測定は現在不可能であるため，臨床的な判断や生検組織の病理所見で診断を行う（グレードB，合意率100%）。

局在診断のためには各種画像検査が推奨される。症例ごとに必要な検査を検討し実施する（画像診断に関しては**診断CQ2**，遠隔転移に関しては**診断CQ4**を参照）（グレードA，合意率100%）。

解 説

1. 症状

ソマトスタチノーマは膵臓や十二指腸・空腸に発生する。最も頻度の多い症状は腹痛や体重減少である[1]。膵ソマトスタチノーマでは，ソマトスタチノーマ症候群として知られる3主徴（糖尿病，下痢・脂肪便，胆石症）がみられることがある[2,3]が，無症状のことも多い。十二指腸ソマトスタチノーマでは，占拠性病変としての腹痛や黄疸などの症状が主である[1,3,4]。

2. 検査

局在診断のためには MRI，CT，US，EUS-FNA，SRS などが推奨される。

遺伝性症候群としては MEN1 のほか，神経線維腫症1型（NF1；von Recklinghausen 病）で十二指腸ソマトスタチノーマが合併することがある[1,3,5]。また，体細胞レベルでの *HIF2A* 遺伝子の機能獲得型モザイク変異により，多発性の褐色細胞腫/パラガングリオーマに多血症やソマトスタチノーマを合併する症候群も報告されている[6]。

■文献

1) Garbrecht N, Anlauf M, Schmitt A, et al. Somatostatin-producing neuroendocrine tumors of the duodenum and pancreas: incidence, types, biological behavior, association with inherited syndromes, and functional activity. Endocr Relat Cancer. 2008; 15 (1): 229-241. (レベルIVb)
2) Kreis GJ, Orci L, Conlon JM, et al. Somatostatinoma syndrome. Biochemical, morphologic and clinical features. N Engl J Med. 1979; 301 (6): 285-292. (レベルV)
3) Soga J, Yakuwa Y. Somatostatinoma/inhibitory syndrome: a statistical evaluation of 173 reported cases as compared to other pancreatic endocrinomas. J Exp Clin Cancer Res. 1999; 18 (1): 13-22. (レベルIVb)
4) Tanaka S, Yamasaki S, Matsushita H, et al. Duodenal somatostatinoma: a case report and review of 31 cases with special reference to the relationship between tumor size and metastasis. Pathol Int. 2000; 50 (2): 146-152. (レベルV)
5) Mao C, Shah A, Hanson DJ, et al. Von Recklinghausen's disease associated with duodenal somatostatinoma: contrast of duodenal versus pancreatic somatostatinomas. J Surg Oncol. 1995; 59 (1): 67-73. (レベルV)
6) Zhuang Z, Yang C, Lorenzo F, et al. Somatic HIF2A gain-of-function mutations in paraganglioma with polycythemia. N Engl J Med. 2012; 367 (10): 922-930. (レベルV)

CQ 1-6 カルチノイド症候群の症状は何か，次に推奨される検査は何か？

〔アルゴリズム3〕

推奨

1. 症状

皮膚紅潮（発汗を伴わない），下痢，ペラグラ症状（rough scaly skin，舌炎，口角炎），精神症状（混迷など），心不全（特に右心不全），気管支攣縮，腹腔内の線維症などを同時性，異時性に呈する。

2. 検査

セロトニンの代謝産物である5-HIAAの尿中排泄量（24時間蓄尿）の測定が推奨される（グレードB，合意率100%）。

局在診断のためには各種画像検査が推奨される。症例ごとに必要な検査を検討し実施する（画像診断に関しては**診断CQ2**，遠隔転移に関しては**診断CQ4**を参照）（グレードA，合意率100%）。

解説

1. 症状

セロトニンを含む複数のアミン，ペプチドの過剰分泌による症状と，セロトニン前駆体のトリプトファンの低下による症状が同時的，異時的に起こる。皮膚紅潮は顔面，胸部に誘因なく発症し，発汗を伴わない（dry flushing）[1-4]。下痢は分泌性下痢と蠕動亢進によるもので苦痛を伴う[4]。ペラグラ症状はトリプトファンの低下に関係している[5]。心不全は後期に生じセロトニンによる弁膜上皮の増殖と線維化による弁膜症によるもので右心不全が多い[5-8]。心臓以外の腹腔内や後腹膜，皮膚などの広範囲の線維化による症状が生じる場合もある[5]。初期の顔面紅潮や下痢は赤面症や過敏性大腸症候群と誤診されやすい。胃発生のNENによる場合は，ヒスタミン産生によりかゆみを伴う非定型的皮膚紅潮と消化性潰瘍が多い。原発腫瘍は中腸が多いが，気管支，肺のほか前腸，後腸（虫垂，大腸），膵，性腺，甲状腺など広く発生し得る[1-4]。

2. 検査

尿中5-HIAA測定の感度は60〜73%，特異度は88%である（正常値は2〜8mg/24時間）。中腸由来の腫瘍では84%の診断率であるが，前腸，後腸由来の腫瘍では診断率が著しく低下する。セロトニンを含む特定の食品（チョコレート，バナナ，キウイ，パイナップル，プラム，トマト，アボカド，ホウレンソウ，ブロッコリー，カリフラワー，ナッツ，グレープフルーツ，メロンなど）の摂取や薬品（アセトアミノフェン，フェナセチン，カフェイン，アセトアニリドなど）の服用により偽陽性になることがある。尿中5-HIAAを低下させる薬剤にヘパリン，イミプラミン，イソニアジド，レボドパ，モノアミン酸化酵素（MAO）阻害薬，メチルドパ，クロルプロマジン，プロメタジン，三環系抗うつ薬などがある[4]。

局在診断のためにはMRI，CT，US，EUS-FNA，SRSなどが推奨される。

■文献

1) Soga J, Yakuwa Y, Osaka M. Carcinoid syndrome: a statistical evaluation of 748 reported cases. J Exp Clin Cancer Res. 1999; 18 (2): 133-141. (レベルⅣb)

2) Vinik AI, McLeod MK, Fig LM, et al. Clinical features, diagnosis, and localization of carcinoid tumors and their management. Gastroenterol Clin North Am. 1989; 18 (4): 865-896. (レベルⅥ)

3) Modlin IM, Kidd M, Latich I, et al. Current status of gastrointestinal carcinoids. Gastroenterology. 2005; 128 (6): 1717-1751. (レベルⅥ)

4) Liu EH, Solorzano CC, Katznelson L, et al. AACE/ACE disease state clinical review: diagnosis and management of midgut carcinoids. Endocr Pract. 2015; 21 (5): 534-545. (レベルⅤ)

5) Mota JM, Sousa LG, Riechelmann RP. Complications from carcinoid syndrome: review of the current evidence. Ecancermedicalscience. 2016; 10: 662. (レベルⅤ)

6) Dobson R, Burgess MI, Pritchard DM, et al. The clinical presentation and management of carcinoid heart disease. Int J Cardiol. 2014; 173 (1): 29-32. (レベルⅥ)

7) Grozinsky-Glasberg S, Grossman AB, Gross DJ. Carcinoid heart disease: from pathophysiology to treatment-'something in the way it moves'. Neuroendocrinology. 2015; 101 (4): 263-273. (レベルⅥ)

8) Druce M, Rockall A, Grossman AB. Fibrosis and carcinoid syndrome: from causation to future therapy. Nat Rev Endocrinol. 2009; 5 (5): 276-283. (レベルⅤ)

COLUMN

5 カルチノイドクリーゼ

　腫瘍から生理活性物質が急激に放出され，急性の致死的症状を呈することをカルチノイドクリーゼという。重度の皮膚発赤，気管支攣縮，循環動態異常と不整脈による著明な低血圧が生じる[1,2]。麻酔，手術，頻繁な腹部の触診，検査（造影検査，PET，生検），ストレスなどで誘発されると報告されている。ソマトスタチンアナログの点滴静注が有用とされてきたが[3]，無効とする報告もある[4,5]（**内科・集学的治療 CQ2** 参照）。

■ 文献

1) Kahil ME, Brown H, Fred HL. The carcinoid crisis. Arch Intern Med. 1964; 114 (1): 26-28.

2) Moneret-Vautrin DA, Laxenaire MC. Anaphylactoid or carcinoid crisis? Br J Anaesth. 1993; 71 (4): 609-610.

3) Condron ME, Pommier SJ, Pommier RF. Continuous infusion of octreotide combined with perioperative octreotide bolus does not prevent intraoperative carcinoid crisis. Surgery. 2016; 159 (1): 358-367.

4) Massimino K, Harrskog O, Pommier S, et al. Octreotide LAR and bolus octreotide are insufficient for preventing intraoperative complications in carcinoid patients. J Surg Oncol. 2013; 107 (8): 842-846.

5) Guo LJ, Tang CW. Somatostatin analogues do not prevent carcinoid crisis. Asian Pacific J Cancer Prev. 2014; 15 (16): 6679-6683.

CQ 2

非機能性膵 NEN を疑う症状は何か，次に推奨される検査は何か？
〔アルゴリズム 4〕

推 奨

1. 症状

症状としては，特異的なものはない。

2. 検査

診断のためには各種画像検査が推奨される。鑑別診断のために組織診または細胞診などの病理診断の施行が推奨される。症例ごとに必要な検査を検討し実施する（遠隔転移に関しては**診断 CQ4 を参照**）（**グレード A，合意率 100%**）。

解 説

1. 症状

特異的な症状はない。黄疸や膵炎を契機に診断されることがある。また，腫瘍増大に伴う非特異的症状として腹部膨満感，腹痛，イレウス症状などがみられることがある[1]。進行したものでは遠隔転移によって発見されることが多い。

2. 検査

US, CT, MRI, EUS, SRS などの画像検査を行う。組織診断を行う場合には EUS-FNA が勧められる。体外式 US での検出率は 80% 程度と報告されている。EUS を行えば検出率は 92% まで向上する[2]。腫瘍が膵尾部の場合には US では検出が困難な場合がある。CT では MDCT による造影ダイナミック CT を行うことで 83% の検出率が報告されている[3]。特にヨード造影剤静注開始から約 40 秒後に撮影する後期動脈相（膵実質相とも呼ばれる）の検出率が最も高い[3]。MRI に関しては造影ダイナミック MRI が優れていると報告されている[4]。SRS は肝外転移の検出能は造影 CT より高く，特に骨転移やリンパ節転移の診断に優れている[5-7]。

■文献

1) Ito T, Sasano H, Tanaka M, et al. Epidemiological study of gastroenteropancreatic neuroendocrine tumors in Japan. J Gastroenterol. 2010; 45 (2): 234-243. (レベルⅣb)
2) Khashab MA, Yong E, Lennon AM, et al. EUS is still superior to multidetector computerized tomography for detection of pancreatic neuroendocrine tumors. Gastrointest Endosc. 2011; 73 (4): 691-696. (レベルⅣb)
3) Fidler JL, Fletcher JG, Reading CC, et al. Preoperative detection of pancreatic insulinomas on multiphasic helical CT. AJR Am J Roentgenol. 2003; 181 (3): 775-780. (レベルⅣa)
4) Ichikawa T, Peterson MS, Federle MP, et al. Islet cell tumor of the pancreas: biphasic CT versus MR imaging in tumor detection. Radiology. 2000; 216 (1): 163-171. (レベルⅣb)
5) Ito T, Hijioka S, Masui T, et al. Advances in the diagnosis and treatment of pancreatic neuroendocrine neoplasms in Japan. J Gastroenterol. 2017; 52 (1): 9-18. (レベルⅥ)
6) Scigliano S, Lebtahi R, Maire F, et al. Clinical and imaging follow-up after exhaustive liver resection of endocrine metastases: a 15-year monocentric experience. Endocrine-Related Cancer. 2009; 16 (3): 977-990. (レベルⅣb)
7) Neychev V, Kebebew E. Management options for advanced low or intermediate grade gastroenteropancreatic neuroendocrine tumors: review of recent literature. Int J Surg Oncol. 2017; 2017: 6424812. (レベルⅥ)

CQ 3 消化管 NEN の内視鏡所見の特徴は何か，次に推奨される検査は何か？

〔アルゴリズム 4〕

推奨

1. 特徴
消化管 NET の特徴的内視鏡所見は，類円形の粘膜下腫瘍様隆起であり，増大すれば中心陥凹や潰瘍形成を伴う。消化管 NEC は進行癌の形態をとる場合が多い。

2. 検査
内視鏡検査の次に推奨される検査は，内視鏡下生検，EUS-FNA である。遠隔転移除外のために各種画像検査が推奨される。症例ごとに必要な検査を検討し実施する（遠隔転移に関しては**診断 CQ4** を参照）（グレード A，合意率 100％）。

解説

消化管 NET の内視鏡所見は，腫瘍が粘膜深層にある内分泌細胞/APUD 細胞より発生し膨張性に発育するため，典型的には表面平滑で類円形，半球状，無茎性の粘膜下腫瘍様隆起を呈する[1-3]（図1）。色調は黄色調であることが多いが，正常色調であることもある[1-3]。増大すると表面に中心陥凹や潰瘍形成を伴うことが多い[1-3]。隆起の立ち上がりは無茎性であることが多いが，亜有茎性の立ち上がりを示すこともある[1-3]。表面の拡張した血管透見もよくみられる所見である[1]。

消化管 NEC は発育速度が非常に速いため，進行した状態で発見されることが多い。2 型進行癌の形態をとる場合が多く，また，周堤などの隆起部は非腫瘍性上皮で被覆されていることが多い[4]。

内視鏡所見より消化管 NET が疑われた場合は，診断確定のため内視鏡下生検を行う。NET は粘膜下腫瘍様の形態を示すが，粘膜深層から発生した病変であるため，内視鏡下生検による組織学的診断率は高い[3]。通常の生検で陰性の場合，ボーリング生検や EUS-FNA，粘膜下層までにとどまる病変であれば，内視鏡的切除による治療的診断が検討される（**内科・集学的治療 CQ1-1～1-3** 参照）。

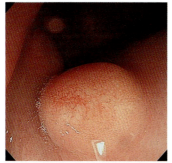

図1　直腸 NET の内視鏡像

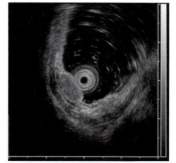

図2　図1の症例の EUS 像

治療方針決定のため深達度診断，腫瘍サイズ計測が重要であるが，これには EUS が有用である。消化管 NET は境界明瞭な低エコーの腫瘤として描出され（**図 2**），深達度診断能は高い[5]。消化管 NEN の診断が得られた場合，転移の有無の検索を行う（**診断 CQ4** 参照）。

■ **文献**

1) 小林広幸，渕上忠彦，津田純郎，他．直腸カルチノイド腫瘍の画像診断─ X 線・内視鏡・EUS: 転移例と非転移例の比較を中心に．胃と腸．2005; 40 (2): 163-174. (**レベルⅣb**)

2) Kim BN, Sohn DK, Hong CW, et al. Atypical endoscopic features can be associated with metastasis in rectal carcinoid tumors. Surg Endosc. 2008; 22 (9): 1992-1996. (**レベルⅣb**)

3) Shim KN, Yang SK, Myung SJ, et al. Atypical endoscopic features of rectal carcinoids. Endoscopy. 2004; 36 (4): 313-316. (**レベルⅣa**)

4) 千野　修，幕内博康，小澤壯治，他．食道神経内分泌細胞癌の内視鏡診断─形態学的・病理組織学的特徴と診療における問題点．2017; 52 (4): 402-411. (**レベルⅤ**)

5) Ishii N, Horiki N, Itoh T, et al. Endoscopic submucosal dissection and preoperative assessment with endoscopic ultrasonography for the treatment of rectal carcinoid tumor. Surg Endosc. 2010; 24 (6): 1413-1419. (**レベルⅤ**)

CQ 4 NEN の転移の検索に推奨される画像検査は何か？

推奨

US, CT, MRI, FDG-PET/CT, SRS が推奨される。状況に応じて適切な検査を選択し施行する（グレードA，合意率100%）。

解説

NEN は多くの症例で転移を伴うので，遠隔転移の検索を行うことは重要である。肝転移の頻度が最も高く，次いでリンパ節転移であるが，骨転移も比較的頻度が高い[1]。

1. US

病変ベースの肝転移の検出率が，通常のBモードの68%に対し，造影剤を用いて99%に向上したとする報告がある[2]。

2. CT

報告により異なるが，病変ベースの感度，特異度，正診率は61〜90%，90〜92%，58〜90%と報告されている[3-6]。部位別の感度は，肺で100%，肝で85%，リンパ節で57〜88%，骨で47〜70%と部位によって異なる[3-7]。肝をはじめとする転移巣の検出率向上のため，ヨード造影剤の使用による多相性の撮像が推奨される[4]。

3. MRI

Gd-DOTA を造影剤として用いた MRI，CT，SRS による NET の肝転移の検出能は，それぞれ95%，79%，49%と造影 MRI の検出能が有意に高かったと報告されている[8]。造影 CT は Gd-EOB-DTPA を用いた造影 MRI で描出された腫瘍の80%を同定できたにすぎなかった[9]。

4. FDG-PET/CT

高分化な NET では必ずしも糖代謝が亢進しておらず，^{18}F-FDG-PET/CT の陽性率は低い[10]。一方，NEC に代表されるように，増殖能の高い腫瘍の転移・再発巣の検索には有用であり，SRS の集積と逆相関があるため[11]，相補的な役割を担うと考えられる。

5. SRS

^{111}In-Pentetreotide は，ソマトスタチン受容体に親和性を有するオクトレオチドを，キレートを介し ^{111}In 標識した放射性医薬品である。^{111}In は単一光子放出核種であり，SPECT（single photon emission computed tomography）製剤と呼ばれる。全身の前面像・後面像のみならず，SPECT 像を撮像することが多い。感度，特異度，正診率はそれぞれ52%，93%，58%との報告があり[3]，感度は必ずしも高くないが，特異度は高い。

ソマトスタチン受容体イメージングとして ^{68}Ga 標識の PET 製剤（^{68}Ga-DOTATOC，^{68}Ga-DOTATATE）を用いた PET/CT もあるが本邦未承認である。PET 製剤を用いたソマトスタチン受容体イメージングは，SPECT 製剤による SRS と比べ多数の文献にて優れた診断精度が報告されている[3, 12, 13]。

■文献

1) Kim SJ, Kim JW, Han SW, et al. Biological characteristics and treatment outcomes of metastatic or recurrent neuroendocrine tumors; tumor grade and metastatic site are important for treatment strategy. BMC Cancer. 2010; 10: 448. (レベルV)

2) Hoeffel C, Job L, Ladam-Marcus V, et al. Detection of hepatic metastases from carcinoid tumor: prospective evaluation of contrast-enhanced ultrasonography. Dig Dis Sci. 2009; 54 (9): 2040-2046. (レベルIVa)

3) Gabriel M, Decristoforo C, Kendler D, et al. 68Ga-DOTA-Tyr3-octreotide PET in neuroendocrine tumors: comparison with somatostatin receptor scintigraphy and CT. J Nucl Med. 2007; 48 (4): 508-518. (レベルIVa)

4) Ruf J, Schiefer J, Furth C, et al. 68Ga-DOTATOC PET/CT of neuroendocrine tumors: spotlight on the CT phases of a triple-phase protocol. J Nucl Med. 2011; 52 (5): 697-704. (レベルIVb)

5) Schraml C, Schwenzer NF, Sperling O, et al. Staging of neuroendocrine tumours: comparison of [⁶⁸Ga]DOTATOC multiphase PET/CT and whole-body MRI. Cancer Imaging. 2013; 13: 63-72. (レベルIVa)

6) Albanus DR, Apitzsch J, Erdem Z, et al. Clinical value of ⁶⁸Ga-DOTATATE-PET/CT compared to stand-alone contrast enhanced CT for the detection of extra-hepatic metastases in patients with neuroendocrine tumours (NET). Eur J Radiol. 2015; 84 (10): 1866-1872. (レベルIVa)

7) Putzer D, Gabriel M, Henninger B, et al. Bone metastases in patients with neuroendocrine tumor: 68Ga-DOTA-Tyr3-octreotide PET in comparison to CT and bone scintigraphy. J Nucl Med. 2009; 50 (8): 1214-1221. (レベルIVb)

8) Dromain C, de Baere T, Lumbroso J, et al. Detection of liver metastases from endocrine tumors: a prospective comparison of somatostatin receptor scintigraphy, computed tomography, and magnetic resonance imaging. J Clin Oncol. 2005; 23 (1): 70-78. (レベルIVa)

9) Giesel FL, Kratochwil C, Mehndiratta A, et al. Comparison of neuroendocrine tumor detection and characterization using DOTATOC-PET in correlation with contrast enhanced CT and delayed contrast enhanced MRI. Eur J Radiol. 2012; 81 (10): 2820-2825. (レベルIVb)

10) Panagiotidis E, Alshammari A, Michopoulou S, et al. Comparison of the Impact of 68Ga-DOTATATE and 18F-FDG PET/CT on Clinical Management in Patients with Neuroendocrine Tumors. J Nucl Med. 2017; 58 (1): 91-96. (レベルIVb)

11) Kubota K, Okasaki M, Minamimoto R, et al. Lesion-based analysis of ¹⁸F-FDG uptake and ¹¹¹In-Pentetreotide uptake by neuroendocrine tumors. Ann Nucl Med. 2014; 28 (10): 1004-1010. (レベルIVa)

12) Buchmann I, Henze M, Engelbrecht S, et al. Comparison of ⁶⁸Ga-DOTATOC PET and ¹¹¹In-DTPAOC (Octreoscan) SPECT in patients with neuroendocrine tumours. Eur J Nucl Med Mol Imaging. 2007; 34 (10): 1617-1626. (レベルIVa)

13) Srirajaskanthan R, Kayani I, Quigley AM, et al. The role of ⁶⁸Ga-DOTATATE PET in patients with neuroendocrine tumors and negative or equivocal findings on ¹¹¹In-DTPA-octreotide scintigraphy. J Nucl Med. 2010; 51 (6): 875-882. (レベルIVb)

第2章

病 理
— Clinical Question・推奨・解説—

■ まえがき ■

　神経内分泌腫瘍は neuroendocrine neoplasms（NEN）と総称され，今回のガイドラインのなかで，病理診断における大きな変化は，NET G3 の新設，MANEC の MiNEN への改変である。

　WHO2010 では，膵消化管での神経内分泌腫瘍は，組織像にはよらずに増殖能（核分裂像，Ki-67 指数）により，低値の場合は高分化腫瘍 NET G1（＜3％），G2（3〜20％）と称され，高値（＞20％）の場合は低分化癌 NEC G3（大細胞型，小細胞型）に大別された。その後形態学的に神経内分泌パターンを呈する "高分化腫瘍" NET でも Ki-67 が高値（＞20％）の症例も多く報告され，低分化で Ki-67 指数が＞20％の NEC とは，予後，治療，バイオマーカーも異なることが判明した。結果として WHO2017 ではこれらの腫瘍群は NET G3 と呼称されることになった。したがって WHO2017 ならびに近年提唱された WHO2019 では，膵・消化管神経内分泌腫瘍は，neuroendocrine neoplasms（NEN）と総称され，組織学的に神経内分泌パターンを示す腫瘍を高分化と称し，Ki-67 指数が＜3％，3〜20％，＞20％の判定によりそれぞれ NET G1，G2，G3 と分類し，形態学的に低分化な神経内分泌腫瘍で Ki-67 指数が 20％を超える腫瘍を神経内分泌癌 NEC（G3 は付記しない）（大細胞型，小細胞型）と呼ぶこととなった。

　NET G3 と NEC は，前者では ATRX/DAXX の遺伝子変異があり，p53，Rb などの遺伝子変

表　WHO 分類（2019）

Terminology	Differentiation	Grade	Mitotic rate (mitoses/2 mm^2)	Ki-67 index
NET, G1		Low	<2	<3%
NET, G2	Well differentiated	Intermediate	2〜20	3〜20%
NET, G3		High	>20	>20%
NEC, small cell type (SCNEC)	Poorly differentiated	High	>20	>20%
NEC, large cell type (LCNEC)			>20	>20%
MiNEN	Well or poorly differentiated	Variable	Variable	Variable

LCNEC：large cell neuroendocrine carcinoma, MiNEN：mixed neuroendocrine-non-neuroendocrine neoplasm, NEC：neuroendocrine carcinoma, NET：neuroendocrine tumour, SCNEC：small cell neuroendocrine carcinoma

(WHO Classification of Tumours Editorial Board, ed. WHO Classification of Tumours, 5th ed, Vol.1, Digestive System Tumours. World Health Organization, 2019, p.16 より引用)

異はみられず，NEC とは逆の関係にあるという差異がみられ，現在では両者は遺伝的に異なる腫瘍と位置付けられている。また，NET G3 では SSTR2 の発現がより高頻度にみられる点も注目されている。

　一方，上皮性腫瘍のうち非神経内分泌腫瘍と神経内分泌腫瘍が混在する腫瘍は，WHO2010 では mixed adeno-neuroendocrine carcinoma（MANEC）と称されていたが，非内分泌腫瘍のなかには腺房細胞癌などもあり，神経内分泌腫瘍には NEC ばかりでなく NET の各群も含まれることが判明し，現在では mixed neuroendocrine-non-neuroendocrine neoplasms（MiNENs）と呼ばれるようになった。遺伝子レベルでは，両者とも共通の KRAS 変異，p53 変異などを認めるところから，衝突癌ではなく単一（モノ）クローン性の腫瘍と考えられている。

　本ガイドライン第 2 版の発刊と同時期に膵・消化管を含めた神経内分泌腫瘍を含む WHO Digestive Tract 2019 も刊行され，各消化管に発生する神経内分泌腫瘍も上記の膵 NEN と同様の分類を用いることになった（**表**）。

CQ 1 膵・消化管 NEN の病理診断を得るために推奨される方法は何か？

推 奨

　膵・消化管 NEN の病理診断として，生検診断が推奨される（グレード B，合意率 90％）。膵 NEN に対する生検方法としては，EUS-FNA が推奨される（グレード C1，合意率 90％）。消化管 NEN に対しては通常の内視鏡下生検で診断可能である（グレード B，合意率 90％）。

　同時性に肝転移を有する場合は，肝腫瘍生検からの診断も可能である。増悪時には Ki-67 指数が上昇し grade が原発巣と異なる場合があり，増悪時の治療選択にあたっては再生検も考慮される。

解 説

　生検の役割は組織診断，悪性度診断が挙げられる。膵 NEN に対する組織採取法としては，EUS-FNA が広く施行されている。EUS-FNA による病理診断に関しては，感度は 82.6〜100％，正診率は 83.3〜93％と報告されている[1-3]。消化管 NEN に対しては通常の内視鏡下生検で診断可能であることが多い。

　また，NEN に対する生検の役割として，鑑別診断のみならず WHO 分類に基づいた悪性度診断（Ki-67 指数）も求められる。

　膵 NEN に対する EUS-FNA 標本と切除標本 Ki-67 指数の一致率は 70〜90％[4-9]であり，システマティックレビューでは 83％とされる[10]。不一致の要因として Ki-67 指数の腫瘍内不均一性により，hot spot が採取できていないことが指摘されている[6, 11]。EUS-FNA で正確に Ki-67 を評価するには，2,000 個以上（WHO 分類では 500 個を推奨）の腫瘍細胞を EUS-FNA 検体で採取することが有用であるとされている[6]。WHO2017 分類では，Ki-67 指数は印刷した画像を用いて，最も核の標識率が高い hot spot を対象に 500 個以上の腫瘍細胞で評価する方法を推奨している。また腫瘍径が小さい方が腫瘍内の不均一性が少なく，一致率が高い[7, 8]とされており，腫瘍径が大きい場合は，ストローク中の角度を変えて広範囲から採取する方法（fanning method）[12]や，吸引圧をより高くするなどの工夫[13]が有用とされている。

　同時性に肝転移を有する場合は，肝腫瘍生検からの診断も可能である。膵 NEN の原発と転移巣では Ki-67 指数に有意な差はない（P＝0.94）という報告や，肝転移の方が高いという報告もある[14, 15]。一方，肝転移とリンパ節転移との比較では，肝転移の Ki-67 指数が有意に高く（P＜0.0001），臨床的判断には肝転移からの生検が有用であるとの報告がある[16]。また，増悪時には Ki-67 指数が上昇したとの報告もあり，増悪時の治療選択にあたっては再生検も考慮される[17]。

■ 文献

1) Chen S, Lin J, Wang X, et al. EUS-guided FNA cytology of pancreatic neuroendocrine tumour (PanNET): a retrospective study of 132 cases over an 18-year period in a single institution. Cytopathology. 2014; 25 (6): 396-403. (レベルIV)

2) Ito T, Hijioka S, Masui T, et al. Advances in the diagnosis and treatment of pancreatic neuroendocrine neoplasms in Japan. J Gastroenterol. 2017; 52 (1): 9-18. (レベルV)

3) Zilli A, Arcidiacono PG, Conte D, et al. Clinical impact of endoscopic ultrasonography on the management of neuroendocrine tumors: lights and shadows. Dig Liver Dis. 2018; 50 (1): 6-14. (レベルV)

4) Rebours V, Cordova J, Couvelard A, et al. Can pancreatic neuroendocrine tumour biopsy accurately determine pathological characteristics? Dig Liver Dis. 2015; 47 (11): 973-977. (レベルIV)

5) Larghi A, Capurso G, Carnuccio A, et al. Ki-67 grading of nonfunctioning pancreatic neuroendocrine tumors on histologic samples obtained by EUS-guided fine-needle tissue acquisition: a prospective study. Gastrointest Endosc. 2012; 76 (3): 570-577. (レベルIV)

6) Hasegawa T, Yamao K, Hijioka S, et al. Evaluation of Ki-67 index in EUS-FNA specimens for the assessment of malignancy risk in pancreatic neuroendocrine tumors. Endoscopy. 2014; 46 (1): 32-38. (レベルIV)

7) Fujimori N, Osoegawa T, Lee L, et al. Efficacy of endoscopic ultrasonography and endoscopic ultrasonography-guided fine-needle aspiration for the diagnosis and grading of pancreatic neuroendocrine tumors. Scand J Gastroenterol. 2016; 51 (2): 245-252. (レベルIV)

8) Unno J, Kanno A, Masamune A, et al. The usefulness of endoscopic ultrasound-guided fine-needle aspiration for the diagnosis of pancreatic neuroendocrine tumors based on the World Health Organization classification. Scand J Gastroenterol. 2014; 49 (11): 1367-1374. (レベルIV)

9) Farrell JM, Pang JC, Kim GE, et al. Pancreatic neuroendocrine tumors: accurate grading with Ki-67 index on fine-needle aspiration specimens using the WHO 2010/ENETS criteria. Cancer Cytopathol. 2014; 122 (10): 770-778. (レベルIV)

10) Pezzilli R, Partelli S, Cannizzaro R, et al. Ki-67 prognostic and therapeutic decision driven marker for pancreatic neuroendocrine neoplasms (PNENs): A systematic review. Adv Med Sci. 2016; 61 (1): 147-153. (レベルIV)

11) Weynand B, Borbath I, Bernard V, et al. Pancreatic neuroendocrine tumour grading on endoscopic ultrasound guided fine needle aspiration: high reproducibility and inter-observer agreement of the Ki-67 labelling index. Cytopathology. 2014; 25 (6): 389-395. (レベルIV)

12) Bang JY, Magee SH, Ramesh J, et al. Randomized trial comparing fanning with standard technique for endoscopic ultrasound-guided fine-needle aspiration of solid pancreatic mass lesions. Endoscopy. 2013; 45 (6): 445-450. (レベルII)

13) Kudo T, Kawakami H, Hayashi T, et al.; Japan EUS-FNA Negative Pressure Suction Study Group. High and low negative pressure suction techniques in EUS-guided fine-needle tissue acquisition by using 25-gauge needles: a multicenter, prospective, randomized, controlled trial. Gastrointest Endosc. 2014; 80 (6): 1030-1037. (レベルII)

14) Grillo F, Albertelli M, Brisigotti MP, et al. Grade Increases in Gastroenteropancreatic Neuroendocrine Tumor Metastases Compared to the Primary Tumor. Neuroendocrinology. 2016; 103 (5): 452-459. (レベルIVa)

15) Keck KJ, Choi A, Maxwell JE, et al. Increased grade in neuroendocrine tumor metastases negatively impacts survival. Ann Surg Oncol. 2017; 24 (8): 2206-2212. (レベルIVa)

16) Richards-Taylor S, Tilley C, Jaynes E, et al. Clinically significant differences in Ki-67 proliferation index between primary and metastases in resected pancreatic neuroendocrine tumors. Pancreas. 2017; 46 (10): 1354-1358.

17) Panzuto F, Cicchese N, Partelli S, et al. Impact of Ki67 re-assessment at time of disease progression in patients with pancreatic neuroendocrine neoplasms. PLoS One. 2017; 12 (6): e0179445. (レベルIV)

CQ 2-1 病理組織診断書に記載することが推奨される項目は何か？

推奨

NEN の発生した臓器名，組織形態的および免疫組織化学的な所見，WHO 分類（NET G1〜3，NEC），Ki-67 指数や TNM 分類を記載する（グレードA，合意率100%）。

【推奨される記載項目】

①採取部位，②採取法，③肉眼所見：腫瘍の局在，大きさ，形態（結節型，浸潤型など），④組織型分類：NET G1〜3，NEC（小細胞型，大細胞型），MiNEN，⑤細胞増殖動態：核分裂像指数，Ki-67 指数（絶対値を記載），⑥免疫染色像：神経内分泌マーカー（クロモグラニン A，シナプトフィジン），各種ホルモン（インスリン，グルカゴン，ソマトスタチンなど），⑥進展様式・間質量，二次変性（線維化，嚢胞変性，石灰化，壊死など），⑦脈管侵襲（リンパ管侵襲，静脈侵襲），⑧神経浸潤，⑨主膵管内進展（膵 NEN の場合），⑩局所進展：T 分類，⑪リンパ節転移：N 分類，⑫遠隔転移の有無：M 分類，⑬切除断端：腫瘍露出の有無，断端までの距離，⑭その他：多発病変の有無，SSTR2 の発現

解説

膵消化管 NEN は WHO2019 分類[1] に準じて，高分化型の NET と低分化型の NEC（小細胞型，大細胞型），MiNEN（**COLUMN ❶**参照）に分類される。さらに NET は細胞増殖動態（核分裂指数，Ki-67 指数）によって，NET G1，NET G2，NET G3 に分類される（NET G3 と NEC の組織学的鑑別法は**病理 CQ6** を参照）。内分泌症状を引き起こすものや血中ホルモンの異常高値を示すものは機能性腫瘍に分類される。該当するホルモンの免疫染色は，機能性腫瘍の責任病変の検索に有用である。多発病変の場合，必ずしも最大の腫瘍が責任病巣とは限らないため，複数の病変での評価が求められる。多くの NEN ではソマトスタチン受容体2（SSTR2）が発現しており，SSTR2 の免疫染色は，腫瘍の分化度の評価やソマトスタチンアナログ治療効果の推定に有用である[2,3]。

TNM 分類は腫瘍のサイズ，深達度や進行度で規定される。特殊染色・免疫染色を用いた脈管侵襲の有無や，神経侵襲や壊死の有無を検索し記載することが望まれる。膵 NET と虫垂NET の TNM 分類は，従来の ENETS 分類と AJCC/UICC 分類に相違があったが，UICC（第8版）では 従来の ENETS 分類が NET に固有の TNM 分類として導入され，WHO2019 分類でも同様に，UICC（第8版）の NET の TNM 分類[4] が採用されている。消化管 NET に関しても，臓器ごとの UICC（第8版）の TNM 分類[4] が推奨される。NEC および NEC の成分を含むMiNEN は各臓器とも通常型の癌腫の TNM 分類に準じて記載する。

■文献

1) Klimstra D, Klöppel G, La Rosa S, et al. Classification of neuroendocrine neoplasm of the digestive system. WHO Classification of Tumours Editorial Board, ed. WHO Classification of Tumours, 5th ed, Vol.1, Digestive System Tumours. pp16-21. World Health Organization, Lyon, 2019.（レベルⅥ）

2）Kasajima A, Papotti M, Ito W, et al. High interlaboratory and interobserver agreement of somatostatin receptor immunohistochemical determination and correlation with response to somatostatin analogs. Hum Pathol. 2018; 72: 144-152.（レベルⅣ）

3）Konukiewitz B, Schlitter AM, Jesinghaus M, et al. Somatostatin receptor expression related to TP53 and RB1 alterations in pancreatic and extrapancreatic neuroendocrine neoplasms with a Ki67-index above 20. Mod Pathol. 2017; 30 (4): 587-598.（レベルⅣ）

4）Brierley JD, Gospodarowicz MK, Wittekind C, eds. TNM Classification of Malignant Tumours, 8th ed. Wiley-Blackwell, Hoboken, 2017.（レベルⅥ）

CQ 2-2

NEN の主な病理所見は何か？

〔アルゴリズム 5〕

推 奨

膵 NET の多くは境界明瞭な髄様性腫瘤を形成し，消化管 NET は粘膜深部から粘膜下に境界明瞭な腫瘤を形成する。組織学的には神経内分泌分化を示唆する類器官構造パターン（索状，胞巣状，偽腺管状など）を示し（高分化），富血管性（多血性）腫瘍の様相を呈する（**図 1**）（グレード A，合意率 100%）。

NEC は浸潤性の境界不明瞭な広がりを示し，しばしば壊死を伴う。組織学的に小細胞型は N/C 比の高い異型細胞の索状〜びまん性浸潤からなり，類器官構造は不明瞭となる（低分化）（**図 1**）。大細胞型は大型な核と広めの細胞質を有する類円形〜多稜形細胞の大型胞巣状〜充実性の増殖からなる（グレード A，合意率 100%）。

解 説

免疫組織化学的に，クロモグラニン A の発現が乏しい場合，膵腫瘍では solid pseudopapillary neoplasm（充実性偽乳頭状腫瘍）との鑑別を要する。

NET には多彩な組織亜型〔オンコサイト型，淡明細胞型，ラブドイド型，多形型，パラガングリオーマ様型（Zellballen パターン），紡錘細胞型など〕が存在する（**図 2**）[1-3]。腫瘍内部にはさまざまな二次的変化（線維化，浮腫，囊胞化，石灰化など）がみられる。産生ホルモンの種類や発生臓器によって特徴的な病理像が存在する[1-3]。インスリン産生腫瘍では硝子様間質を伴い，アミロイド（islet amyloid polypeptide；IAPP または amylin）の沈着が証明されることがある。MEN1 合併ガストリノーマの責任病巣の多くは十二指腸に存在する（**MEN1/VHL CQ1** 参照）。膵ソマトスタチン産生腫瘍は Zellballen パターンを特徴とするのに対し，Vater 乳頭部やその近傍に発生するソマトスタチン産生腫瘍は砂粒体を伴った腺管状配列を特徴とし，von Recklinghausen（VRH）病/neurofibromatosis type（NF1）に合併する（**図 2**）。神経節細胞（ganglion cells）の増生を含む神経節細胞性傍神経節腫（gangliocytic paraganglioma）の組織像を示すこともある（**図 2**）。VIP オーマには上皮性腫瘍（NET）と神経性腫瘍（神経節神経腫，神経節細胞芽腫，褐色細胞腫など）が含まれる。前者は成人例の膵，消化管や腎，肺などに発生し，後者は小児の交感神経節や副腎，後腹膜や縦隔に発生する。セロトニン産生膵 NET は主膵管近傍に局在し，硬化性間質を伴い，主膵管を全周性にあるいは側方から狭窄し，尾側膵管の拡張をきたす。胃 NET は発生様式によって，主に自己免疫性胃炎に関連して発生する 1 型，MEN1/Zollinger-Ellison 症候群に関連する 2 型，孤発性に発生する 3 型に分類される。1 型や 2 型は enterochromaffin-like（ECL）細胞性で，VMAT2 陽性を示す内分泌細胞微小胞巣（endocrine cell micronest；ECM）や NET が多発性にみられる。中腸由来 NET はセロトニンを産生する enterochromaffin（EC）細胞性で，peripheral palisading を伴った島状配列を示すことが多く，CDX2 陽性率が高い。虫垂腫瘍の多くは EC 細胞性で，しばしば S100 陽性神経系細胞と複合してみられる。後腸（直腸）NET は L 細胞性が多い[1,3]。消化管 NEC では

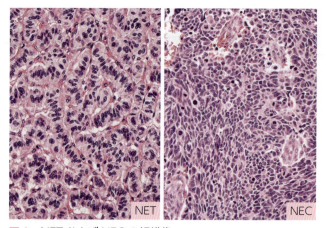

図1 NETおよびNECの組織像
NETは高分化な索状配列を示し，緻密な毛細血管網を有する。一方，NECはN/C比の高い高度異型細胞のシート状・無構造な増殖からなる。(HE, ×400)

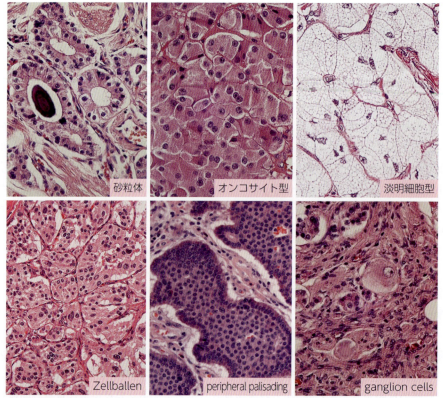

図2 NETのさまざまな組織像
(HE, ×400)

しばしば腺癌や扁平上皮癌が共存病変として同定されるが，膵NECでも腺癌成分の共存や腺癌と共通した分子学的特性が示されている[4-7]。

■文献

1) Klimstra D, Klöppel G, La Rosa S, et al. Classification of neuroendocrine neoplasm of the digestive system. WHO Classification of Tumours Editorial Board, ed. WHO Classification of Tumours, 5th ed, Vol.1, Digestive System Tumours. pp16-21. World Health Organization, Lyon, 2019.（レベルⅦ）

2) 笹野公伸，亀山香織．腫瘍病理鑑別診断アトラス NET・下垂体・副甲状腺・副腎．文光堂，東京，2017.（レベルⅦ）

3) 大池信之．膵・消化管神経内分泌腫瘍の病理．臨床消化器内科．2013; 28（1）: 21-32.（レベルⅦ）

4) Hijioka S, Hosoda W, Matsuo K, et al. Rb Loss and KRAS Mutation Are Predictors of the Response to Platinum-Based Chemotherapy in Pancreatic Neuroendocrine Neoplasm with Grade 3: A Japanese Multicenter Pancreatic NEN-G3 Study. Clin Cancer Res. 2017; 23（16）: 4625-4632.（レベルⅣ）

5) Yachida S, Vakiani E, White CM, et al. Small cell and large cell neuroendocrine carcinomas of the pancreas are genetically similar and distinct from well-differentiated pancreatic neuroendocrine tumors. Am J Surg Pathol 2012; 36（2）: 173-184.（レベルⅣ）

6) Basturk O, Tang L, Hruban RH, et al. Poorly differentiated neuroendocrine carcinomas of the pancreas: a clinicopathologic analysis of 44 cases. Am J Surg Pathol. 2014; 38（4）: 437-447.（レベルⅣ）

7) Konukiewitz B, Jesinghaus M, Steiger K, et al. Pancreatic neuroendocrine carcinomas reveal a closer relationship to ductal adenocarcinomas than to neuroendocrine tumors G3. Hum Pathol. 2018; 77: 70-79.（レベルⅣ）

CQ 3　病理組織標本の取り扱い方法として何が推奨されるか？

推奨

　検体採取後は直ちに固定する（グレード A，合意率 100%）。固定には 10%中性緩衝ホルマリンを使用する（グレード A，合意率 100%）。固定には十分な固定液を使用し，1 週間を超える長期間の固定は避ける（グレード A，合意率 100%）。作製されたホルマリン固定パラフィン包埋（FFPE）は冷暗所で保存し，可及的に新しい検体を検査に使用する（グレード A，合意率 100%）。核酸をFFPE から抽出する薄切の際は，検体ごとにミクロトーム刃を交換し，コンタミネーションを避ける（グレード A，合意率 100%）。

解説

　NEN の適切な病理診断，グレード分類や脈管侵襲などの評価において均てん化された免疫染色の重要性が高まっている。MEN1 など，遺伝性疾患の診断やゲノム医療に向け，核酸を用いた検査も重要となってきている。これらの検査を適切に実行するためにはホルマリン固定パラフィン包埋組織・細胞検体（FFPE）の適切な作製と取り扱いが重要である。すなわち，プレアナリシス（解析前）段階（固定前，固定，固定後プロセス）では，可及的にゲノム診療用病理組織検体取り扱い規定に準じて FFPE 標本を作製し，アナリシス（解析）段階を施行する必要がある[1-4]（固定時間に関して下記参照）。

1．プレアナリシス段階

　検体採取後は直ちに固定することが望ましい。固定には 10%中性緩衝ホルマリンの使用が望ましい。固定はゲノム研究用病理組織検体取り扱い規定などを参考に，十分な量の固定液を使用し，1 週間を超える長期間の固定は避けるべきである。ホルマリンの浸透速度は 1 mm/時間程度である。そのため大きな検体であっても，厚さは，0.5〜1 cm 程度までが望ましい[5]。作製された FFPE は冷暗所で保存し，可及的に新しい検体を検査に使用するべきである。

2．アナリシス段階

　クロモグラニンなどによる神経内分泌分化の同定は，その他の腫瘍（solid pseudopapillary neoplasm, acinar cell carcinoma/neoplasm, serous cystic neoplasm）との鑑別においても重要であるが，方法としては免疫染色が主流である。WHO 分類による grading では 免疫染色による Ki-67 指数の計測が必須とされている。治療効果予測に ソマトスタチン受容体サブタイプ 2（SSTR2）などの免疫染色も行われる。脈管侵襲判定には弾性線維染色や CD34，D2-40 免疫染色が施行される。自動染色機の使用は染色法の均てん化，標準化に有用である。

　ゲノム診療などで核酸を FFPE から抽出する際は，解析に必要な腫瘍量を有し，壊死や出血の少ない検体・ブロックを病理医が選択し，薄切の際は検体ごとにミクロトーム刃を交換し，コンタミネーションを避けるべきである[3,4]。

■文献

1) Zarbo RJ. The oncologic pathology report. Quality by design. Arch Pathol Lab Med. 2000; 124 (7): 1004-1010. (レベルⅣ)

2) Hammond ME, Hayes DF, Dowsett M, et al. American Society of Clinical Oncology/College Of American Pathologists guideline recommendations for immunohistochemical testing of estrogen and progesterone receptors in breast cancer. J Clin Oncol. 2010; 28 (16): 2784-2795. (レベルⅣ)

3) 一般社団法人日本病理学会編．ゲノム診療用病理組織検体取り扱い規定．日本病理学会，東京，2018. http://pathology.or.jp/genome_med/pdf/textbook.pdf (レベルⅣ)

4) 一般社団法人日本病理学会編．ゲノム研究用病理組織検体取り扱い規定．日本病理学会，東京，2016. http://pathology.or.jp/genome/kitei.html (レベルⅣ)

5) Bancroft JD, Stevens A, eds. Theory and practice of histological techniques, 4th ed. p30. Churchill Livingstone, New York, 1996. (レベルⅣ)

CQ 4-1 術中迅速検体の取り扱い方法は？

推 奨

　検体は，固定液や生食水に浸漬せず，乾燥しないように注意し速やかに病理検査室に提出する（グレードA，合意率100%）。病理組織学的な評価はHE染色を基本とする（グレードA，合意率100%）。

解 説

　新鮮検体はパラフィルムや生食水で軽く湿らせたガーゼに挟むのがよいが，生食水に浸漬してはならない。凍結検体から作製した染色切片は固定検体から作製したものより評価が困難である。また，脂肪組織や石灰化の多い検体は標本作製が困難である。術中迅速診断終了後，それに用いた検体は速やかに10%中性緩衝ホルマリン液に浸漬・固定し，永久標本を作製後再評価する。しかし，標本作製面が凍結切片と異なり評価が変わる可能性がある。

CQ 4-2 術中迅速診断の目的は何か？

推 奨

1) 腫瘍部が採取されているか否かの確認（グレードB，合意率100%）
2) 切除断端が肉眼的に病変に近接している場合の断端評価（グレードB，合意率100%）
3) リンパ節転移や腹膜播種の有無，随伴病変の確認（グレードB，合意率100%）

解 説

　微小病変では，術前に想定していた病変の同定が難しい場合があり，術中エコーが無効，あるいは不確かな場合には術中迅速診断による組織学的確認が推奨される。しかし，組織型/深達度/広がりの診断は術中迅速では困難であり，永久標本で行う必要がある。その際，組織型の確定には免疫染色を併用する[1]。

　境界明瞭な腫瘍が多いため，断端評価は一般の腺癌と異なり必要でない場合が多いが[1]，病変が肉眼的に切除断端に近接している場合，切除範囲や術式の変更のための術中迅速診断が必要となる。

　しかし，米国膵NETグループの大規模研究では，膵NENの組織学的断端陰性（R0切除：断端から1mm以内に腫瘍が存在しない）例は断端陽性（R1切除）と比較して無再発生存率は良好であるが，全生存率は両者で同等であった。また，術中迅速診断でR1と診断された場合に追加切除を行ってR0としても，初回にR0切除できた例と比較して全生存率や無再発生存率は不良であり，さらに無再発生存率はR1症例と同等であったと報告されている[2]。

　消化管NETの場合，迅速診断で断端評価が必要になる状況は限られるが，迅速診断により術式の変更を検討する場合がある。

　膵消化管NECは一般の腺癌に準じた迅速病理診断を行う。

　なお，術中迅速診断の目的と要望事項はあらかじめ病理医に伝達しておく必要がある。

■文献

1) Couvelard A, Sauvanet A. Gastroenteropancreatic neuroendocrine tumors: indications for and pitfalls of frozen section examination. Virchows Arch. 2008; 453 (5): 441-448. （レベルIVb）
2) Zhang XF, Wu Z, Cloyd J, et al. Margin status and long-term prognosis of primary pancreatic neuroendocrine tumor after curative resection: Results from the US Neuroendocrine Tumor Study Group. Surgery. 2019; 165 (3): 548-556. （レベルVI）

56 ■ 第2章 病理

CQ 5

Ki-67 指数の推奨される測定法は？

推奨

1. Ki-67 染色を行った標本を鏡顕し，陽性細胞の頻度が最も高い部位を "hot spot" として同定する（**グレードA，合意率100%**）。

2. 陽性細胞/陽性細胞＋陰性細胞（検討した細胞の総数）を算出して Ki-67 指数（パーセンテージ）を記載する（**グレードA，合意率100%**）。

解説

　Ki-67 は細胞増殖関連核抗原であり，病変における陽性細胞の割合を求めるのが基本である。この陽性細胞の割合は Ki-67 指数（proliferation index）と規範され，その病変の細胞増殖動態をある程度正確に反映することから，近年 NEN も含めた数多くのヒト腫瘍の病理組織診断で用いられている。

　この Ki-67 指数の推奨される測定法として最近の WHO2017 で推奨された方法を記載する。

1. Ki-67 染色を行った標本を鏡顕し，陽性細胞の頻度が最も高い部位を "hot spot" として必要な場合には複数同定し，通常の CCD camera で取り込み印刷する。

2. 印刷した紙上で，陽性細胞を丸く囲み，陰性細胞に中心部を通る線を書いて陽性，陰性の細胞を同定して各々の数を求める。

3. 陽性細胞/陽性細胞＋陰性細胞（検討した細胞の総数）を算出して Ki-67 指数と規範し，報告する。

　この方法は顕微鏡を覗きながら計測するいわゆる "eye balling"，"eye counting"，高価な機器を必要とする "automated counting" と比較するとより再現性が高い Ki-67 指数をより平易/安価に供することが示されている。しかし依然として以下の問題点がある。

　a. 必要腫瘍細胞数は500個とされているが[1-6]，実際には生検標本などを中心に困難な症例が少なくない。このような場合でも実際に何個の腫瘍細胞を計測したのか？（例えば 25/250，10%）を診断書に明記して報告することが必要である。

　b. "hot spot" はいわゆる intratumoral heterogeneity の問題を克服するために複数の spot での検討が必要な場合もある。しかし生検検体などで染色動態がほぼ均一な場合には1カ所での検討でも許容される。

　c. 免疫組織化学での陽性の定義はどの場合でも困難であるが，膵 NEN 症例での Ki-67 指数の算定には原則的に薄く染色されている症例でも陽性と判定する。しかし陽性か陰性か疑義があるような細胞は陰性と判定する。

■ 文献

1) Reid MD, Bagci P, Ohike N, et al. Calculation of the Ki67 index in pancreatic neuroendocrine tumors: a comparative analysis of four counting methodologies. Mod Pathol. 2015; 28 (5): 686-694.（**レベルⅣ**）

2) Pelosi G, Bresaola E, Bogina G, et al. Endocrine tumors of the pancreas: Ki-67 immunoreactivity on paraffin sections is an independent predictor for malignancy: a comparative study with proliferating-cell nuclear antigen and progesterone receptor protein immunostaining, mitotic index, and other clinicopathologic variables. Hum Pathol. 1996; 27 (11): 1124-1134. (レベルⅣ)

3) Scarpa A, Mantovani W, Capelli P, et al. Pancreatic endocrine tumors: improved TNM staging and histopathological grading permit a clinically efficient prognostic stratification of patients. Mod Pathol. 2010; 23 (6): 824-833. (レベルⅣ)

4) Singh S, Hallet J, Rowsell C, et al. Variability of Ki67 labeling index in multiple neuroendocrine tumors specimens over the course of the disease. Eur J Surg Oncol. 2014; 40 (11): 1517-1522. (レベルⅣ)

5) Li J, Lin JP, Shi LH, et al. How reliable is the Ki-67 cytological index in grading pancreatic neuroendocrine tumors? A meta-analysis. J Dig Dis. 2016; 17 (2): 95-103. (レベルⅣ)

6) Fabbri A, Cossa M, Sonzogni A, et al. Ki-67 labeling index of neuroendocrine tumors of the lung has a high level of correspondence between biopsy samples and surgical specimens when strict counting guidelines are applied. Virchows Arch. 2017; 470 (2): 153-164. (レベルⅣ)

CQ 6 NET G3 と NEC の鑑別法は何か？

〔アルゴリズム 5〕

推奨

NET G3 と NEC の鑑別は組織学的分化度によってなされる（**グレード A，合意率 90%**）。

〈PanNET G3 と PanNEC の免疫組織学的および遺伝子学的所見の相違〉

	NET G3 (%)	NEC (%)
Ki-67 index	20〜53	20〜100
p53 overexpression	0	75
Rb1 loss	0	45〜54
SSTR2A	78	8
ATRX loss	11	0
DAXX loss	33	0
KRAS mutation	0	49

（文献 4，5 より抜粋，一部改変）

解説

　NET G3 および NEC という criteria が WHO2017 分類に膵 NEN に関して示され，WHO2019 分類では消化管 NEN でも同様に採用された[1]（**表 1**）。NET G3 は NET G1 や G2 に類似する高分化腫瘍，NEC は低分化な癌腫で，生検でも多くの場合鑑別可能であるが，ときに両者の鑑別が困難な場合もある（特に，NET G3 と大細胞型 NEC の鑑別，小さな生検での診断）[2,3]（**図 1**）。NET G3 の病理像は基本的に NET G1 や G2 と同様で，境界明瞭な髄様性・膨張性の充実性腫瘍を形成し，比較的緩徐な発育を示し，組織学的に神経内分泌分化を示す緻密な類器官構造（索状，胞巣状，偽腺管状など）をとり，細胞異型は軽度〜中等度にとどまり，腫瘍内部に NET G1 や G2 に相当する成分が共存する。一方，NEC は境界不明瞭な髄様性腫瘍を形成し，急速な発育を示し，組織学的に高度異型細胞が大型胞巣状〜シート状・びまん性の増殖を示し，類器官構造は不明瞭となる（**図 2〜4**）。

　両者とも，核分裂像が比較的容易に観察されるが，NEC では極めて多数みられる（40〜50個以上/2 mm²）。両者とも Ki-67 指数は 20% を超えるが，NEC ではたいてい 50% を超える異常高値を示す。NEC では高頻度に広い壊死巣がみられるのに対し，NET G3 では壊死がみられても小範囲である。なお，NET でも，梗塞，治療，組織崩壊，自己融解などによる広範な変性・壊死をきたし得ることに留意する必要がある。両者ともホルモン過剰症状を示すことは稀である。ソマトスタチン受容体（特に SSTR2）の発現に関して，NET G3 では明瞭な陽性所見がびまん性にみられるのに対し，NEC では部分的陽性，弱陽性あるいは陰性であることが

表1 WHO分類（2019）

Terminology	Differentiation	Grade	Mitotic rate (mitoses/2 mm²)	Ki-67 index
NET, G1	Well differentiated	Low	<2	<3%
NET, G2		Intermediate	2〜20	3〜20%
NET, G3		High	>20	>20%
NEC, small cell type (SCNEC)	Poorly differentiated	High	>20	>20%
NEC, large cell type (LCNEC)			>20	>20%
MiNEN	Well or poorly differentiated	Variable	Variable	Variable

LCNEC：large cell neuroendocrine carcinoma, MiNEN：mixed neuroendocrine-non-neuroendocrine neoplasm, NEC：neuroendocrine carcinoma, NET：neuroendocrine tumour, SCNEC：small cell neuroendocrine carcinoma
（文献1より引用）

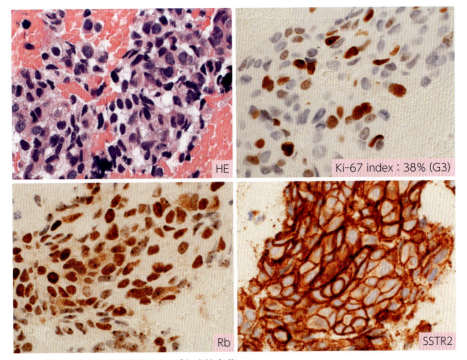

図1 膵NET G3の組織像および免疫染色像
EUS-FNA検体で，分化度の判定は困難となっている。クロモグラニンAやシナプトフィジンに陽性の細胞集塊で，Ki-67指数は20%（50/132，38%）を超えるが，50%を優に超える異常高値ではない。Rb蛋白の発現の保持やSSTR2の強い細胞膜発現がみられ，p53蛋白のびまん性過剰発現もみられなかった。NET G3と判定される。（×1,000）

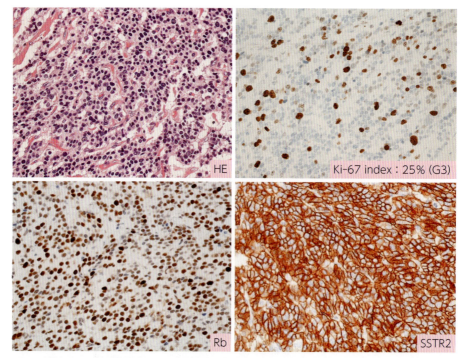

図2　胃 NET G3 の組織像および免疫染色像
高分化な束状配列を示す。クロモグラニン A やシナプトフィジンに陽性で，Ki-67 指数は 20％（205/804，25％）を超えるが，50％を優に超える異常高値ではない。Rb 蛋白の発現の保持や SSTR2 の強い細胞膜発現がみられ，p53 蛋白のびまん性過剰発現もみられなかった。NET G3 と判定される。（×400）

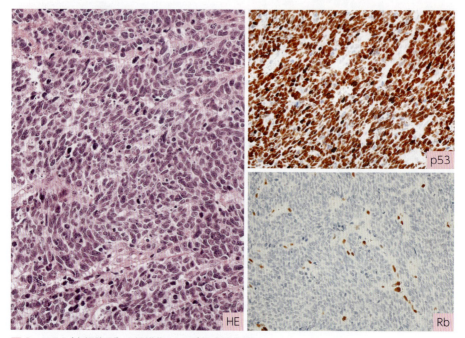

図3　NEC（小細胞型）の組織像および免疫染色像
N/C 比の高い高度異型細胞のシート状・無構造な増殖（低分化）を示す。クロモグラニン A やシナプトフィジンに陽性，Ki-67 指数異常高値（＞80％）のほか，p53 蛋白のびまん性過剰発現や Rb 蛋白の発現の欠失（血管内皮細胞は発現が保持されている）がみられ，NEC と判定される。（×400）

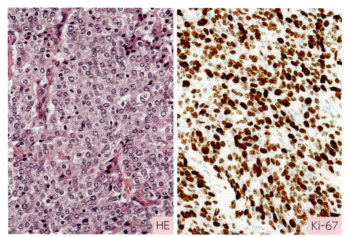

図4 NEC（大細胞型）の組織像および免疫染色像
胞体が広めの高度異型細胞のシート状〜大型胞巣状の増殖を示す。クロモグラニンAやシナプトフィジンに陽性のほか、核分裂像は40個以上/2 mm^2、Ki-67指数が異常高値（＞80％）を示し、NEC（大細胞型）と判定される。（×400）

多い[4]。NECには悪性度の極めて高い腫瘍にみられるp53蛋白のびまん性過剰発現、Rb蛋白のびまん性欠失、CDKN2A/p16蛋白のびまん性過剰発現がみられ、これらの免疫染色はNET G3とNECの鑑別に極めて有用になる[4-6]（図1〜4）。NET G3はNET G1やG2と同様の組織発生や遺伝子異常を示し、膵ではMEN1、VHL、DAXX/ATRX、mTOR経路関連因子の異常が指摘されている。一方、NECに関して、消化管のみならず、最近では膵でも、腺癌を先行病変とする組織発生が考慮され、膵NECに膵管癌に高率にみられるKRASの変異が証明されることがあり、可能な施設ではKRAS変異の解析がNET G3とNECの鑑別に有用である[5,6]。遺伝性腫瘍症候群（MEN1、VHL病、NF1など）では、NET G3を合併し得るが、NECとの関連性は低く、みられても偶発的な側面が強い。

■ 文献

1) Klimstra DS, Klöppel G, La Rosa S, et al. Classification of neuroendocrine neoplasms of the digestive system. WHO Classification of Tumours Editorial Board, ed. WHO Classification of Tumours, 5th ed, Vol.1, Digestive System Tumours. pp16-21. World Health Organization, Lyon, 2019. （レベルⅥ）
2) Basturk O, Yang Z, Tang LH, et al. The high-grade (WHO G3) pancreatic neuroendocrine tumor category is morphologically and biologically heterogenous and includes both well differentiated and poorly differentiated neoplasms. Am J Surg Pathol. 2015; 39 (5): 683-690. （レベルⅣ）
3) Tang LH, Basturk O, Sue JJ, et al. A Practical Approach to the Classification of WHO Grade 3 (G3) Well Differentiated Neuroendocrine Tumor (WD-NET) and Poorly Differentiated Neuroendocrine Carcinoma (PD-NEC) of the Pancreas. Am J Surg Pathol. 2016; 40 (9): 1192-1202. （レベルⅣ）
4) Konukiewitz B, Schlitter AM, Jesinghaus M, et al. Somatostatin receptor expression related to TP53 and RB1 alterations in pancreatic and extrapancreatic neuroendocrine neoplasms with a Ki67-index above 20. Mod Pathol. 2017; 30 (4): 587-598. （レベルⅣ）
5) Hijioka S, Hosoda W, Matsuo K, et al. Rb Loss and KRAS Mutation Are Predictors of the Response to Platinum-Based Chemotherapy in Pancreatic Neuroendocrine Neoplasm with Grade 3: A Japanese Multicenter Pancreatic NEN-G3 Study. Clin Cancer Res. 2017; 23 (16): 4625-4632. （レベルⅣ）
6) Yachida S, Vakiani E, White CM, et al. Small cell and large cell neuroendocrine carcinomas of the pancreas are genetically similar and distinct from well-differentiated pancreatic neuroendocrine tumors. Am J Surg Pathol 2012; 36 (2): 173-184. （レベルⅣ）

COLUMN

1 MiNEN (mixed neuroendocrine-non-neuroendocrine neoplasm)

　WHO2010でのMANEC (mixed adeno-neuroendocrine carcinoma) は，主に両成分とも腺癌とhigh-grade (G3) な神経内分泌癌 (NEC) の組み合わせを対象とした名称であった。これに対し，扁平上皮癌や腺房細胞癌などとNECの組み合わせや，NENの成分がG1/2に相当する場合がある。MiNENはこれら多彩な病態をカバーする総称 (conceptual category) である[1-4]。

　MiNENに該当する腫瘍は組織学的に大きく2つのパターンに分かれる。一つはneuroendocrine成分 (NET, NEC) とnon-neuroendocrine成分 (腺癌，腺房細胞癌，扁平上皮癌など) がそれぞれ領域性をもちながら増殖し一つの腫瘍を形成しているものである。もう一つは，neuroendocrine cellsやnon-neuroendocrine cells，さらに両者の分化を併せもつamphicrine cellsが密接に混じり合いながら増殖し一つの腫瘍を形成するものである (図1，2)。いずれの場合においても，各成分が30%以上を占め，両者の成分が組織形態学的，免疫組織学的に証明される[1,2]。両者の成分の組織型やグレードを別個に評価することが可能な腫瘍では，診断書に記載するべきである。

　病理総論的にいえば，MiNENに限らず，一つの腫瘍内に複数の形質がみられることは何ら珍しいことではない。重要なことは，治療ターゲットになる先進部や転移巣の優勢な組織像を慎重に見極めることである。例えば，neuroendocrine成分がNECの場合は，NEC成分がnon-neuroendocrine成分よりも進行していることが多い[5]。このため，NEC成分については，全体の30%未満の領域で観察された場合においても，診断書にその旨を記載することが望ましい。

2 遺伝性腫瘍症候群に合併するNETの特徴的な病理所見

　NETは遺伝性腫瘍症候群 (multiple endocrine neoplasm type 1；MEN1)，von Hippel-Lindau (VHL) 病，神経線維腫症Ⅰ型 (NF1；von Recklinghausen病) 病などに合併し，若年発生，多発性といった遺伝性疾患としての特徴がみられる。

　MEN1では膵にNETが多発する。最大の腫瘍が内分泌症状や転移の責任病巣とは限らない。組織像は散発例と同様であるが，輪郭が不鮮明なものや，高度に硬化したもの，好酸性細胞や淡明細胞が目立つものなど多彩な像が同一膵内に観察される。十二指腸にもNETが好発し，特にMEN1に合併するガストリノーマ (Zollinger-Ellison症候群) の責任病巣は十二指腸粘膜に存在することが多い[6]。十二指腸ガストリノーマは小さく，膵内のNETや近傍のリンパ節転移巣が主病巣の様相を呈することがあるため，十二指腸病変の有無を十分に検索する必要がある[7]。

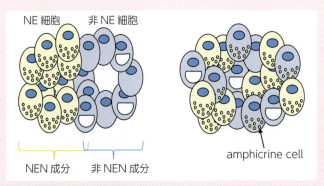

図1　MiNENの組織像のシェーマ
左は神経内分泌細胞腫瘍 (NEN) 成分と非神経内分泌細胞腫瘍 (非NEN) 成分が，それぞれ領域をもって腫瘍を形成する (combined/biphasic type)。右は神経内分泌細胞 (NE細胞)，非神経内分泌細胞 (非NE細胞) およびamphicrine細胞が密に混じり合いながら腫瘍を形成する (intermingling/amphicrine type)。

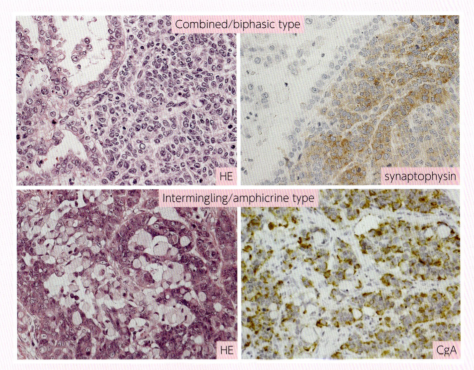

図2 MiNENの組織像および免疫染色像
上段は，管状腺癌の領域（左）とシナプトフィジンの発現を示す神経内分泌癌（NEC）の領域（右）がみられる（combined/biphasic type）。下段は，印環細胞（杯細胞）様の腺癌細胞とクロモグラニンAの発現を示す神経内分泌癌細胞の増殖が密に混在してみられる（intermingling/amphicrine type）。（×400）

VHLではときに膵NETの合併がみられる。悪性度は散発例と変わらない。腫瘍細胞には部分的あるいは広範囲に泡沫状・微小空胞状の淡明な胞体所見がみられる（**CQ2-2 図2** 参照）[7]。類似腫瘍として lipid-rich variant of pancreatic endocrine neoplasm も報告されている[8]。この淡明化は，ほかのVHL関連腫瘍（腎細胞癌，膵漿液性嚢胞腫瘍，血管芽腫）と共通する特徴で，VHL遺伝子異常により生じる低酸素誘導因子HIF（hypoxia inducible factor）の活性化の関与が指摘されている[9]。ただし，淡明細胞はMEN1や散発例にもみられる[10]。

神経線維腫症Ⅰ型（NF1）も，稀に膵や消化管にNETが発生し，なかでもVater乳頭部やその近傍に好発する。砂粒体を含む腺管形成，ソマトスタチン産生（無症候性）といった特徴を示し，稀に神経節細胞傍神経節腫（gangliocytic paraganglioma）の所見を呈することもある（**CQ2-2 図2** 参照）[11]。

3 虫垂 goblet cell adenocarcinoma（GCA）

虫垂GCAは腺癌の一亜型であり[1]，これまで虫垂NETの特殊型として扱われていたgoblet cell carcinoidを含むが，虫垂NETとは異なる病態である。同義語にはgoblet cell carcinoidのほか，goblet cell carcinoma, crypt cell carcinoma, microglandular carcinoma, adenocarcinoidなどが存在する。MiNENとは別に扱われる。TNM分類は虫垂腺癌に準じる[1]。

基本となる組織像（典型像）は，杯細胞類似の粘液細胞が腸管の陰窩に類似した細管状や胞巣状の配列を示すといった所見で，内分泌細胞やパネート様細胞が種々の程度に混じるamphicrine（同一細胞に腺細胞・内分泌細胞両方の特徴を含む）な性格を有する（**図3**）。しばしば細胞外粘液や神経周囲浸潤がみられる。核異型は軽度，間質反応に乏しく，核分裂像はほとんどみられず，低悪性度の様相を呈する（low-grade GCA）。

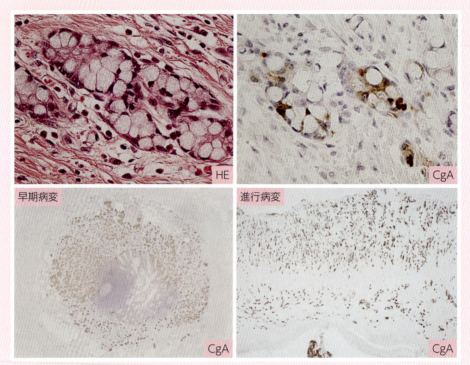

図3　虫垂 goblet cell adenocarcinoma の組織像および免疫染色像
杯細胞類似の粘液細胞が細管状や胞巣状の配列を示す。細胞異型は軽度である。免疫染色ではクロモグラニンAやシナプトフィジン陽性所見が混じてみられる。粘膜近傍に限局する早期病変（いわゆる goblet cell carcinoid の様相）や、壁全層に浸潤する進行病変（通常の腺癌の様相）がある。（上段：×400、下段：左×40、右×20）

　これらの典型像を踏まえ、大きく2つの病態を認識する必要がある（**図3**）。一つは主にこの low grade GCA 成分からなる早期病変で、種々の程度の壁肥厚を示すが、限局性で臨床的に見過ごされやすい病変である。もう一つは進行病変で、通常の腺癌の様相を呈する。後者では異型の強い腺系細胞の弧在性〜複雑な構築の細管状、篩状、シート状の浸潤や杯細胞/印環細胞様細胞の大きな集簇を含む浸潤を示し、desmoplastic な間質反応、多数の核分裂像、壊死、P53 異常を伴う（high-grade GCA）。通常の管状腺癌が混在する場合もある[12]。浸潤性で硬く、大型の腫瘍を形成する。女性では卵巣転移がみられる[13]。通常の腺癌との違いは、病変内に種々の程度に low-grade GCA 成分を含み、いわゆる adenocarcinoma ex goblet cell carcinoma（low grade GCA の高悪性転化）の病態を示すことである[14]。

■ 文献

1) Klimstra DS, Klöppel G, La Rosa S, et al. Classification of neuroendocrine neoplasms of the digestive system. WHO Classification of Tumours Editorial Board, ed. WHO Classification of Tumours, 5th ed, Vol.1, Digestive System Tumours. pp16-21. World Health Organization, Lyon, 2019.

2) Ohike N, Adsay NV, La Rosa S, et al. Mixed neuroendocrine-non-neuroendocrine neoplasms. Lloyd RV, Osamura RY, Klöppel G, et al eds. WHO Classification of Tumours of Endocrine Organs, pp238-239, IARC Press, Lyon, 2017.

3) La Rosa S, Uccella S, Molinari F, et al. Mixed adenoma well-differentiated neuroendocrine tumor (MANET) of the digestive system: an indolent subtype of mixed neuroendocrine-nonneuroendocrine neoplasm

（MiNEN）. Am J Surg Pathol. 2018; 42（11）: 1503-1512.

4）La Rosa S, Sessa F, Uccella S. Mixed neuroendocrine-nonneuroendocrine neoplasms（MiNENs）: unifying the concept of a heterogeneous group of neoplasms. Endocr Pathol. 2016; 27（4）: 284-311.

5）de Mestier L, Cros J, Neuzillet C, et al. Digestive system mixed neuroendocrine-non-neuroendocrine neoplasms. Neuroendocrinology. 2017; 105（4）: 412-425.

6）Anlauf M, Perren A, Meyer CL, et al. Precursor lesions in patients with multiple endocrine neoplasia type 1-associated duodenal gastrinomas. Gastroenterology. 2005; 128（5）: 1187-1198.

7）Anlauf M, Enosawa T, Henopp T, et al. Primary lymph node gastrinoma or occult duodenal microgastrinoma with lymph node metastases in a MEN1 patient: the need for a systematic search for the primary tumor. Am J Surg Pathol. 2008; 32（7）: 1101-1105.

8）Singh R, Basturk O, Klimstra DS, et al. Lipid-rich variant of pancreatic endocrine neoplasms. Am J Surg Pathol. 2006; 30（2）: 194-200.

9）Périgny M, Hammel P, Corcos O, et al. Pancreatic endocrine microadenomatosis in patients with von Hippel-Lindau disease: characterization by VHL/HIF pathway proteins expression. Am J Surg Pathol. 2009; 33（5）: 739-748.

10）Fryer E, Serra S, Chetty R. Lipid-rich（"clear cell"）neuroendocrine tumors of the pancreas in MEN I patients. Endocr Pathol. 2012; 23（4）: 243-246.

11）Garbrecht N, Anlauf M, Schmitt A, et al. Somatostatin-producing neuroendocrine tumors of the duodenum and pancreas: incidence, types, biological behavior, association with inherited syndromes, and functional activity. Endocr Relat Cancer. 2008; 15（1）: 229-241.

12）Tang LH, Shia J, Soslow RA, et al. Pathologic classification and clinical behavior of the spectrum of goblet cell carcinoid tumors of the appendix. Am J Surg Pathol. 2008; 32（10）: 1429-1443.

13）Hristov AC, Young RH, Vang R, et al. Ovarian metastases of appendiceal tumors with goblet cell carcinoid-like and signet ring cell patterns: a report of 30 cases. Am J Surg Pathol. 2007; 31（10）: 1502-1511.

14）Reid MD, Basturk O, Shaib WL, et al. Adenocarcinoma ex-goblet cell carcinoid（appendiceal-type crypt cell adenocarcinoma）is a morphologically distinct entity with highly aggressive behavior and frequent association with peritoneal/intra-abdominal dissemination: an analysis of 77 cases. Mod Pathol. 2016; 29（10）: 1243-1253.

第3章 外科治療
─Clinical Question・推奨・解説─

■ まえがき ■

『膵・消化管神経内分泌腫瘍（NET）診療ガイドライン』第1版では，外科治療のパートに19個のクリニカル・クエスチョン（CQ）が設けられていた。今回の外科治療の章では，主に原発巣の切除の適応，術式に関するCQを扱うこととし，遠隔転移に対する手術は集学的治療の一部であることを明確にするために内科・集学的治療の章で扱うこととした。また，旧ガイドラインで扱わなかった食道NECに対する外科治療のCQを新たに加えた。またCQ以外にコラムを設け，経過観察法，腹腔鏡下手術の適応，脈管侵襲，胆道NENについて解説を加えた。

今回の改訂では大きく2つの点に留意した。すなわち，2017年に改訂されたWHO分類との整合性を保つ必要があった点と，治療手段として最終的に外科治療を行う臨床医の評価をガイドラインに適切に反映させる必要があった点である。

2017年WHO分類では膵神経内分泌腫瘍（NEN）に新たな分類法が導入された。2010年WHO分類ではKi-67指数が20％を超える腫瘍はすべてNECとされていたのに対し，2017年分類では分化度により，まず高分化型のNETと低分化型のNECに分け，NETのなかでKi-67指数が20％を超える腫瘍を膵NET G3とした。このように，旧分類の膵NECが膵NET G3と膵NECに分けられることになったため，手術適応の記載をこれに合わせて行う必要があった。これまで旧分類での膵NECは手術適応とは考えられていなかったが，改訂では膵NET G3に対する手術適応は膵NECとは別であることを明記した。

次に旧ガイドラインでは非機能性膵NETの手術適応について，「非機能性NETと診断された場合，リンパ節郭清を伴う膵切除が推奨される。2 cm以上の非機能性NETに対しては定型的膵切除術が推奨される」となっている。これは非機能性膵NETでは腫瘍のグレードや，腫瘍径にかかわらず，かなりの割合でリンパ節転移と肝転移が起こることが示されているためである[1,2]。

一方，最新のNCCNガイドラインならびにENETSコンセンサスガイドラインでは非機能性膵NETの治療方針を腫瘍径を基に提示し，NCCNガイドラインでは腫瘍径2 cm以下，ENETSガイドラインでは腫瘍径2 cm未満で，条件付きで経過観察のオプションを記載している。また本邦の学会，研究会においても，偶然発見された小さい非機能性膵NETの手術については議論の多いところであった。

手術治療を選択するか，経過観察を選択するかを決定するためにはそれぞれのメリット・デメリットが考慮されなければならない。日本と欧米の状況の大きな違いの一つは，膵臓手術の術後有病率と死亡率の低さであろう。非機能性膵NETは手術適応を第一選択としたうえで，国際的にどのように扱われているかを十分に解説した。

■文献

1) Gratian L, Pura J, Dinan M, et al. Impact of extent of surgery on survival in patients with small nonfunctional pancreatic neuroendocrine tumors in the United States. Ann Surg Oncol. 2014; 21 (11): 3515-3521.

2) Hashim YM, Trinkaus KM, Linehan DC, et al. Regional lymphadenectomy is indicated in the surgical treatment of pancreatic neuroendocrine tumors (PNETs). Ann Surg. 2014; 259 (2): 197-203.

CQ 1

非機能性膵 NET の手術適応と推奨される術式は何か？

〔アルゴリズム 6〕

推 奨

原則として診断がついた全例に切除を行うことを推奨する（グレード B，合意率 100%）。

術式は局在やリンパ節転移のリスクを考慮して，核出術（＋リンパ節サンプリング）やリンパ節郭清を伴う膵切除術を選択する（グレード B，合意率 100%）。

解 説

診断がついた場合は基本的に切除を行うことが望ましい。

しかし，無症状で偶然発見される悪性度の極めて低いと思われる非機能性膵 NET が診断される機会が非常に増えてきていること，さらには腫瘍の局在によっては小さいながらも過大侵襲となる膵切除術を要することもあることから（特に膵頭部腫瘍に対する膵頭十二指腸切除術），腫瘍進行のリスクと手術に伴う合併症のリスクを十分に説明したうえで，1 cm 未満，無症状で偶然発見された腫瘍，かつ画像上，転移・浸潤所見を認めないという一定の条件を満たす非機能性腫瘍に対しては即座の手術ではなく経過観察（6～12 カ月ごと）を選択肢とし，腫瘍の増大，症状の出現などの変化がみられた場合に手術を行うことを考慮してもよい[1,2]。

最近では腫瘍径 2 cm 未満の小さな非機能性膵 NET の経過観察が安全に行えるとする報告が増えてきている[3-7]。一方，腫瘍径 2 cm 未満でも経過観察は不可とする立場の報告もあるが，これらは切除病理診断を基にした後ろ向き探索から腫瘍径 2 cm 未満であってもリンパ節転移の頻度が高いことや組織グレードが高い G2，G3 が含まれることを根拠としている[8,9]。したがって，腫瘍径や組織グレード（Ki-67 指数），画像所見を中心とした評価で上記のような悪性度が低いと判断される一定の条件をもつ症例は慎重な経過観察対象とすることは許容される。

患者の耐術能や術式に関連する合併症リスクも考慮した最新の米国 NCCN（National Comprehensive Cancer Network）ガイドライン[10]では腫瘍径 1 cm 未満，欧州 ENETS（European Neuroendocrine Tumor Society）ガイドライン[11]では腫瘍径 2 cm 未満であれば，条件付きで経過観察の選択肢を提示している。膵 NET では局在や進行度に応じて術式がバラエティーに富むが，特に小さい非機能性膵 NET が膵頭部に局在し，侵襲の大きい膵頭十二指腸切除術を要する場合には経過観察を選択することが多いことは本邦の日常診療でも経験され，NCCN，ENETS ガイドラインのいずれでも腫瘍局在を経過観察の選択因子の一つに挙げている。

術式に関しては局在のほかに腫瘍径ごとのリンパ節転移の頻度に注目した議論もこれまでなされてきた。欧米からは上記のように腫瘍径 1 cm 未満であってもリンパ節転移の頻度が高いことが報告されているが[12-14]，報告には低分化型腫瘍が高頻度に含まれており解釈に注意を要する。1 cm 未満の膵 NET G1 でのリンパ節転移は極めて低いと考えられているが[15-17]，一方で 1 cm 未満の G1 非機能性膵 NET が広範な転移をきたすことがあるのも事実である。低頻度ながらも小さな非機能性膵 NET にリンパ節転移があることをもって，全例にリンパ節郭清を伴う膵切除術を行うことが予後改善や患者 QOL 改善に寄与するかを今後検討していく必要があ

る。また非機能性膵 NET 切除後の予後解析においてはリンパ節転移が予後規定因子であるとする報告[18, 19]と，予後規定因子とならないとする報告[20, 21]があるが，これは小さな非機能性腫瘍では，しばしばリンパ節のサンプリングが行われず，術後病理診断でも評価が行われていないことに起因している可能性もある。したがって縮小手術を行う場合でも，周辺リンパ節サンプリングを行うことが望ましい。

画像診断の進歩に伴い，小さな非機能性膵 NET の質的診断も可能となってきた。早期造影効果を示さないなど，非典型的画像所見を示す腫瘍はリンパ節転移の頻度が高くなることが報告されており[22, 23]，また膵実質や膵管への浸潤所見などを認める場合には，腫瘍径が小さくても系統的リンパ節郭清を伴う膵切除術を行うべきである[24]。術前のグレード評価も超音波内視鏡下穿刺吸引法である程度可能となったが，まだすべての施設で一般的に行える検査法ではない。膵切除術のアウトカムには施設間格差があることが知られており，さらに最近では高い技術を要する腹腔鏡下手術（**COLUMN 2**参照）で行われることも多いため，診断と治療はハイボリュームセンターで行われることが望ましい（ハイボリュームセンターとは対象疾患の手術件数が多い施設のことをいう）。

転移を有する場合の治療については**内科・集学的治療 CQ3** を参照。

■文献

1) Sadot E, Reidy-Lagunes DL, Tang LH, et al. Observation versus resection for small asymptomatic pancreatic neuroendocrine tumors: A matched case-control study. Ann Surg Oncol. 2016; 23 (4): 1361-1370. （レベルIVb）

2) Sallinen V, Haglund C, Seppänen H. Outcomes of resected nonfunctional pancreatic neuroendocrine tumors: Do size and symptoms matter? Surgery. 2015; 158: 1556-1563. （レベルIVb）

3) Lee LC, Grant CS, Salomao DR, et al. Small, nonfunctioning, asymptomatic pancreatic neuroendocrine tumors (PNETs): role for nonoperative management. Surgery. 2012; 152 (6): 965-974. （レベルIVb）

4) Gaujoux S, Partelli S, Maire F, et al. Observational study of natural history of small sporadic nonfunctioning pancreatic neuroendocrine tumors. J Clin Endocrinol Metab. 2013; 98 (12): 4784-4789. （レベルIVb）

5) Jung JG, Lee KT, Woo YS, et al. Behavior of small, asymptomatic, nonfunctioning pancreatic neuroendocrine tumors (NF-PNETs). Medicine (Baltimore). 2015; 94 (26): e983. （レベルIVb）

6) Rosenberg AM, Friedmann P, Del Rivero J, et al. Resection versus expectant management of small incidentally discovered nonfunctional pancreatic neuroendocrine tumors. Surgery. 2016; 159 (1): 302-309. （レベルIVb）

7) Choi JH, Choi YH, Kang J, et al. Natural history of small pancreatic lesions suspected to be nonfunctioning pancreatic neuroendocrine tumors. Pancreas. 2018; 47 (10): 1357-1363. （レベルIVb）

8) Haynes AB, Deshpande V, Ingkakul T, et al. Implications of incidentally discovered, nonfunctioning pancreatic endocrine tumors: short-term and long-term patient outcomes. Arch Surg. 2011; 146 (5): 534-538. （レベルIVb）

9) Ricci C, Casadei R, Taffurelli G, et al. Sporadic small (≤20 mm) nonfunctioning pancreatic neuroendocrine neoplasm: is the risk of malignancy negligible when adopting a more conservative strategy? A systematic review and meta-analysis. Ann Surg Oncol. 2017; 24: 2603-2610. （レベルIVb）

10) NCCN guidelines, version 1. 2019. Neuroendocrine Tumors of the Pancreas (PanNET-1); Nonfunctioning pancreatic tumors. （レベルIVb）

11) Falconi M, Eriksson B, Kaltsas G, et al.; Vienna Consensus Conference participants. ENETS consensus guidelines update for the management of patients with functional pancreatic neuroendocrine tumors and non-functional pancreatic neuroendocrine tumors. Neuroendocrinology. 2016; 103 (2): 153-171. （レベルIVb）

12) Gratian L, Pura J, Dinan M, et al. Impact of extent of surgery on survival in patients with small nonfunctional pancreatic neuroendocrine tumors in the United States. Ann Surg Oncol. 2014; 21 (11): 3515-3521. （レベルIVb）

13) Curran T, Pockaj BA, Gray RJ, et al. Importance of lymph node involvement in pancreatic neuroendocrine tumors: impact on survival and implications for surgical resection. J Gastrointest Surg. 2015; 19 (1): 152-160. （レベルIVb）

14) Jutric Z, Grendar J, Hoen HM, et al. Regional metastatic behavior of nonfunctional pancreatic neuroendocrine tumors: Impact of lymph node positivity on survival. Pancreas. 2017; 46 (7): 898-903. (レベルIVb)

15) Tsutsumi K, Ohtsuka T, Mori Y, et al. Analysis of lymph node metastasis in pancreatic neuroendocrine tumors (PNETs) based on the tumor size and hormonal production. J Gastroenterol. 2012; 47 (6): 678-685. (レベルIVb)

16) Partelli S, Gaujoux S, Boninsegna L, et al. Pattern and clinical predictors of lymph node involvement in nonfunctioning pancreatic neuroendocrine tumors (NF-PanNETs). JAMA Surg. 2013; 148 (10): 932-939. (レベルIVb)

17) Furukori M, Imai K, Karasaki H, et al. Clinicopathological features of small nonfunctioning pancreatic neuroendocrine tumors. World J Gastroenterol. 2014; 20 (47): 17949-17954. (レベルIVb)

18) Hashim YM, Trinkaus KM, Linehan DC, et al. Regional lymphadenectomy is indicated in the surgical treatment of pancreatic neuroendocrine tumors (PNETs). Ann Surg. 2014; 259 (2): 197-203. (レベルIVb)

19) Conrad C, Kutlu OC, Dasari A, et al. Prognostic value of lymph node status and extent of lymphadenectomy in pancreatic neuroendocrine tumors confined to and extending beyond the pancreas. J Gastrointest Surg. 2016; 20 (12): 1966-1974. (レベルIVb)

20) Tsutsumi K, Ohtsuka T, Fujino M, et al. Analysis of risk factors for recurrence after curative resection of well-differentiated pancreatic neuroendocrine tumors based on the new grading classification. J Hepatobiliary Pancreat Sci. 2014; 21 (6): 418-425. (レベルIVb)

21) Sallinen VJ, Le Large TYS, Tieftrunk E, et al.; Pancreas 2000 research group. Prognosis of sporadic resected small (≤2 cm) nonfunctional pancreatic neuroendocrine tumors-a multi-institutional study. HPB (Oxford). 2018; 20 (3): 251-259. (レベルIVb)

22) Poultsides GA, Huang LC, Chen Y, et al. Pancreatic neuroendocrine tumors: radiographic calcifications correlate with grade and metastasis. Ann Surg Oncol. 2012; 19 (7): 2295-2303. (レベルIVb)

23) Mizumoto T, Toyama H, Terai S, et al. Prediction of lymph node metastasis in pancreatic neuroendocrine tumors by contrast enhancement characteristics. Pancreatology. 2017; 17 (6): 956-961. (レベルIVb)

24) Nanno Y, Matsumoto I, Zen Y, et al. Pancreatic duct involvement in well-differentiated neuroendocrine tumors is an independent poor prognostic factor. Ann Surg Oncol. 2017; 24 (4): 1127-1133. (レベルIVb)

CQ 2

インスリノーマの手術適応と推奨される術式は何か？

〔アルゴリズム 7〕

推奨

インスリノーマと診断された場合は手術を推奨する（グレードB，合意率100%）。術式は核出術や膵部分切除術などの局所切除術を推奨する（グレードB，合意率100%）。悪性度が高く浸潤所見がある場合は，リンパ節郭清を伴う膵切除術を推奨する（グレードB，合意率100%）。

解説

インスリノーマは手術による根治が期待できる[1-5]。主膵管損傷をきたさず，安全に施術できるのであれば核出術が推奨される[6-8]。腫瘍と主膵管が近接しており，主膵管損傷の危険がある場合は膵部分切除術や膵分節切除術，膵尾部切除術などが推奨される。膵体尾部切除術を行う場合，腫瘍の被膜がはっきりしており，浸潤傾向がないなど，悪性所見を伴わない場合は脾動静脈温存手術が推奨される[9-11]。腫瘍多発，尾側膵管の拡張，周囲組織への浸潤，リンパ節転移などを認める場合はリンパ節郭清を伴う膵切除術（膵頭十二指腸切除術/膵体尾部切除術）が推奨される[9-13]。基準を満たした施設では腹腔鏡下膵切除術も選択肢となる。

インスリノーマは術前にSASIテストを行うことが望ましい。SASIテストが行われず，画像診断法のみが行われていて，術中超音波検査などによっても腫瘍が確認できない場合は，盲目的な膵切除は推奨されない。いったん閉腹して，別途カルシウム溶液を用いるSASIテストをすることにより，微小インスリノーマ，ランゲルハンス島過形成，NIPHS（noninsulinoma pancreatogenous hypoglycemia syndrome，**診断 CQ1-1 COLUMN** 参照）などの局在を診断する[9-13]。術中の局在診断においては術中超音波検査と触診が有用である。

ホルモン症状に対する治療，および転移を有する場合の治療については**内科・集学的治療 CQ 2** および **CQ3** を参照。

■文献

1) Metz DC, Jensen RT. Gastrointestinal neuroendocrine tumors: pancreatic endocrine tumors. Gastroenterology. 2008; 135（5）: 1469-1492.（レベルⅣ）

2) Vanderveen K, Grant C. Insulinoma. Cancer Treat Res. 2010; 153: 235-252.（レベルⅣ）

3) de Herder WW, Niederle B, Scoazec JY, et al.; Frascati Consensus Conference; European Neuroendocrine Tumor Society. Well-differentiated pancreatic tumor/carcinoma: insulinoma. Neuroendocrinology 2006; 84（3）: 183-188.（レベルⅡ）

4) Ekeblad S, Skogseid B, Dunder K, et al. Prognostic factors and survival in 324 patients with pancreatic endocrine tumor treated at a single institution. Clin Cancer Res. 2008; 14（23）: 7798-7803.（レベルⅣa）

5) España-Gómez MN, Velázquez-Fernández D, Bezaury P, et al. Pancreatic insulinoma: a surgical experience. World J Surg. 2009; 33（9）: 1966-1970.（レベルⅣb）

6) Klöppel G, Couvelard A, Perren A, et al.; Mallorca Consensus Conference participants; European Neuroendocrine Tumor Society. ENETS Consensus Guidelines for the Standards of Care in Neuroendocrine Tumors: towards a standardized approach to the diagnosis of gastroenteropancreatic neuroendocrine tumors and their prognostic stratification. Neuroendocrinology. 2009; 90（2）: 162-166.（レベルⅣ）

7) Roldo C, Missiaglia E, Hagan JP, et al. MicroRNA expression abnormalities in pancreatic endocrine and acinar tumors are associated with distinctive pathologic features and clinical behavior. J Clin Oncol. 2006; 24 (29): 4677-4684. (レベルⅣ)

8) Hirshberg B, Cochran C, Skarulis MC, et al. Malignant insulinoma: spectrum of unusual clinical features. Cancer. 2005; 104 (2): 264-272. (レベルⅣ)

9) Kulke MH, Anthony LB, Bushnell DL, et al.; North American Neuroendocrine Tumor Society (NANETS). NANETS treatment guidelines: well-differentiated neuroendocrine tumors of the stomach and pancreas. Pancreas. 2010; 39 (6): 735-752. (レベルⅣ)

10) Akerström G, Hellman P. Surgery on neuroendocrine tumours. Best Pract Res Clin Endocrinol Metab. 2007; 21 (1): 87-109. (レベルⅣ)

11) Fendrich V, Waldmann J, Bartsch DK, et al. Surgical management of pancreatic endocrine tumors. Nat Rev Clin Oncol. 2009; 6 (7): 419-428. (レベルⅣ)

12) Jensen RT, Niederle B, Mitry E, et al.; Frascati Consensus Conference; European Neuroendocrine Tumor Society. Gastrinoma (duodenal and pancreatic). Neuroendocrinology. 2006; 84 (3): 173-182. (レベルⅣ)

13) Jensen RT, Berna MJ, Bingham DB, et al. Inherited pancreatic endocrine tumor syndromes: advances in molecular pathogenesis, diagnosis, management, and controversies. Cancer. 2008; 113 (7 Suppl): 1807-1843. (レベルⅣ)

CQ 3 膵および十二指腸ガストリノーマの手術適応と推奨される術式は何か？

〔アルゴリズム 8〕

推 奨

膵および十二指腸ガストリノーマに対してはリンパ節郭清を伴う切除術が推奨される（グレードB，合意率 100%）。

MEN1 に伴う膵，十二指腸ガストリノーマは異時性に多発するため，散発性と異なった治療方針が必要となる（**MEN1/VHL CQ4** を参照，合意率 100%）。

解 説

ガストリノーマは，ガストリノーマトライアングルといわれる十二指腸，膵の両方から発生し[1]，切除術によってのみ根治できる[2,3]。ガストリノーマはその60～90%が転移をきたす[3-5]。ガストリノーマの根治を目的としない胃全摘術や迷走神経切離術は推奨されない。

遠隔転移を伴わない場合，原発巣切除術が推奨される。リンパ節転移率が60%以上と高く，郭清による予後改善効果が報告されていることからリンパ節郭清は必須である[6,7]。5.6%の症例で膵，十二指腸以外からの発生が報告されており[8]，SRSなどによる術前の全身検索と，術中の腹部全体の詳細な検索が推奨される。

手術術式は，腫瘍の局在と進展程度により，十二指腸腫瘍摘除術，十二指腸切除術，膵頭十二指腸切除術（幽門輪温存，亜全胃温存），膵温存十二指腸全切除術などが選択される[9]。浸潤や転移がない場合は十二指腸腫瘍，膵腫瘍とも部分切除術や核出術の適応となる。肉眼的なリンパ節転移がなくてもリンパ節郭清は必須である。血管など周辺臓器への浸潤がある場合でも合併切除により根治切除術が可能と判断される場合は積極的な切除術が推奨される[10]。また，ガストリン産生腫瘍が膵，十二指腸になく，十二指腸周囲のリンパ節のみに認める症例がZollinger-Ellison症候群患者の10～30%の頻度で報告されており[11]，郭清を伴った膵頭十二指腸切除術により，良好な予後が報告されている。非MEN1症例の十二指腸ガストリノーマでも，十二指腸全切除術により再発率が低下することが報告されていることから[12]，多数の腫瘍を十二指腸内に認める十二指腸ガストリノーマ症例では，膵頭十二指腸切除術や十二指腸全切除術も考慮する。

ホルモン症状に対する治療，および転移を有する場合の治療については**内科・集学的治療 CQ2，3** を参照。

■ 文献

1) Passaro E Jr, Howard TJ, Sawicki MP, et al. The origin of sporadic gastrinomas within the gastrinoma triangle: a theory. Arch Surg. 1998; 133 (1): 13-16; discussion 17.（レベルⅥ）

2) Norton JA, Fraker DL, Alexander HR, et al. Value of surgery in patients with negative imaging and sporadic Zollinger-Ellison syndrome. Ann Surg. 2012; 256 (3): 509-517.（レベルⅣb）

3) Falconi M, Eriksson B, Kaltsas G, et al; Vienna Consensus Conference participants. ENETS Consensus Guidelines Update for the Management of Patients with Functional Pancreatic Neuroendocrine Tumors and

Non-Functional Pancreatic Neuroendocrine Tumors. Neuroendocrinology. 2016; 103 (2): 153-171. (レベルⅥ)

4) Fendrich V, Waldmann J, Bartsch DK, et al. Surgical management of pancreatic endocrine tumors. Nat Rev Clin Oncol. 2009; 6 (7): 419-428. (レベルⅥ)

5) Soga J. Endocrinocarcinomas (carcinoids and their variants) of the duodenum. An evaluation of 927 cases. J Exp Clin Cancer Res. 2003; 22 (3): 349-363. (レベルⅣb)

6) Bartsch DK, Waldmann J, Fendrich V, et al. Impact of lymphadenectomy on survival after surgery for sporadic gastrinoma. Br J Surg 99 (9): 1234-1240, 2012. (レベルⅣb)

7) Giovinazzo F, Butturini G, Monsellato D, et al. Lymph nodes metastasis and recurrences justify an aggressive treatment of gastrinoma. Updates Surg. 2013; 65 (1): 19-24. (レベルⅣb)

8) Wu PC, Alexander HR, Bartlett DL, et al. A prospective analysis of the frequency, location, and curability of ectopic (nonpancreaticoduodenal, nonnodal) gastrinoma. Surgery. 1997; 122 (6): 1176-1182. (レベルⅣa)

9) Doi R. Determinants of surgical resection for pancreatic neuroendocrine tumors. J Hepatobiliary Pancreat Sci. 2015; 22 (8): 610-617. (レベルⅥ)

10) Norton JA, Harris EJ, Chen Y, et al. Pancreatic endocrine tumors with major vascular abutment, involvement, or encasement and indication for resection. Arch Surg. 2011; 146 (6): 724-732. (レベルⅣb)

11) Norton JA, Alexander HR, Fraker DL, et al. Possible primary lymph node gastrinoma: occurrence, natural history, and predictive factors: a prospective study. Ann Surg. 2003; 237 (5): 650-657; discussion 657-659. (レベルⅣa)

12) Norton JA, Alexander HR, Fraker DL, et al. Does the use of routine duodenotomy (DUODX) affect rate of cure, development of liver metastases, or survival in patients with Zollinger-Ellison syndrome? Ann Surg. 2004; 239 (5): 617-625; discussion 626. (レベルⅣa)

CQ 4

稀な機能性膵 NET の手術適応と推奨される術式は何か？

〔アルゴリズム 9〕

推 奨

治癒切除が可能な場合には，リンパ節郭清を伴う膵切除術が推奨される（グレード B，合意率 100%）。治癒切除が不可能な場合には，症状の緩和目的で腫瘍減量手術が考慮され得る（グレード C1，合意率 100%）。

解 説

インスリノーマ，ガストリノーマ以外の稀な機能性膵 NET として，グルカゴノーマ，VIP オーマ，ソマトスタチノーマ，GRF オーマ，PP オーマ，ACTH オーマ，PTH オーマなどがあり悪性度は高く予後不良である[1-6]。

機能性 NET の治療目的は，生命予後の延長とホルモン症状の緩和である。外科切除は唯一，根治を可能とする治療であり，術前診断で治癒切除可能と判断された場合は外科切除が推奨される。リンパ節転移頻度は高く，リンパ節郭清を伴う定型的な膵切除術（膵頭十二指腸切除術，脾臓合併尾側膵切除術など）が推奨される[2,7,9]。

多くの場合，腫瘍径が大きい状態で診断されるが，腫瘍径が小さい（2 cm 未満）場合は，腫瘍核出術や膵部分切除術，脾臓温存尾側膵切除術などの機能温存術式や低侵襲治療である腹腔鏡下膵切除術を選択してもよい。この場合でも，リンパ節郭清は必須である[3]。

ホルモン症状に対する治療，および転移を有する場合の治療については**内科・集学的治療 CQ2，3** を参照。

■文献

1) Kuo SC, Gananadha S, Scarlett CJ, et al. Sporadic pancreatic polypeptide secreting tumors（PPomas）of the pancreas. World J Surg. 2008; 32 (8): 1815-1822.（レベルⅣb）
2) Oberg K. Pancreatic endocrine tumors. Semin Oncol. 2010; 37 (6): 594-618.（レベルⅥ）
3) Wermers RA, Fatourechi V, Wynne AG, et al. The glucagonoma syndrome. Clinical and pathologic features in 21 patients. Medicine (Baltimore). 1996; 75 (2): 53-63.（レベルⅤ）
4) Garbrecht N, Anlauf M, Schmitt A, et al. Somatostatin-producing neuroendocrine tumors of the duodenum and pancreas: incidence, types, biological behavior, association with inherited syndromes, and functional activity. Endocr Relat Cancer. 2008; 15 (1): 229-241.（レベルⅤ）
5) Patel FB, Khagi S, Daly KP, et al. Pancreatic neuroendocrine tumor with ectopic adrenocorticotropin production: a case report and review of literature. Anticancer Res. 2013; 33 (9): 4001-4005.（レベルⅤ）
6) Ghaferi AA, Chojnacki KA, Long WD, et al. Pancreatic VIPomas: subject review and one institutional experience. J Gastrointest Surg. 2008, 12 (2): 382-393.（レベルⅤ）
7) Jensen RT, Cadiot G, Brandi ML, et al.; Barcelona Consensus Conference participants. ENETS Consensus Guidelines for the management of patients with digestive neuroendocrine neoplasms: functional pancreatic endocrine tumor syndromes. Neuroendocrinology. 2012; 95 (2): 98-119.（レベルⅥ）
8) Metz DC, Jensen RT. Gastrointestinal neuroendocrine tumors: pancreatic endocrine tumors. Gastroenterology. 2008; 135 (5): 1469-1492.（レベルⅥ）
9) O'Toole D, Salazar R, Falconi M, et al.; Frascati Consensus Conference; European Neuroendocrine Tumor Society. Rare functioning pancreatic endocrine tumors. Neuroendocrinology. 2006; 84 (3): 189-195.（レベルⅥ）

CQ 5

膵 NET G3 および膵 NEC の手術適応は何か？

推 奨

膵 NET G3 に対しては NET G1，NET G2 に準じ，肉眼的治癒切除可能であれば切除を行うことが推奨される（**グレード C1，合意率 100%**）。

膵 NEC の手術適応は明らかでない（**推奨なし，合意率 100%**）。

解 説

WHO2017 分類では膵 NEN に新たな分類法が導入された[1-5]。すなわち，WHO2010 分類では Ki-67 指数が 20%超であるものはすべて NEC に分類されていたのに対し，新分類では腫瘍の分化度により，まず高分化型膵 NEN と低分化型膵 NEN に分類し，高分化型膵 NEN のなかで Ki-67 指数が 20%超のものを膵 NET G3，低分化型膵 NEN を膵 NEC（G3）と分類するようになった（**病理 CQ6** 参照）。

この背景には，膵 NET G3 の Ki-67 指数は 20～50%とやや低く，プラチナ系薬剤を含む併用療法の奏効率が低いものの，予後は比較的良好であること，一方，膵 NEC（G3）の Ki-67 指数は通常 50%超と高値であり，プラチナ系薬剤を含む併用療法の奏効がみられるものの，生命予後は極めて不良であることがある[3-4]。また，膵 NET G3 と膵 NEC では起源となる細胞が異なり，相互の transformation を生じることはないと考えられている[6-8]。以上のことから，膵 NET G3 については治療方針，手術適応に関しては膵 NET G1，膵 NET G2 に準じることを推奨する。

一方，膵 NEC は発見時既に局所進行，あるいは遠隔転移陽性である症例がほとんどであるうえ，切除可能である症例であってもその切除後予後は極めて不良で，中央生存期間は通常 12 カ月以内である[9-11]。また，膵 NEC のみの切除例の成績，切除後予後因子を検討した報告はないため，膵 NEC に対する手術適応は現時点では不明である。

転移を有する場合の治療については**内科・集学的治療 CQ3，6** を参照。

■ 文献

1) Lloyd RV, Osamura RY, Klöppel G, et al eds. WHO Classification of Tumours of Endocrine Organs, IARC Press, Lyon, 2017.（**レベルVI**）

2) Sorbye H, Welin S, Langer SW, et al. Predictive and prognostic factors for treatment and survival in 305 patients with advanced gastrointestinal neuroendocrine carcinoma（WHO G3）: the NORDIC NEC study. Ann Oncol. 2013; 24（1）: 152-160.（**レベルIVa**）

3) Bastruk O, Yang Z, Tang LH, et al. The high-grade（WHO G3）pancreatic neuroendocrine tumor category is morphologically and biologically heterogenous and includes both well differentiated and poorly differentiated neoplasms. Am J Surg Pathol. 2015; 39（5）: 683-690.（**レベルIVa**）

4) Hijioka S, Hosoda W, Matsuo K, et al. Rb loss and KRAS mutation are predictors of the response to platinum-based chemotherapy in pancreatic neuroendocrine neoplasm with Grade 3: a Japanese multicenter pancreatic NEN-G3 study. Clin Cancer Res. 2017; 23（16）: 4625-4632.（**レベルIVa**）

5) Crippa S, Partelli S, Bassi C, et al. Long-term outcomes and prognostic factors in neuroendocrine carcino-

mas of the pancreas: morphology matters. Surgery. 2016; 159 (3): 862-871. (レベルⅣa)

6) Tang LH, Basturk O, Sue JJ, et al. A practical approach to the classification of WHO Grade 3 (G3) well-differentiated neuroendocrine tumor (WD-NET) and poorly differentiated neuroendocrine carcinoma (PD-NEC) of the pancreas. Am J Surg Pathol. 2016; 40 (9): 1192-1202. (レベルⅣa)

7) Yachida S, Vakiani E, White CM, et al. Small cell and large cell neuroendocrine carcinomas of the pancreas are genetically similar and distinct from well-differentiated pancreatic neuroendocrine tumors. Am J Surg Pathol. 2012; 36 (2): 173-184. (レベルⅣa)

8) Jiao Y, Shi C, Edil BH, et al. DAXX/ATRX, MEN1, and mTOR pathway genes are frequently altered in pancreatic neuroendocrine tumors. Science. 2011; 331 (6021): 1199-1203. (レベルⅣb)

9) Dasari A, Shen C, Halperin D, et al. Trends in the incidence, prevalence, and survival outcomes in patients with neuroendocrine tumors in the United States. JAMA Oncol. 2017; 3 (10): 1335-1342. (レベルⅣb)

10) Haugvik SP, Janson ET, Österlund P, et al. Surgical treatment as a principle for patients with high-grade pancreatic neuroendocrine carcinoma: a Nordic multicenter comparative study. Ann Surg Oncol. 2016; 23 (5): 1721-1728. (レベルⅣa)

11) Han X, Xu X, Ma H, et al. Clinical relevance of different WHO grade 3 pancreatic neuroendocrine neoplasms based on morphology. Endocr Connect. 2018; 7 (2): 355-363. (レベルⅣa)

CQ 6 食道NENの切除適応と推奨される術式は何か？

〔アルゴリズム10〕

推奨

病理診断を含む正確な治療前診断のもと，進行度や全身状態などを考慮して総合的に治療方法を判断する（グレードC1，合意率100%）。

〈食道NET〉

リンパ節転移のない早期病変	➡ 内視鏡的切除手術
局所進行病変	➡ 手術
切除不能病変	➡ 薬物療法

〈食道NEC〉

	TNM分類 (UICC 7th[*1])	食道癌取扱い 規約第11版	
切除可能	ⅠA，ⅠB	Ⅰ，Ⅱ	➡ 手術（±化学療法） 化学放射線療法
	ⅡA，ⅡB		
	ⅢA，ⅢB	Ⅲ	
	ⅢC (T4aN1-3)		
切除不能	ⅢC (T4b)	Ⅳa (T4bNxM0)	➡ 化学放射線療法
	Ⅳ (M1LYM[*2])	Ⅳa (T4bNxM0)	
	Ⅳ (M1LYM以外のM)	Ⅳb	➡ 化学療法

[*1] TNM分類はUICC第8版が発刊されているが，扁平上皮癌と腺癌を分けた記載になっておりNENに当てはめることができないため，第7版を用いて記載する。

[*2] M1LYMとはTNM分類においては遠隔転移とみなされる鎖骨上窩リンパ節転移を認めるが，他臓器への遠隔転移を有さない状態を指す。

解説

米国のNational Cancer Data Base（NCDB 2004-2013）を用いた解析では，膵・消化管NEN 80,224例のうち食道NENは210例（0.26%）を占める。その91.6%がNECであり診断時に30.3%でリンパ節転移，48.7%で遠隔転移を認めている[1]。

食道NETについては，食道カルチノイドとして症例報告が散見されるのみである[2]。粘膜層にとどまる小病変に対する内視鏡的切除の報告がみられるものの治療成績についてのエビデンスはない。食道NETの発生母地や悪性度が不明であることや，食道においては粘膜筋板か

らリンパ網が発達していることから，内視鏡的切除の適応は慎重に判断されるべきと考えられる[3]。内視鏡的切除適応外の食道 NET に対しては切除可能であれば手術が行われるが，切除範囲や治療成績についてのエビデンスはない。

切除可能な食道 NEC について，これまで登録データベースを用いた後ろ向き研究[4-6]が報告されている。患者背景などさまざまなバイアスのため治療法の優劣を判断する材料にはならないものの，リンパ節転移陽性例やステージⅢ症例では手術後の予後が不良であることが示されている。また，ENETS の膵・消化管 NEC ガイドライン[7]および NCCN の poorly differentiated NEC ガイドラインの項[8]においては，肺外 NEC に対して local disease では手術（±補助療法），locoregional disease では化学放射線療法が推奨されている。手術は，上述の報告ではリンパ節郭清を伴う定型的食道切除術が行われている[4-6]。食道切除術は大きな侵襲を伴うことから，悪性度の高い NEC においては進行度と全身状態を考慮して通常の食道癌より慎重な手術適応の判断が必要である。

根治的化学放射線療法について，肺外 NEC を対象とした NCCN ガイドラインの poorly differentiated NEC の項[8]では，放射線およびプラチナ系薬剤とエトポシドとの併用が記載されているが，食道 NEC を対象とした上述の報告[4,5]においてもプラチナ系薬剤を軸とした化学療法と放射線照射が行われている。また，放射線照射については食道癌に対する照射野（原発巣およびリンパ流路を含む縦隔±頸部）と照射線量（50.4 Gy[4]および 40〜70 Gy[5]）を用いているが，食道 NEC に対する放射線照射法や併用化学療法についてもエビデンスは確立していない。

切除不能な食道 NET および食道 NEC に対する治療については，それぞれ**内科・集学的治療 CQ5-2** および **CQ6** を参照。

COLUMN

切除可能食道 NEC に対して手術を行う場合，術前・術後の補助療法は推奨されるか？

切除可能な膵・消化管 NEC に対する補助療法については，ENETS の膵・消化管 NEC ガイドライン[7]では手術＋プラチナ系薬剤を用いた術後化学療法が記載されており，NCCN ガイドラインの poorly differentiated NEC の項[8]では治療選択肢として，切除＋術後化学療法±放射線治療および術前化学療法±放射線治療＋切除が記載されている。これらより，切除可能な食道 NEC においては，通常の食道癌では手術単独療法の適応であるステージ I の場合でも，術前または術後の化学療法を念頭において治療を行う必要があると考えられる。

通常の食道癌においては臨床病期Ⅱ，Ⅲ症例に対して手術療法を中心とした治療を行う場合は，術前化学療法が推奨されている。一方，食道 NEC に対する術前化学療法については症例報告が散見されるのみでありエビデンスがない。食道切除術は大きな侵襲を伴い術後化学療法は有害事象の発生頻度が高く完遂率が低いことなどから，食道 NEC に対する術前化学療法について今後の議論が予想される。

■文献

1) Gray KD, Moore MD, Panjwani S, et al. Predicting Survival and Response to Treatment in Gastroesophageal Neuroendocrine Tumors: An Analysis of the National Cancer Database. Ann Surg Oncol. 2018; 25 (5): 1418-1424. (レベルⅣb)

2) Ramezani M, Sadeghi M. Carcinoid tumour of the oesophagus: a systematic review. Prz Gastroenterol. 2018; 13 (3): 196-199. (レベルⅣb)

3）小林正明，竹内学，寺井崇二，他．食道カルチノイド．食道病変内視鏡アトラス（「消化器内視鏡」編集委員会編），東京医学社，東京，2018．（**レベルV**）

4）Wong AT, Shao M, Rineer J, et al. Treatment and survival outcomes of small cell carcinoma of the esophagus: an analysis of the National Cancer Data Base. Dis Esophagus. 2017; 30（2）: 1-5.（**レベルⅣb**）

5）Xu L, Li Y, Liu X, et al. Treatment Strategies and Prognostic Factors of Limited-Stage Primary Small Cell Carcinoma of the Esophagus. J Thorac Oncol. 2017; 12（12）: 1834-1844.（**レベルⅣb**）

6）Deng HY, Li G, Luo J, et al. The Role of Surgery in Treating Resectable Limited Disease of Esophageal Neuroendocrine Carcinoma. World J Surg. 2018; 42（8）: 2428-2436.（**レベルⅣb**）

7）Garcia-Carbonero R, Sorbye H, Baudin E, et al.; Vienna Consensus Conference participants. ENETS Consensus Guidelines for High-Grade Gastroenteropancreatic Neuroendocrine Tumors and Neuroendocrine Carcinomas. Neuroendocrinology 2016; 103（2）: 186-194.（**レベルⅥ**）

8）Poorly Differentiated Neuroendocrine Carcinoma/Large or Small Cell, NCCN Clinical Practice Guidelines in Oncology（NCCN Guidelines®）Neuroendocrine and Adrenal Tumors, version 1. 2019.（**レベルⅥ**）

CQ 7 　胃 NET の手術適応と推奨される術式は何か？

〔アルゴリズム 11〕

推奨

Rindi 分類（**内科・集学的治療 COLUMN ❶**参照）に応じた手術適応と術式選択が推奨される（**グレード B，合意率 100%**）。

〈Rindi 分類に応じた術式選択〉
内視鏡的切除適応→**内科・集学的治療 CQ1-1** を参照

Ⅰ型	内視鏡的切除適応外	➡	局所切除 高ガストリン血症是正目的での幽門洞切除を考慮
Ⅱ型	内視鏡的切除適応外	➡	胃切除＋リンパ節郭清 十二指腸ガストリノーマの切除（**MEN1/VHL CQ4**）
Ⅲ型	肝転移なし	➡	胃切除＋リンパ節郭清
	肝転移あり	➡	**内科・集学的治療 CQ3**

解説

　胃 NET は Rindi 分類に基づき，萎縮性胃炎に伴う高ガストリン血症により生じるⅠ型，MEN1 および Zollinger-Ellison 症候群に伴う高ガストリン血症により生じるⅡ型，散発性でガストリン非依存性のⅢ型に分類される[1-2]。

　Ⅰ型は胃 NET の 70〜80% を占め，一般的に 1〜2 cm 以下の小病変が胃体部に多発し，NET G1 が多く，転移のリスクは 2〜5% と報告されている。内視鏡的切除が一般的であるが，①内視鏡的に切除できない，②浸潤傾向を示す，③多発により内視鏡的完全切除が困難である，という場合には胃切除術を考慮する。幽門洞切除に関しては高ガストリン血症の是正によって腫瘍の退縮を認めるとの報告があり[3]，NCCN（2019）のガイドラインでは「大きさや数が増加している場合など，臨床的判断によって原発巣切除や幽門洞切除を考慮する」と記載されている[4]。本邦においても少数例ではあるが多発病変に対する幽門洞切除が行われており，胃体上部にかかる多発病変に対して幽門洞切除によって腫瘍が消失し胃全摘を回避できたとの報告も見受けられる[5]。一方，ENETS Guidelines Update 2016 では「幽門洞切除の意義については合意されておらず実臨床ではほとんど行われていない」と記載されている[6]。

　Ⅱ型は胃 NET の 5〜6% を占め，一般的に 1〜2 cm 以下の小病変が胃体部に多発し，NET G1/G2 が多く，転移のリスクは 10〜30% と報告されている。Ⅱ型は多くの場合，MEN1 に合併しており，十二指腸病変に対する外科治療が主体となる。治療はⅠ型に準じ，腫瘍径が 1 cm 以上か，脈管侵襲が示唆される場合は胃切除術を選択し，リンパ節郭清を行う。

　Ⅲ型は胃 NET の 14〜25% を占め，一般的に孤発性で 2 cm を超え，Ki-67 が 20% 超であることが多く，筋層を越えて浸潤するものが大半である。転移のリスクは 50% 以上と報告され，

リンパ節転移や肝転移を伴っていることが多い。外科治療としては，遠隔転移がなければ広範囲リンパ節郭清を伴う胃切除術を行う。Rindi 分類は 1993 年に報告されたものであるため，Rindi Ⅲ型の中には NET G3 と NEC が含まれていると考えられる。Rindi Ⅲ型の治療を，最新の WHO 分類に従って NET G3 と NEC に分けて考えるかどうかは，今後の検討課題である。

　胃 NET 全体でみた場合，本邦における粘膜下層までの浸潤を伴う胃カルチノイド（449 例）の分析では，腫瘍径 5 mm 以下の腫瘍の 4.6%，5.1 mm 以上 1 cm 以下の腫瘍の 9.6%，1.01 cm 以上 2 cm 以下の腫瘍の 21.4% に転移が存在した[7]。アジアからの胃 NET（G1/G2/G3 を含む）187 例の報告では，腫瘍径 1 cm 以下ではリンパ節転移，遠隔転移ともに認めず，腫瘍径 1.1 cm〜2 cm の 10.0% でリンパ節転移を認め，腫瘍径 2.1 cm 以上では 43.1% でリンパ節転移，49.0% で遠隔転移を認めた[8]。このことから，1 cm 以上の腫瘍径の胃 NET に対してはリンパ節郭清を伴う胃切除が推奨されることになる。

　Ⅰ型では，腫瘍径 1〜2 cm であっても固有筋層への浸潤とリンパ節転移を認めない場合には内視鏡的切除でよいとの報告もあるが[9, 10]，高いレベルでのエビデンスではなく，議論が残されている。

　ENETS ガイドライン[6]では腫瘍径による外科切除適応を 1 cm 以上としている。一方，NCCN のガイドラインでは外科切除適応について，Ⅰ型，Ⅱ型では具体的な大きさは明記せず，Ⅲ型では 1 cm 以上としている[4]。いずれのガイドラインも筋層浸潤例に対してはリンパ節郭清を推奨している[4, 6, 11-13]。

　本邦では，胃の悪性腫瘍に対する標準手術として 2 群リンパ節郭清を伴う胃の 2/3 以上切除が定着している。腫瘍径が 1〜2 cm の胃 NET におけるリンパ節転移頻度が 10〜21% であること[7,8]を考慮すると，腫瘍径 1 cm 以上，粘膜下層浸潤を伴う胃の NET に対しては，2 群リンパ節郭清を伴う（幽門洞を含めた）幽門側胃切除術，あるいは胃全摘術を推奨する。近年，腹腔鏡下胃切除術が普及しつつあり，治療の選択肢となり得る[14]（**COLUMN ❷**参照）。

　遠隔転移を有する場合の治療については**内科・集学的治療 CQ3** を参照。

■文献

1) Rindi G, Luinetti O, Cornaggia M, et al. Three subtypes of gastric argyrophil carcinoid and the gastric neuroendocrine carcinoma: a clinicopathologic study. Gastroenterology. 1993; 104（4）: 994-1006.（**レベルⅥ**）
2) Rindi G, Arnold R, Bosman FT, et al. Nomenclature and classification of neuroendocrine neoplasms of the digestive system. Bosman FT, Carneiro F, Hruban RH, et al eds. WHO Classification of Tumours of the Digestive System. pp13-14, IARC, Lyon, 2010.（**レベルⅥ**）
3) Jenny HE, Ogando PA, Fujitani K, et al. Laparoscopic antrectomy: a safe and definitive treatment in managing type 1 gastric carcinoids. Am J Surg. 2016; 211（4）: 778-782.（**レベルⅤ**）
4) NCCN Clinical Practice Guidelines in Oncology（NCCN Guidelines®）Neuroendocrine and Adrenal Tumors, version 1. 2019（**レベルⅥ**）
5) 宮地智洋，土屋誉，本多博，他．幽門洞切除によって全腫瘍を消失しえた A 型胃炎に伴う多発性胃カルチノイドの 1 例．日本消化器外科学会雑誌 2012; 45（1）: 30-37.（**レベルⅤ**）
6) Delle Fave G, O'Toole D, Sundin A, et al.; Vienna Consensus Conference participants. ENETS Consensus Guidelines Update for Gastroduodenal Neuroendocrine Neoplasms. Neuroendocrinology. 2016; 103（2）: 119-124.（**レベルⅥ**）
7) Soga J. Early-stage carcinoids of the gastrointestinal tract: an analysis of 1914 reported cases. Cancer. 2005; 103（8）: 1587-1595.（**レベルⅤ**）
8) Chung CS, Tsai CL, Chu YY, et al. Clinical features and outcomes of gastric neuroendocrine tumors after endoscopic diagnosis and treatment: A Digestive Endoscopy Society of Tawian（DEST）. Medicine（Baltimore）2018; 97（38）: e12101.（**レベルⅣb**）

9) Merola E, Sbrozzi-Vanni A, Panzuto F, et al. Type I gastric carcinoids: a prospective study on endoscopic management and recurrence rate. Neuroendocrinology. 2012; 95 (3): 207-213. (レベルⅣb)

10) Basuroy R, Srirajaskanthan R, Prachalias A, et al. Review article: the investigation and management of gastric neuroendocrine tumours. Aliment Pharmacol Ther. 2014; 39 (10): 1071-1084. (レベルⅥ)

11) Kulke MH, Benson AB 3rd, Bergsland E, et al.; National Comprehensive Cancer Networks. Neuroendocrine tumors. J Natl Compr Canc Netw. 2012; 10: 724-764. (レベルⅥ)

12) Kulke MH, Anthony LB, Bushnell DL, et al. NANETS treatment guidelines: well-differentiated neuroendocrine tumors of the stomach and pancreas. Pancreas. 2010; 39 (6): 735-752. (レベルⅥ)

13) Janson ET, Sorbye H, Welin S, et al. Nordic guidelines 2014 for diagnosis and treatment of gastroenteropancreatic neuroendocrine neoplasms. Acta Oncol. 2014; 53 (10): 1284-1297. (レベルⅥ)

14) Shen C, Chen H, Chen H, et al. Surgical treatment and prognosis of gastric neuroendocrine neoplasms: a single-center experience. BMC Gastroenterol. 2016; 16: 111. (レベルⅤ)

CQ 8 ガストリノーマ以外の十二指腸 NET の手術適応と推奨される術式は何か？

〔アルゴリズム 12〕

推奨

1. 非乳頭部 NET は次の場合に手術が推奨される（グレード B，合意率 100％）。
   術式は，リンパ節郭清を伴う切除術が推奨される（グレード B，合意率 100％）。
   - 腫瘍径が 1 cm 以上の場合（1 cm 未満の場合は内視鏡的切除も考慮）
   - 固有筋層以深の腫瘍浸潤を伴う（疑う）場合
   - リンパ節転移を伴う（疑う）場合
   - 内視鏡的切除標本で切除断端陽性所見や脈管侵襲所見を認める場合
   - Ki-67 が高値の場合

2. 乳頭部 NET は基本的に手術が推奨される（グレード B，合意率 100％）。
   術式はリンパ節郭清を伴う切除術が推奨される（グレード B，合意率 100％）。

   十二指腸 NET の内視鏡的切除適応については**内科・集学的治療 CQ1-2** を参照。

解説

十二指腸 NET は，本邦の消化器 NET の 16.7％を占め，直腸（55.7％）に次いで高頻度である[1]。十二指腸 NET の 60〜98％は非機能性でホルモン症状を伴わない。また，多くが散発性で，高分化型（G1）を呈する[2]。機能性十二指腸 NET は，ほぼガストリノーマであり，その他の機能性 NET としてソマトスタチン産生十二指腸 NET があるが，その症状を呈した報告は少ない[3]。

Soga らの報告では 655 例のうち，十二指腸 NET のリンパ節転移率は腫瘍径 5 mm 以下で 10.6％，6〜10 mm で 13.9％に対して，1.1 cm〜2.0 cm で 24.7％と増加することを報告している[4]。また，本邦での多施設共同後ろ向き研究では，転移の危険因子は NET G2，多発，腫瘍径 1.1 cm 以上，脈管侵襲陽性，と報告されている[5]。したがって，手術適応は，①腫瘍径が 1 cm 以上の場合[6]，②固有筋層以深の腫瘍浸潤があるか疑われる場合，③リンパ節転移があるか疑われる場合，④内視鏡的切除標本に切除断端陽性所見や脈管侵襲所見が認められる場合，⑤Ki-67 が高値の場合[7,8]，を組み合わせて判断する。1 cm 未満であっても，内視鏡的切除術が困難な場合は局所切除を含む手術適応となる。

手術術式は，腫瘍の局在と進展程度により，十二指腸部分切除術，膵頭十二指腸切除術（幽門輪温存，亜全胃温存），膵温存十二指腸全切除術などを選択する。散発性十二指腸 NET の初発再発はリンパ節再発の頻度が高いため[9]，過不足のないリンパ節郭清を行うことが推奨される。膵頭十二指腸切除術は局所リンパ節郭清が十分に行える点で最も優れている[10]。

乳頭部 NET は乳頭部の解剖学的複雑さからリンパ節転移の予測は困難であり[11]，乳頭部 NET に対する標準術式は膵頭十二指腸切除術である[12]。ただし，2 cm 未満の腫瘍に対しては

局所切除でも安全性と根治性を備えているという報告もあり[13]，特にリンパ節転移率の低い
1 cm 未満の腫瘍に対して，進展度診断を詳細に行ったうえで縮小手術や，内視鏡的治療を選
択してもよい。

転移を有する場合の治療については**内科・集学的治療 CQ3** を参照。

■文献

1) Ito T, Sasano H, Tanaka M, et al. Epidemiological study of gastroenteropancreatic neuroendocrine tumors in Japan. J Gastroenterol. 2010; 45 (2): 234-243. (**レベルⅣb**)

2) Scherübl H, Jensen RT, Cadiot G, et al. Neuroendocrine tumors of the small bowels are on the rise: Early aspects and management. World J Gastrointest Endosc. 2010; 2 (10): 325-334. (**レベルⅣb**)

3) Vanoli A, La Rosa S, Klersy C, et al. Four Neuroendocrine Tumor Types and Neuroendocrine Carcinoma of the Duodenum: Analysis of 203 Cases. Neuroendocrinology. 2017; 104 (2): 112-125. (**レベルⅣb**)

4) Soga J. Endocrinocarcinomas (carcinoids and their variants) of the duodenum. An evaluation of 927 cases. J Exp Clin Cancer Res. 2003; 22 (3): 349-363. (**レベルⅣb**)

5) Hatta W, Koike T, Iijima K, et al. The risk factors for metastasis in non-ampullary duodenal neuroendocrine tumors measuring 20 mm or less in diameter. Digestion. 2017; 95 (3): 201-209. (**レベルⅣb**)

6) Dogeas E, Cameron JL, Wolfgang CL, et al. Duodenal and Ampullary Carcinoid Tumors: Size Predicts Necessity for Lymphadenectomy. J Gastrointest Surg. 2017; 21 (8): 1262-1269. (**レベルⅣb**)

7) Untch BR, Bonner KP, Roggin KK, et al. Pathologic grade and tumor size are associated with recurrence-free survival in patients with duodenal neuroendocrine tumors. J Gastrointest Surg. 2014; 18 (3): 457-462; discussion 462-463. (**レベルⅣb**)

8) Margonis GA, Samaha M, Kim Y, et al. A Multi-institutional Analysis of Duodenal Neuroendocrine Tumors: Tumor Biology Rather than Extent of Resection Dictates Prognosis. J Gastrointest Surg. 2016 Jun; 20 (6): 1098-1105. (**レベルⅣb**)

9) Masui T, Sato A, Nakano K, et al. Comparison of Recurrence Between Pancreatic and Duodenal Neuroendocrine Neoplasms After Curative Resection: A Single-Institution Analysis. Ann Surg Oncol. 2018; 25 (2): 528-534. (**レベルⅣb**)

10) Mullen JT, Wang H, Yao JC, et al. Carcinoid tumors of the duodenum. Surgery. 2005; 138 (6): 971-977; discussion 977-978. (**レベルⅣb**)

11) Makhlouf HR, Burke AP, Sobin LH. Carcinoid tumors of the ampulla of Vater: a comparison with duodenal carcinoid tumors. Cancer. 1999; 85 (6): 1241-1249. (**レベルⅣb**)

12) Hwang S, Lee SG, Lee YJ, et al. Radical surgical resection for carcinoid tumors of the ampulla. J Gastrointest Surg. 2008; 12 (4): 713-717. (**レベルⅣb**)

13) Clements WM, Martin SP, Stemmerman G, et al. Ampullary carcinoid tumors: rationale for an aggressive surgical approach. J Gastrointest Surg. 2003; 7 (6): 773-776. (**レベルⅤ**)

CQ 9 小腸 NET の手術適応と推奨される術式は何か？

推奨

小腸 NET は根治的切除が可能な場合，切除術が推奨される（グレード B，合意率 100％）。
術式はリンパ節郭清を伴う小腸切除術が推奨される（グレード B，合意率 100％）。

解説

　欧米では全 NEN の 1/3 を小腸 NEN が占めるのに対し，本邦では小腸 NEN の頻度は低率であり，消化管 NEN のうち，空腸原発が 1.6％，回腸原発が 0.6％と報告されている[1]。小腸 NEN の症状は腸間膜の線維化による間欠的な血流障害などによる腹痛が多い。また肝転移を伴う病変の 20～30％においてカルチノイド症候群を呈する。小腸 NEN のほとんどが NET G1，G2 であるが，リンパ節転移（72％）や遠隔転移（55％）をきたす頻度が高い[2-4]。粘膜下層浸潤までの小腸 NET 94 例において，腫瘍径 5 mm 以下の 17.2％，1 cm 以下の 30.2％，2 cm 以下の 34.2％，2 cm 超の 53.3％に転移が認められたと報告されている[5]。また，小腸 NET は腸管内に多発することがあり，全小腸にわたる検索が必要となる[2]。

　手術適応は根治切除可能な局所領域病変である。術式は原発巣を含めた小腸部分切除および腸間膜リンパ節郭清を行う。リンパ節郭清を行うことで生存率が改善するとの報告がある[3, 4, 6, 7]。一方，上腸間膜動脈根部近くへのリンパ節転移をきたした症例や，skip 転移をきたした症例が報告されている[8-11]。したがって，小腸切除の範囲や至適リンパ節郭清範囲については不明である。また，遠隔転移が存在する場合でも，原発巣切除は試みるべきである，とする報告もある[3, 4]。

　転移を有する場合の治療については**内科・集学的治療 CQ3** を参照。

■ 文献

1) Ito T, Sasano H, Tanaka M, et al. Epidemiological study of gastroenteropancreatic neuroendocrine tumors in Japan. J Gastroenterol. 2010; 45 (2): 234-243. （レベルIVb）

2) Boudreaux JP, Klimstra DS, Hassan MM, et al.; North American Neuroendocrine Tumor Society (NA-NETS). The NANETS consensus guideline for the diagnosis and management of neuroendocrine tumors: well-differentiated neuroendocrine tumors of the jejunum, ileum, appendix, and cecum. Pancreas. 2010; 39: 753-766. （レベルVI）

3) Niederle B, Pape UF, Costa F, et al.; Vienna Consensus Conference participants. ENETS consensus guidelines update for neuroendocrine neoplasms of the jejunum and ileum. Neuroendocrinology. 2016; 103 (2): 125-138. （レベルVI）

4) Partelli S, Bartsch DK, Capdevila J, et al.; Antibes Consensus Conference participants. ENETS consensus guidelines for standard of care in neuroendocrine tumours: surgery for small intestinal and pancreatic neuroendocrine tumours. Neuroendocrinology. 2017; 105 (3): 255-265. （レベルVI）

5) Soga J. Early-stage carcinoids of the gastrointestinal tract: an analysis of 1914 reported cases. Cancer. 2005; 103 (8): 1587-1595. （レベルV）

6) Howe JR, Cardona K, Fraker DL, et al. The surgical management of small bowel neuroendocrine tumors: consensus guidelines of the North American Neuroendocrine Tumor Society. Pancreas. 2017; 46 (6): 715-731.

（レベルⅥ）

7）Landry CS, Lin HY, Phan A, et al. Resection of at-risk mesenteric lymph nodes is associated with improved survival in patients with small bowel neuroendocrine tumors. World J Surg. 2013; 37 (7): 1695-1700.（レベルⅤ）

8）Capurso G, Rinzivillo M, Bettini R, et al. Systematic review of resection of primary midgut carcinoid tumour in patients with unresectable liver metastases. Br J Surg. 2012; 99 (11): 1480-1486.（レベルⅠ）

9）Guo J, Zhang Q, Bi X, et al. Systematic review of resecting primary tumor in MNETs patients with unresectable liver metastases. Oncotarget. 2017; 8 (10): 17396-17405.（レベルⅠ）

10）Pasquer A, Walter T, Rousset P, et al. Lymphadenectomy during small bowel neuroendocrine tumor surgery: concept of skip metastases. Ann Surg Oncol. 2016; 23 (Suppl 5): S804-S808.（レベルⅤ）

11）Watzka FM, Fottner C, Miederer M, et al. Surgical treatment of NEN of small bowel: a retrospective analysis. World J Surg. 2016; 40: 749-758.（レベルⅣa）

CQ 10

虫垂 NET の手術適応と推奨される術式は何か？

〔アルゴリズム 13〕

3

外科治療

推 奨

虫垂 NET はすべて手術適応である（**グレード B，合意率 100%**）。

①虫垂先端・体部に存在するもので，腫瘍径が 2 cm 未満かつ脈管侵襲，NET G2 以上，虫垂間膜への浸潤のいずれもない場合は，虫垂切除術が推奨される（**グレード B，合意率 100%**）。

②虫垂先端・体部に存在するもので，腫瘍径が 2 cm 以上，あるいは 2 cm 未満で脈管侵襲，NET G2 以上，虫垂間膜への浸潤のいずれかがあるまたは疑われる場合は，回盲部を含む切除術と領域リンパ節郭清が推奨される（**グレード B，合意率 100%**）。

③虫垂根部に存在するものは，腫瘍径によらず，回盲部を含む切除術と領域リンパ節郭清が推奨される（**グレード B，合意率 100%**）。

		虫垂先端・体部	虫垂根部
腫瘍径 1 cm 未満		虫垂切除術	回盲部切除術 ＋領域リンパ節郭清
1 cm 以上 2 cm 未満	リスク因子なし		
	リスク因子あり	回盲部切除術 ＋領域リンパ節郭清	
2 cm 以上			

リスク因子：脈管侵襲，NET G2 以上，虫垂間膜への浸潤のいずれか
海外のガイドラインでは right hemicolectomy（結腸右半切除術）が推奨されているが，本邦では回盲部切除術を選択することが多い。

解 説

　本邦における虫垂 NEN は全 NEN の 7.4% と頻度は低い[1]。欧米では消化管 NEN の 38% と頻度が高く，虫垂腫瘍の 30〜80% が虫垂 NEN と報告されている。発症年齢は報告によると 38〜51 歳であるが，若年者発生も報告されている。多くは NET G1，G2 である[2-4]。低いステージでは予後は良好で 5 年生存率は 95〜100% であるが，遠隔転移症例では 12〜28% である[3]。

　70% は虫垂先端部に発生する。虫垂根部に発生するものや，腫瘍径 1〜2 cm のもの，虫垂間膜に浸潤しているものは，再発リスクが高い。2 cm を超えるものはリンパ節転移陽性リスクとされている[5]。

　なお，虫垂 NEN は，急性虫垂炎などに対する虫垂切除術後標本から偶発的にみつかることが最も多く，追加切除が必要な場合は 3 カ月以内に施行するべきである[3]。

　いくつかの後ろ向き解析において，リンパ節転移の危険因子として，NET G2（/G3），脈管侵襲陽性，腫瘍径が挙げられているが[6-10]，リンパ節転移のみであれば手術により，予後も期待できると報告されている[9]。追加切除が必要とされる群で，追加切除しなかった症例において，再発や原病死がなかったとする報告もあり[6]，結腸右半切除術は過大侵襲である可能性が

提起されている。希少疾患であるため，これらを明確にする臨床研究は難しく，エビデンスに乏しい現状である。

転移を有する場合の治療については**内科・集学的治療 CQ3** を参照。

■文献

1) Ito T, Sasano H, Tanaka M, et al. Epidemiological study of gastroenteropancreatic neuroendocrine tumors in Japan. J Gastroenterol. 2010; 45 (2): 234-243. (**レベルⅣb**)

2) Boudreaux JP, Klimstra DS, Hassan MM, et al.; North American Neuroendocrine Tumor Society (NANETS). The NANETS consensus guideline for the diagnosis and management of neuroendocrine tumors: well-differentiated neuroendocrine tumors of the jejunum, ileum, appendix, and cecum. Pancreas. 2010; 39: 753-766. (**レベルⅦ**)

3) Pape UF, Niederle B, Costa F, et al.; Vienna Consensus Conference participants. ENETS consensus guidelines for neuroendocrine neoplasms of the appendix (excluding goblet cell carcinoma). Neuroendocrinology. 2016; 103 (2): 144-152. (**レベルⅦ**)

4) Dasari A, Shen C, Halperin D, et al. Trends in the incidence, prevalence, and survival outcomes in patients with neuroendocrine tumors in the United States. JAMA Oncol. 2017; 3 (10): 1335-1342. (**レベルⅤ**)

5) Njere I, Smith LL, Thurairasa D, et al. Systematic review and meta-analysis of appendiceal carcinoid tumors in children. Pediatr Blood Cancer. 2018; 65 (8): e27069. (**レベルⅠ**)

6) Pawa N, Clift AK, Osmani H, et al. Surgical management of patients with neuroendocrine neoplasms of the appendix: appendectomy or more? Neuroendocrinology. 2018; 106 (3): 242-251. (**レベルⅤ**)

7) Brighi N, La Rosa S, Rossi G, et al. Morphological factors related to nodal metastases in neuroendocrine tumors of the appendix: a multicentric retrospective study. Ann Surg. 2018. doi: 10.1097/SLA.0000000000002939. [Epub ahead of print] (**レベルⅤ**)

8) Rault-Petit B, Do Cao C, Guyétant S, et al. Current management and predictive factors of lymph node metastasis of appendix neuroendocrine tumors: a national study from the French Group of Endocrine Tumors (GTE). Ann Surg. 2018. doi: 10.1097/SLA.0000000000002736. [Epub ahead of print] (**レベルⅤ**)

9) Mehrvarz Sarshekeh A, Advani S, Halperin DM, et al. Regional lymph node involvement and outcomes in appendiceal neuroendocrine tumors: a SEER database analysis. Oncotarget. 2017; 8 (59): 99541-99551. (**レベルⅤ**)

10) Mosquera C, Fitzgerald TL, Vora H, et al. Novel nomogram combining depth of invasion and size can accurately predict the risk for regional nodal metastases for appendiceal neuroendocrine tumors (A-NET). J Surg Oncol. 2017; 116 (6): 651-657. (**レベルⅤ**)

CQ 11 結腸 NET の手術適応と推奨される術式は何か？

〔アルゴリズム 14〕

推 奨

結腸 NET は以下の場合に，切除術が推奨される（**グレード B，合意率 100％**）。

・腫瘍径が 1 cm 以上，G2 以上，固有筋層浸潤または局所リンパ節転移のいずれかが疑われる場合
・内視鏡的切除標本において脈管侵襲，固有筋層浸潤，切除断端陽性または G2 以上のいずれかが存在する場合

術式は，リンパ節郭清を伴う結腸切除術が推奨される（**グレード B，合意率 100％**）。

解 説

結腸 NET は本邦の消化器 NET の 2.1％を占め，直腸 NET に比べて頻度が低い[1,2]。結腸 NET は比較的進行した段階で発見されることが多く[3]，リンパ節転移（30〜40％）や肝転移（20〜40％）を高頻度に伴う[4-6]。一方，近年ではスクリーニングを目的とする下部消化管内視鏡検査時に結腸 NET の小病変が偶然発見される機会が増えている[5]。

手術適応は遠隔転移がなく根治切除可能な局所領域病変，すなわち，腸管とその領域リンパ節にとどまった病巣である。術式は，リンパ節郭清を伴う腸管切除術を選択する[3,7]。腫瘍径が 1 cm 以上の場合や，術前検査で固有筋層浸潤や G2 以上，リンパ節転移を伴う場合は，第一選択として手術が推奨される。また，1 cm 未満で粘膜下層にとどまる病変に対しては，内視鏡的一括切除を先行することが多いが，内視鏡的切除術後の切除標本に脈管侵襲，固有筋層浸潤，切除断端陽性，G2 以上といった因子を認めた場合は，リンパ節転移の頻度が比較的高いため追加手術が推奨される[3,4,7]。

転移を有する場合の治療については**内科・集学的治療 CQ3** を参照。

■文献

1) Ito T, Sasano H, Tanaka M, et al. Epidemiological study of gastroenteropancreatic neuroendocrine tumors in Japan. J Gastroenterol. 2010; 45 (2): 234-243.（**レベルⅣb**）

2) Ito T, Igarashi H, Nakamura K, et al. Epidemiological trends of pancreatic and gastrointestinal neuroendocrine tumors in Japan: a nationwide survey analysis. J Gastroenterol. 2015; 50 (1): 58-64.（**レベルⅣb**）

3) Anthony LB, Strosberg JR, Klimstra DS, et al.; North American Neuroendocrine Tumor Society（NANETS）. The NANETS consensus guidelines for the diagnosis and management of gastrointestinal neuroendocrine tumors（nets）: well-differentiated nets of the distal colon and rectum. Pancreas. 2010; 39 (6): 767-774.（**レベルⅥ**）

4) Konishi T, Watanabe T, Kishimoto J, et al.; Japanese Society for Cancer of the Colon and Rectum. Prognosis and risk factors of metastasis in colorectal carcinoids: results of a nationwide registry over 15 years. Gut. 2007; 56 (6): 863-868.（**レベルⅤ**）

5) Buitrago D, Trencheva K, Zarnegar R, et al. The impact of incidental identification on the stage at presentation of lower gastrointestinal carcinoids. J Am Coll Surg. 2011; 213 (5): 652-656.（**レベルⅤ**）

6) Yao JC, Hassan M, Phan A, et al. One hundred years after "carcinoid": epidemiology of and prognostic fac-

tors for neuroendocrine tumors in 35,825 cases in the United States. J Clin Oncol. 2008; 26(18): 3063-3072.(レベルV)

7) Kulke MH, Shah MH, Benson AB 3rd, et al.; National Comprehensive Cancer Network. Neuroendocrine tumors, version 1.2015. J Natl Compr Canc Netw. 2015 Jan; 13(1): 78-108. (レベルVI)

CQ 12 直腸 NET の手術適応と推奨される術式は何か？

〔アルゴリズム 14〕

推 奨

直腸 NET は以下の場合に，切除術が推奨される（グレード B，合意率 100%）。

- 腫瘍径が 1 cm 以上，G2 以上，固有筋層浸潤または局所リンパ節転移のいずれかが疑われる場合
- 内視鏡的切除標本において追加治療要因のいずれかが存在する場合

術式は，リンパ節郭清を伴う直腸切除術/直腸切断術が推奨される（グレード B，合意率 100%）。

解 説

本邦における直腸 NET は，消化器 NET の 55.7% と高頻度であり[1,2]，特に下部直腸に好発する[3,4]。手術適応は遠隔転移がなく根治的切除が可能な局所領域病変，すなわち，腸管とその領域リンパ節にとどまった病巣である。術式は，直腸癌の手術に準じて，全直腸間膜切除（total mesorectal excision；TME）によるリンパ節郭清を伴う直腸切除術/直腸切断術が推奨される。直腸 NET におけるリンパ節転移の危険因子は，腫瘍径 1 cm 以上[3-5]，腫瘍表面性状（陥凹，潰瘍形成）[3]，脈管侵襲陽性[3-5]，固有筋層浸潤[3-5] および G2 以上[6-7] であり，治療方針を検討するうえで留意すべきである。

腫瘍径 1 cm 未満，深達度 sm 以浅の直腸 NET に対しては，本邦では内視鏡的一括切除を先行させることが多い（**内科・集学的治療 CQ1** を参照）。切除材料の病理組織学的所見に，脈管侵襲，固有筋層浸潤，切除断端陽性，G2 以上などのリンパ節転移危険因子が認められた場合は，追加切除としてリンパ節郭清を伴う根治術を推奨する。

腫瘍径が 1 cm 以上 2 cm 未満の場合は，リンパ節転移頻度が 18.5〜30.4% と高頻度であることから[2,3]，リンパ節郭清を伴う根治術を推奨する。欧米のガイドラインでは，腫瘍径 1 cm 以上 2 cm 未満で固有筋層・リンパ節転移がない場合，局所切除術の適応としているものもあるが，高いレベルのエビデンスはない[8-10]。

腫瘍径 2 cm 以上の場合は，リンパ節転移頻度が 58〜76% と高頻度であるため[2-5]，リンパ節郭清を伴う根治術が推奨される。

本邦では近年，腹腔鏡下手術が急速に普及しており，直腸 NET に対しても，その安全性，有効性が報告されている[11]。

経肛門的切除術，経仙骨的切除術などの局所切除術[12] は，腫瘍径が大きく，内視鏡的切除術が困難な病変に対し適応となるが，近年，内視鏡的治療技術の進歩に伴い，その実施は減少している。

転移を有する場合の治療については**内科・集学的治療 CQ3** を参照。

■ 文献

1) Ito T, Sasano H, Tanaka M, et al. Epidemiological study of gastroenteropancreatic neuroendocrine tumors in Japan. J Gastroenterol. 2010, 45 (2): 234-243. (レベルⅣb)

2) Ito T, Igarashi H, Nakamura K, et al. Epidemiological trends of pancreatic and gastrointestinal neuroendocrine tumors in Japan: a nationwide survey analysis. J Gastroenterol. 2015; 50 (1): 58-64. (レベルⅣb)

3) 樋口哲郎, 榎本雅之, 杉原健一. 大腸カルチノイドのリンパ節転移危険因子 (アンケート結果). 武藤徹一郎監修. 大腸疾患 NOW 2007. 日本メディカルセンター, 東京, pp121-128, 2007. (レベルⅤ)

4) Konishi T, Watanabe T, Kishimoto J, et al.; Japanese Society for Cancer of the Colon and Rectum. Prognosis and risk factors of metastasis in colorectal carcinoids: results of a nationwide registry over 15 years. Gut. 2007; 56 (6): 863-868. (レベルⅤ)

5) Shields CJ, Tiret E, Winter DC; International Rectal Carcinoid Study Group. Carcinoid tumors of the rectum: a multi-institutional international collaboration. Ann Surg. 2010; 252 (5): 750-755. (レベルⅤ)

6) Sohn B, Kwon Y, Ryoo SB, et al. Predictive factors for lymph node metastasis and prognostic factors for survival in rectal neuroendocrine tumors. J Gastrointest Surg. 2017; 21 (12): 2066-2074. (レベルⅤ)

7) Tsang ES, McConnell YJ, Schaeffer DF, et al. Prognostic factors for locoregional recurrence in neuroendocrine tumors of the rectum. Dis Colon Rectum. 2018; 61 (2): 187-192. (レベルⅤ)

8) Kulke MH, Shah MH, Benson AB 3rd, et al.; National Comprehensive Cancer Network. Neuroendocrine tumors, version 1.2015. J Natl Compr Canc Netw. 2015; 13 (1): 78-108. (レベルⅥ)

9) Anthony LB, Strosberg JR, Klimstra DS, et al.; North American Neuroendocrine Tumor Society (NANETS). The NANETS consensus guidelines for the diagnosis and management of gastrointestinal neuroendocrine tumors (nets): well-differentiated nets of the distal colon and rectum. Pancreas. 2010; 39 (6): 767-774. (レベルⅥ)

10) Ramage JK, De Herder WW, Delle Fave G, et al.; Vienna Consensus Conference participants. ENETS consensus guidelines update for colorectal neuroendocrine neoplasms. Neuroendocrinology. 2016; 103 (2): 139-143. (レベルⅥ)

11) Takatsu Y, Fukunaga Y, Nagasaki T, et al. Short-and long-term outcomes of laparoscopic total mesenteric excision for neuroendocrine tumors of the rectum. Dis Colon Rectum. 2017; 60 (3): 284-289. (レベルⅤ)

12) Kinoshita T, Kanehira E, Omura K, et al. Transanal endoscopic microsurgery in the treatment of rectal carcinoid tumor. Surg Endosc. 2007; 21 (6): 970-974. (レベルⅤ)

CQ 13 食道以外の消化管 NEC の手術適応と推奨される術式は何か？

推奨

手術適応は明らかでない（**推奨なし，合意率 100%**）。

手術を選択する場合は，リンパ節郭清を伴う根治的切除術を基本とし，集学的治療の一環として行うことを推奨する（**グレード C1，合意率 100%**）。

解説

消化管 NEC は本邦の消化器 NEN の 6.2% を占め，前腸 NEN では 12.6%，中腸 NEN では 9.1%，後腸 NEN では 2.3% の頻度である[1]。NET G1，G2 と異なり極めて予後不良であり，肺小細胞癌の治療に準じプラチナ系薬剤を含む併用療法が推奨されている[2]。根治的切除が可能な局所領域病変であっても，手術単独での治療成績は極めて不良であり，手術単独療法は推奨されない。欧米のガイドラインでは，手術を行う場合は，事前に遠隔転移の検索を十分に行い，これを除外したうえで，薬物療法や放射線治療を含めた集学的治療の一環として行うことが推奨されている[3-5]。また，術後合併症リスクの高い患者，臓器においては，放射線治療と薬物療法による非手術治療も合理的な選択肢である[3-5]。薬物療法は肺小細胞癌の治療に準じ，プラチナ系薬剤を含む併用療法を行う（**内科・集学的治療 CQ6** を参照）。

手術の有効性を示すエビデンスは乏しいが，下部消化管 NEC 100 例の手術治療成績をまとめた報告[6]によれば，遠隔転移のない症例の全生存期間中央値は 14.7 カ月であった。また，周術期薬物療法や放射線治療など集学的治療を伴う手術を行った群の全生存期間中央値は，手術単独群に比べてやや良好な傾向を認めた（20.4 カ月 vs. 15.4 カ月，P＝0.08）。

転移を有する場合の治療については**内科・集学的治療 CQ3** を参照。

■文献

1) Ito T, Igarashi H, Nakamura K, et al. Epidemiological trends of pancreatic and gastrointestinal neuroendocrine tumors in Japan: a nationwide survey analysis. J Gastroenterol. 2015 Jan; 50 (1): 58-64. (**レベルⅣb**)

2) Brenner B, Tang LH, Shia J, et al. Small cell carcinomas of the gastrointestinal tract: clinicopathological features and treatment approach. Semin Oncol. 2007; 34 (1): 43-50. (**レベルⅣb**)

3) Garcia-Carbonero R, Sorbye H, Baudin E, et al.; Vienna Consensus Conference participants. ENETS consensus guidelines for high-grade gastroenteropancreatic neuroendocrine tumors and neuroendocrine carcinomas. Neuroendocrinology. 2016; 103 (2): 186-194. (**レベルⅥ**)

4) National Comprehensive Cancer Network®. NCCN Clinical Practice Guidelines in Oncology (NCCN Guidelines®), Neuroendocrine and Adrenal Tumors. Version 3.2018-September 11, 2018. NCCN.org. (**レベルⅥ**)

5) Strosberg JR, Coppola D, Klimstra DS, et al.; North American Neuroendocrine Tumor Society (NANETS). The NANETS consensus guidelines for the diagnosis and management of poorly differentiated (high-grade) extrapulmonary neuroendocrine carcinomas. Pancreas. 2010; 39 (6): 799-800. (**レベルⅥ**)

6) Conte B, George B, Overman M, et al. High-grade neuroendocrine colorectal carcinomas: a retrospective study of 100 patients. Clin Colorectal Cancer. 2016; 15 (2): e1-7. (**レベルⅣb**)

COLUMN

1 NEN における根治切除術後の経過観察法

一般的な術後予後不良因子としては，Ki-67 高値，低分化，リンパ節転移，遠隔転移，TNM stage，R2 切除などがある[1, 2]。最近の報告では，胃 NET における CEA，CD56 発現，クロモグラニン A 発現[3]，tumor-associated neutrophil-to-lymphocyte ratio[4]，十二指腸 NET のうち乳頭部 NENs[5]，カルチノイド症候群における 5-HIAA 上昇や三尖弁不全[6]，直腸 NET における耐糖能異常と脂質異常[7]などが挙げられているが，経過観察法に取り入れるべき明確な予後不良因子はなかった。

最近 5 年の根治切除術後の報告では，非機能性膵 NET は比較的早期に再発を起こす症例があるため，腫瘍の悪性度に応じて肝臓を中心に，リンパ節，骨，肺，脳を含めたフォローアップが必要である[8]。一方，遠隔期に転移再発をきたす症例もあるため，NET の術後には通常の消化器癌よりも長期間の経過観察が必要である。

近年，膵 NET の根治切除術後に肝転移再発をきたす症例を，良好に予測する遺伝子指標が報告されている[9]。原発巣 PAX6 陽性例では肝転移再発率が低く，経過観察の間隔を長くできる可能性がある。膵 NET と小腸 NET において，根治切除術後に病理学的に肝転移切除標本を検索したところ，画像ではとらえられない 1 mm 未満の微小転移病巣が 55％に認められた。特に小腸 NET 由来では 67％と，膵 NET 由来の 32％より明らかに高頻度であった[10]。微小転移病巣は門脈域を主体に存在し予後不良に関係していた。

膵 NEC に対する適切な経過観察法の報告はない。ただし，再発率が高いため，綿密な経過観察が必要である。

NEN における R0 切除術後の生存率は原発臓器によって異なるため，原発臓器や腫瘍の悪性度によって経過観察の間隔を変えることが必要である。今後，各臓器において再発しやすいバイオマーカーの探索により，適切な経過観察法の確立が望まれる。

2 NEN に対する腹腔鏡手術の現状

現在，多くの消化管・膵 NEN に対して腹腔鏡・胸腔鏡下手術や内視鏡手術用支援機器使用手術（ロボット支援手術）などの鏡視下手術が実施可能となった（**表 1**）。また肝転移に対しても適応があれば鏡視下に肝切除術や腫瘍焼灼術を行うことができる。しかし低侵襲化が進む一方で，鏡視下手術では高い技術を要することから，多くの術式で厳しい施設基準が設けられている。特に難度の高い系統的肝切除術，膵頭十二指腸切除術，ロボット支援消化管手術では NCD（National Clinical Database）への全例術前登録が義務付けられている。診療報酬点数表に掲載されていない手術を保険診療として行おうとする場合には，厚生局と協議のうえ，準用術式での請求が認められた場合のみ実施可能であるが，通常は保険診療外で臨床試験として行われる場合が多い。いずれにしても実施にあたっては各施設の倫理委員会の承認を得ることが必要である。

消化管領域では NEN に対する鏡視下手術の安全性や長期予後に関する報告は少ないが，系統的リンパ節郭清を要する通常の食道癌，胃癌，大腸癌の鏡視下手術も開腹手術に比べて遜色のない結果が得られており，NEN についても安全に実施可能と思われる[11-14]。十二指腸は腸管壁が薄く，内視鏡的粘膜下層剥離術では穿孔のリスクがあるため鏡視下十二指腸部分切除術，あるいは腹腔鏡・内視鏡合同手術（laparoscopic endoscopic cooperative surgery；LECS）が望ましいが[12]，いずれも本邦では診療報酬点数表には収載されておらず，現在は臨床試験として行われている。本邦で多い直腸 NEN に対しては，今後，経肛門的手術（Trans anal minimally invasive surgery；TAMIS）[14]も普及してくると思われる。

腹腔鏡下膵切除術の適応疾患として膵 NEN は膵管内乳頭粘液性腫瘍（IPMN）とともに大きな割合を占めている[11]。術式のバリエーションが多い膵領域では腹腔鏡下膵全摘術と腹腔鏡下膵中央切除が適応となり得るが，診療報酬点数表には収載されていない。腹腔鏡下膵切除術は良性〜低悪性度腫瘍

の場合に周術期成績，長期予後が開腹と同等か良好な成績が示されており[15-17]，膵 NEN のうち，系統的リンパ節郭清や脈管合併切除術を要さない場合には，今後さらに普及すると思われる。

表1 NEN に関連した鏡視下手術の適用一覧

臓器	診療報酬表掲載術式名	区分番号	施設基準	NCD術前登録	備考
食道	食道腫瘍摘出術（腹腔鏡下/胸腔鏡下/縦隔鏡下）	K526-3	なし	なし	ロボット支援手術可*
	胸腔鏡下食道悪性腫瘍	K529-2	あり	なし	
	縦隔鏡下食道悪性腫瘍	K529-3	あり	なし	
	ロボット支援手術*	K529-2	あり	あり	
胃	腹腔鏡下胃局所切除術	K654-3	あり	なし	内視鏡処置の併施（K654-3-1）も可
	腹腔鏡下胃切除術	K655-2	あり	なし	ロボット支援手術可*，悪性/良性いずれも可
	腹腔鏡下噴門側胃切除術	K655-5	あり	なし	ロボット支援手術可*，悪性/良性いずれも可
	腹腔鏡下胃全摘術	K657-2	あり	なし	ロボット支援手術可*，悪性/良性いずれも可
	ロボット支援手術*	K655-2, 5 K657-2	あり	あり	悪性/良性いずれも可
十二指腸	保険収載術式なし				
小腸	腹腔鏡下小腸切除術	K716-2	あり	なし	悪性/良性いずれも可
結腸	腹腔鏡下結腸切除術	K719-2	あり	なし	良性腫瘍に適用
	腹腔鏡下結腸悪性腫瘍切除術	K719-3	あり	なし	
直腸	経肛門的内視鏡下手術	K739-2	なし	なし	ロボット支援手術可*，悪性/良性いずれも可
	腹腔鏡下直腸切除・切断術	K740-2	あり	なし	
	ロボット支援手術*	K740-2	あり	あり	
肝	腹腔鏡下肝切除術	K695-2	あり	あり**	
	肝悪性腫瘍マイクロ波凝固法（腹腔鏡によるもの）	K697-2-1	なし	なし	
	肝悪性腫瘍ラジオ波焼灼術（腹腔鏡によるもの）	K697-3-1, 2-イ	なし	なし	
膵***	腹腔鏡下膵腫瘍摘出術	K700-3	あり	なし	核出術が含まれる
	腹腔鏡下膵体尾部腫瘍切除術	K702-2	あり	なし	悪性/良性いずれも可
	腹腔鏡下膵頭十二指腸切除術	K703-2	あり	あり	脈管合併切除やリンパ節郭清を伴わないもので可

* ロボット支援手術可能な区分番号が決まっている。
** NCD 術前登録は亜区域，1〜3区域切除術の場合に必要。
*** 腹腔鏡下膵全摘術，腹腔鏡下膵中央切除術は保険診療外。腹腔鏡下膵体尾部腫瘍切除術と腹腔鏡下膵頭十二指腸切除術には適用コンセンサスあり。

❸ NEN における病理学的脈管侵襲の意義

膵内神経浸潤 (ne)，静脈侵襲 (v)，リンパ管侵襲 (ly) の臨床的意義は不明である。

消化管 NET 特に，胃や直腸の場合，いわゆるカルチノイド小病変を内視鏡的に切除し，病理組織学的に脈管侵襲所見があれば追加治療としてリンパ節郭清を伴う根治術が推奨される[18]。しかし，膵 NEN の場合，特に (非定型的な) 縮小手術を行った後に，病理組織学的所見で ly や v，ne を認めた際の追加治療について議論されることは少なく，また，そのような症例の長期予後に関する観察研究はほとんどない。

リンパ節転移は膵 NEN の予後不良因子であると考えられており[19, 20]，リンパ節転移の程度により全生存期間は短縮する。米国 National Cancer Data Base に登録された 2,735 例の非機能性膵 NEN では，転移個数 0，1〜3 個，4 個以上の症例の生存期間中央値は 11 年，8.7 年，7 年 (P<0.001) であり，死亡に対するハザードが 1〜3 個 (ハザード比：1.23)，4 個以上 (ハザード比：1.29) であった。SEER データベースによるリンパ節転移の検討では，lymph node ratio (LNR) が disease-specific survival (DSS) と有意に相関し，LNR：0.2〜0.5 の腫瘍死に対するハザードが 2.0 (95%信頼区間：1.2-3.1) であった[20]。一方，G1 に限っては，リンパ節転移は生存期間に影響しないとする研究もあるが[21]，平均観察期間 (37.5 カ月) が短く，その結論は議論の余地がある。

転移の成立には脈管侵襲が必須であり，脈管侵襲はリンパ節を含む転移と関連し[22, 23]，無再発生存期間 (DFS)[24, 25]，全生存期間 (OS)[26-28] の危険因子になっている (**表 2**)。

消化管 NEN では全生検としての内視鏡的局所切除が可能である一方，膵 NEN に同様の手技は事実上困難であり，膵 NEN に対する小範囲切除後の追加治療適応 (領域リンパ節郭清) を論じることは現実的ではない。一方，脈管侵襲の存在なくしては血行性転移やリンパ節転移が成立し得ないことを考えると，これらの腫瘍学的意義を明らかとするための大規模な観察研究が必要であろう。さらに，膵内神経浸潤 (ne)，静脈侵襲 (v)，リンパ管侵襲 (ly) の病理学的診断方法は確立しておらず，検索すべき切片数や，免疫組織化学的手法についての標準化が望まれる。

表 2 各種の脈管侵襲を検討した報告

著者	年	文献番号	症例数	脈管侵襲	関連因子	コメント
Hashim YM	2014	22	136	LVI	リンパ節転移	
Yamaguchi H	2017	23	31	ly, MVI, ne	リンパ節転移	
Kim SJ	2017	24	277	LVI	無再発生存期間	
Masui T	2018	25	117	MVI	無再発生存期間	
Gao Y	2018	26	295	MVI	全生存期間	17 研究 (2,822 症例) のうち，MVI は 3 研究のメタアナリシス結果
Genc CG	2018	27	211	ne	全生存期間	G2，リンパ節転移，神経周囲浸潤による再発予測モデルで Harrel c-statistic 0.81
Kim JY	2018	28	164	LVI	全生存期間	

LVI：lymphovascular invasion, ly：lymphatic invasion, MVI：microvascular invasion, ne：perineural invasion

4 胆道に発生する NEN の病態と手術適応

　希少腫瘍である NEN のなかでも胆道 NEN の発症はさらに稀である。米国 SEER のデータでは全消化管 NEN のなかで胆道原発 NET および NEC はそれぞれ 0.74％および 0.68％であり，肝外胆管原発はそれぞれ 0.19％および 0.17％と極めて低頻度である[29]。NEN の母地としては，上皮に存在する神経内分泌細胞や ECL（enterochromaffin-like）細胞など諸説があるが，胆道にはこれらの細胞は極めて少ないとされ，慢性炎症に伴う化生上皮に神経内分泌細胞が出現し，発生母地になる可能性が考えられている[30]。また，腺癌の合併が多いことから，先行した腺癌に神経内分泌腫瘍が出現する可能性も推測されている[30]。

　胆管における発生部位は，約半数が総胆管に発生し，総肝管，胆囊管，肝門部領域の順に発生し，閉塞性黄疸が初発症状であることが多い[30, 31]。胆囊原発例は頸部に好発し，隆起性病変を呈することが多く，解剖学的に症状が出にくい[32]。

　胆道 NEN は画像診断上，胆道癌と鑑別が困難である。腫瘍が粘膜下腫瘍の形態をとるため生検が偽陰性となることも多く，胆管発生例であっても術前の確定診断は容易ではない[30, 31]。胆管 NEN では他臓器の NEN と同様，造影 CT 検査で早期濃染を示す例が多いとされる[30]。胆囊頸部に発生した症例では（亜）有茎性であることが多いため，しばしば通常のポリープとして治療が開始され，術後に確定診断されることが多い[30, 33]。

　治療は胆道癌と同様の手術，すなわちリンパ節郭清を伴う胆管切除術が行われる。肝門部領域原発例で残肝予備能が良好な場合は，系統的な肝切除術も選択される[31, 34]。胆道 NEN は一般に低分化型の症例が多いとされるが，原発部位によらず高分化型で根治切除術により比較的良好な予後が得られる症例が存在する[31, 33]。一方で，低分化型で NEC と診断される症例は，早期再発により治療成績は極めて不良であるため[31, 34]，化学療法を中心とした集学的治療体系の確立が望まれる。

■文献

1) Ricci C, Casadei R, Taffurelli G, et al. Is radical surgery always curative in pancreatic neuroendocrine tumors? A cure model survival analysis. Pancreatology. 2018; 18 (3): 313-317.

2) Sohn B, Kwon Y, Ryoo SB, et al. Predictive factors for lymph node metastasis and prognostic factors for survival in rectal neuroendocrine tumors. J Gastrointest Surg. 2017; 21 (12): 2066-2074.

3) Li Y, Bi X, Zhao J, et al. CEA level, radical surgery, CD56 and CgA expression are prognostic factors for patients with locoregional gastrin-independent GNET. Medicine (Baltimore). 2016; 95 (18): e3567.

4) Cao LL, Lu J, Lin JX, et al. Nomogram based on tumor-associated neutrophil-to-lymphocyte ratio to predict survival of patients with gastric neuroendocrine neoplasms. World J Gastroenterol. 2017; 23: 8376-8386.

5) O'Toole D, Delle Fave G, Jensen RT. Gastric and duodenal neuroendocrine tumours. Best Pract Res Clin Gastroenterol. 2012; 26 (6): 719-735.

6) Eriksson J, Garmo JEH, Ihre-Lundgren C, et al. Prognostic factors for death after surgery for small intestinal neuroendocrine tumours. BJS Open. 2018; 2 (5): 345-352.

7) Ko SH, Baeg MK, Ko SY, et al. Clinical characteristics, risk factors and outcomes of asymptomatic rectal neuroendocrine tumors. Surg Endosc. 2017; 31 (10): 3864-3871.

8) Kim MJ, Choi DW, Choi SH, et al. Surgical strategies for non-functioning pancreatic neuroendocrine tumours. Br J Surg. 2012; 99 (11): 1562-1568.

9) Kudo A, Akahoshi K, Ito S, et al. Downregulated pancreatic beta cell genes indicate poor prognosis in patients with pancreatic neuroendocrine neoplasms. Ann Surg. 2018. doi: 10.1097/SLA.0000000000002911. [Epub ahead of print]

10) Gibson WE, Gonzalez RS, Cates JMM, et al. Hepatic micrometastases are associated with poor prognosis in patients with liver metastases from neuroendocrine tumors of the digestive tract. Hum Pathol. 2018; 79: 109-115.

11) Bandoh T, Shiraishi N, Yamashita Y, et al. Endoscopic surgery in Japan: The 12th national survey (2012-2013) by the Japan Society for Endoscopic Surgery. Asian J Endosc Surg. 2017; 10 (4): 345-353.

12) Downs-Canner S, Van der Vliet WJ, Thoolen SJ, et al. Robotic surgery for benign duodenal tumors. J Gastrointest Surg. 2015; 19 (2): 306-312.

13) Takatsu Y, Fukunaga Y, Nagasaki T, et al. Short-and long-term outcomes of laparoscopic total mesenteric excision for neuroendocrine tumors of the rectum. Dis Colon Rectum. 2017; 60 (3): 284-289.

14) Yoshitomi M, Hasegawa S, Takahashi R, et al. Transanal minimally invasive surgery for local excision of early rectal tumor. Asian J Endosc Surg. 2018; 11 (2): 182-184.

15) Haugvik SP, Gaujoux S, Røsok B, et al. Laparoscopic versus open pancreas resection for neuroendocrine tumours: need for evaluation of oncological outcomes. HPB (Oxford). 2014; 16 (9): 871.

16) Fernández-Cruz L, Molina V, Vallejos R, et al. Outcome after laparoscopic enucleation for non-functional neuroendocrine pancreatic tumours. HPB (Oxford). 2012; 14 (3): 171-176.

17) Zhang J, Jin J, Chen S, et al. Minimally invasive distal pancreatectomy for PNETs: laparoscopic or robotic approach? Oncotarget. 2017; 8 (20): 33872-33883.

18) 日本神経内分泌腫瘍研究会 (JNETS) 膵・消化管神経内分泌腫瘍診療ガイドライン作成委員会 編．膵・消化管神経内分泌腫瘍 (NET) 診療ガイドライン 2015 年【第 1 版】，金原出版，東京，2015.

19) Jutric Z, Grendar J, Hoen HM, et al. Regional Metastatic Behavior of Nonfunctional Pancreatic Neuroendocrine Tumors: Impact of Lymph Node Positivity on Survival. Pancreas. 2017; 46 (7): 898-903.

20) Martin JA, Warner RRP, Aronson A, et al. Lymph node metastasis in the prognosis of gastroenteropancreatic neuroendocrine tumors. Pancreas. 2017; 46 (9): 1214-1218.

21) Yoo YJ, Yang SJ, Hwang HK, et al. Overestimated oncologic significance of lymph node metastasis in g1 nonfunctioning neuroendocrine tumor in the left side of the pancreas. Medicine (Baltimore). 2015; 94 (36): e1404.

22) Hashim YM, Trinkaus KM, Linehan DC, et al. Regional lymphadenectomy is indicated in the surgical treatment of pancreatic neuroendocrine tumors (PNETs). Ann Surg. 2014; 259 (2): 197-203.

23) Yamaguchi H, Kimura Y, Imamura M, et al. Oncological features and outcomes of curatively resected non-functional pancreatic neuroendocrine tumor: single institute experiences. JOP. 2017; 18 (5): 380-386.

24) Kim SJ, An S, Lee JH, et al. Loss of progesterone receptor expression is an early tumorigenesis event associated with tumor progression and shorter survival in pancreatic neuroendocrine tumor patients. J Pathol Transl Med. 2017; 51 (4): 388-395.

25) Masui T, Sato A, Nakano K, et al. Comparison of recurrence between pancreatic and duodenal neuroendocrine neoplasms after curative resection: a single-institution analysis. Ann Surg Oncol. 2018; 25 (2): 528-534.

26) Gao Y, Gao H, Wang G, et al. A meta-analysis of prognostic factor of pancreatic neuroendocrine neoplasms. Sci Rep. 2018; 8 (1): 7271.

27) Genc CG, Jilesen AP, Partelli S, et al. A new scoring system to predict recurrent disease in grade 1 and 2 nonfunctional pancreatic neuroendocrine tumors. Ann Surg. 2018; 267 (6): 1148-1154.

28) Kim JY, Lee SH, An S, et al. Carbonic anhydrase 9 expression in well-differentiated pancreatic neuroendocrine neoplasms might be associated with aggressive behavior and poor survival. Virchows Arch. 2018; 472 (5): 739-748.

29) Albores-Saavedra J, Henson DE, Batich K. Pathologic classification and clinical behavior of the spectrum of goblet cell carcinoid tumors of the appendix. Am J Surg Pathol. 2009; 33 (8): 1259-1260.

30) 伊藤哲也，中村晃，北野真希子，他．胆管・胆嚢 NET/NEC の診断．消化器内視鏡 2016; 28 (11): 1841-1847.

31) Michalopoulos N, Papavramidis TS, Karayannopoulou G, et al. Neuroendocrine tumors of extrahepatic biliary tract. Pathol Oncol Res. 2014; 20 (4): 765-775.

32) Koizumi M, Sata N, Kasahara N, et al. Carcinoid tumor of the gallbladder: report of two cases. Clin J Gastroenterol. 2011; 4 (5): 323-330.

33) Meoni G, Antonuzzo L, Messerini L, et al. Gallbladder neuroendocrine neoplasm: a case report and critical evaluation of WHO classification. Endocr J. 2014; 61 (10): 989-994.

34) Chen C, Wang L, Liu X, et al. Gallbladder neuroendocrine carcinoma: report of 10 cases and comparision of clinicopathologic features with gallbladder adenocarcinoma. Int J Clin Exp Pathol. 2015; 8 (7): 8218-8226.

第4章 内科・集学的治療
─ Clinical Question・推奨・解説 ─

■ まえがき ■

　膵・消化管神経内分泌腫瘍に対する治療法は，神経内分泌腫瘍（NET）と神経内分泌癌（NEC）で異なり，NET は膵原発と消化管原発で治療方針が異なる（**表1**）。この NET に対して，切除が可能であれば切除を，消化管 NET に対しては，内視鏡治療も考慮される。肝転移に対して，ラジオ波焼灼術や肝動脈化学塞栓術なども選択される。再発予防の補助化学療法は，NET に対して確立していない。また，ホルモン症状を有する機能性 NET に対しては，症状をコントロールする目的でソマトスタチンアナログとして，オクトレオチドやランレオチドが用いられる。腫瘍制御を目的とした場合に，ソマトスタチンアナログ，分子標的治療薬，

表1　膵・消化管 NEN に対する治療法

	NET G1〜3		NEC	
	膵原発	消化管原発	膵原発	消化管原発
WHO 分類	G1：Ki-67<3% 　核分裂像数<2 G2：Ki-67 3〜20% 　核分裂像数 2〜20 G3：Ki-67>20% 　核分裂像数>20	G1：Ki-67<3% 　核分裂像数<2 G2：Ki-67 3〜20% 　核分裂像数 2〜20 G3：Ki-67>20% 　核分裂像数>20	Ki-67 >20% 核分裂像数>20	
局所療法	原発：切除 転移：切除，RFA [肝転移]，TACE [肝転移]	原発：切除，内視鏡治療 転移：切除，RFA [肝転移]，TACE [肝転移]	切除±補助化学療法	
症状緩和： ソマトスタチンアナログ	オクトレオチド ランレオチド		オクトレオチド ランレオチド	
腫瘍制御： ソマトスタチンアナログ	ランレオチド	オクトレオチド ランレオチド	−	−
腫瘍制御： 分子標的治療薬	エベロリムス スニチニブ	エベロリムス	−	−
腫瘍制御： 細胞障害性抗がん剤	ストレプトゾシン （テモゾロミド）		エトポシド＋シスプラチン イリノテカン＋シスプラチン エトポシド＋カルボプラチン	
腫瘍制御： 放射線	放射線 [骨転移，脳転移] （PRRT）		放射線 [骨転移，脳転移]	

RFA：ラジオ波焼灼術，TACE：肝動脈化学塞栓術，PRRT：放射性核種標識ペプチド治療

細胞障害性抗がん剤が用いられる。ソマトスタチンアナログとして，膵 NET にはランレオチド，消化管 NET にはオクトレオチドとランレオチドが保険適用となっている。分子標的治療薬として，膵 NET にはエベロリムスとスニチニブ，消化管 NET にはエベロリムスが保険適用になっている。細胞障害性抗がん剤として，膵 NET，消化管 NET の両者に対して，ストレプトゾシンが保険適用となっており，欧米ではカペシタビンとテモゾロミドの併用療法も期待されている。放射線治療は，骨転移，脳転移に対する緩和目的にて行われることがある。また，放射性核種標識ペプチド治療（peptide receptor radionuclide therapy；PRRT）が欧米ではしばしば使用されている。この NET の治療方針の決定においては，転移巣の再生検も考慮する（**病理 CQ1** 参照）。また，これらの治療をどのように使い分けるかは明らかにされておらず，今後の課題である。

　また，NEC に対しては，切除可能であれば切除が行われるが，その意義は明らかになっていない。また，切除が行われた場合は，術後の再発予防の目的にて，補助化学療法が検討される。NEC において，肝転移に対する切除は推奨されていない。切除不能例に対してはプラチナ系薬剤を含む併用療法として，エトポシド＋シスプラチン（EP），イリノテカン＋シスプラチン（IP），エトポシド＋カルボプラチンなどが挙げられる。これらの治療に抵抗性の場合に有効な薬物療法は確立していない。

　膵・消化管 NET は希少疾患であるが，切除やラジオ波焼灼術，肝動脈化学塞栓術などの有効な局所療法もあり，これまでに数々のランダム化比較試験が行われ，それぞれの薬剤の有用性が示され，承認されている薬剤も多数ある。実際の診療においては，これらの治療を駆使した集学的な治療が行われている。

消化管 NET に対する内視鏡的切除の適応および推奨される手技は何か？

CQ 1-1 胃 NET に対する内視鏡的切除の適応および推奨される手技は何か？

推奨

Rindi 分類Ⅰ型で腫瘍径 1 cm 未満，かつ深達度が粘膜下層までにとどまる胃 NET は経過観察または内視鏡的切除術を推奨する（**グレード B，合意率 100%**）。Rindi 分類Ⅱ型で腫瘍径 1 cm 未満，かつ深達度が粘膜下層までにとどまる胃 NET は内視鏡的切除を推奨する（**グレード C1，合意率 100%**）。Rindi 分類Ⅲ型胃 NET は基本的に内視鏡的切除の適応とはならない（**グレード C2，合意率 100%**）。

胃 NET に対する内視鏡的切除術として推奨されるのは，吸引法，2 チャンネル法などの内視鏡的粘膜切除術（EMR）や内視鏡的粘膜下層剥離術（ESD）である（**グレード B，合意率 100%**）。

解説

胃 NET の治療に関しては，エビデンスが少なく，まだ十分なコンセンサスが得られていない。Rindi 分類Ⅰ型とⅡ型は悪性度が低く内視鏡的切除の適応となり得るが，Ⅲ型は悪性度が高く基本的に適応とならない[1]。一般的にⅠ型で腫瘍径 1 cm 未満，個数が 5 個以下，深達度 sm 以浅であれば，内視鏡的切除術の適応とされてきたが[2]，近年，多くのⅠ型胃 NET は良性の転帰をたどることが明らかになり，経過観察でよいとする意見も少なくない[3, 4]。現時点では，1 cm 未満，粘膜下層以浅のⅠ型胃 NET に関して，経過観察または内視鏡的切除の方針が選択される。多発例で内視鏡的切除が困難な場合，幽門洞切除術による高ガストリン血症の是正も治療の選択肢となり得る。1 cm 以上 2 cm 未満のⅠ型胃 NET の内視鏡的切除の適応については十分なエビデンスがない。Ⅱ型胃 NET の内視鏡的切除の適応はⅠ型に準ずるが，Ⅱ型はⅠ型より悪性度が高いとする報告もある。腫瘍径の小さいⅡ型胃 NET に対してⅠ型同様に内視鏡的切除とともに経過観察も推奨されている欧米のガイドラインがあるが，多数例での検討はなく今後の課題である。近年，Ⅲ型胃 NET に対する内視鏡的切除の報告があるが，まだ十分なエビデンスがなく，基本的には外科的手術を推奨する[5, 6]。

胃 NET において粘膜内病変は少なく，内視鏡的治療の対象となる病変の多くは深達度 sm であるため，切除断端を陰性とする目的で，吸引法[7]や 2 チャンネル法[8]による EMR が用いられ有用である。近年，ESD の有用性も報告されている[9]。

■文献

1) Rindi G, Luinetti O, Cornaggia M, et al. Three subtypes of gastric argyrophil carcinoid and the gastric neuroendocrine carcinoma: a clinicopathologic study. Gastroenterology. 1993; 104 (4): 994-1006. （**レベルⅤ**）
2) Ichikawa J, Tanabe S, Koizumi W, et al. Endoscopic mucosal resection in the management of gastric carcinoid tumors. Endoscopy. 2003; 35 (3): 203-206. （**レベルⅤ**）
3) Sato Y, Imamura H, Kaizaki Y, et al. Management and clinical outcomes of type 1 gastric carcinoid patients: Retrospective, multicenter study in Japan. Dig Endosc. 2014; 26 (3): 377-384. （**レベルⅣa**）

4) Campana D, Ravizza D, Ferolla P, et al. Clinical management of patients with gastric neuroendocrine neoplasms associated with chronic atrophic gastritis: a retrospective, multicentre study. Endocrine. 2016; 51 (1): 131-139. （レベルIVa）

5) Kwon YH, Jeon SW, Kim GH, et al. Long-term follow up of endoscopic resection for type 3 gastric NET. World J Gastroenterol. 2013; 19 (46): 8703-8708. （レベルIVa）

6) Min BH, Hong M, Lee JH, et al. Clinicopathological features and outcome of type 3 gastric neuroendocrine tumours. Br J Surg. 2018; 105 (11): 1480-1486. （レベルIVa）

7) Hopper AD, Bourke MJ, Hourigan LF, et al. En-bloc resection of multiple type 1 gastric carcinoid tumors by endoscopic multi-band mucosectomy. J Gastroenterol Hepatol. 2009; 24 (9): 1516-1521. （レベルV）

8) Higashino K, Iishi H, Narahara H, et al. Endoscopic resection with a two-channel videoendoscope for gastric carcinoid tumors. Hepatogastroenterology. 2004; 51 (55): 269-272. （レベルV）

9) Sato Y, Takeuchi M, Hashimoto S, et al. Usefulness of endoscopic submucosal dissection for type I gastric carcinoid tumors compared with endoscopic mucosal resection. Hepatogastroenterology. 2013; 60 (126): 1524-1529. （レベルV）

COLUMN

1 Rindi 分類

Rindi ら[1]は，胃 NET を基礎疾患，高ガストリン血症の有無から以下の 3 型に分類し，腫瘍の悪性度や臨床経過とよく相関することを示した。

タイプ	基礎疾患	高ガストリン血症	胃酸分泌	悪性度
I	萎縮性胃炎	有	低下	低
II	Zollinger-Ellison 症候群 (MEN1)	有	亢進	低
III	散発性	無	N.A.	高

N.A.：not available

I 型は萎縮性胃炎（自己免疫性胃炎およびヘリコバクター・ピロリ胃炎），II 型は Zollinger-Ellison 症候群を基礎疾患とするもので，いずれも高ガストリン血症を伴う。胃底腺の ECL 細胞がその増殖因子であるガストリン刺激の増強により腫瘍化したもので，初期にはガストリンに反応性の状態が存在すると考えられる。胃底腺領域に 1 cm 以下で多発することが多く，悪性度は低いものが多い。特にI 型は通常，良性の経過を示す。

III 型は基礎疾患を伴わない例であり，高ガストリン血症を伴わない。通常，単発であり，発見時 1 cm 以上であることがしばしばある。胃体部のみではなく前庭部にも発生する。悪性度は高く，リンパ節転移，肝転移をきたす確率が高い。

■ 文献

1) Rindi G, Luinetti O, Cornaggia M, et al. Three subtypes of gastric argyrophil carcinoid and the gastric neuroendocrine carcinoma: a clinicopathologic study. Gastroenterology. 1993; 104 (4): 994-1006.

消化管 NET に対する内視鏡的切除の適応および推奨される手技は何か？

CQ 1-2

十二指腸 NET に対する内視鏡的切除の適応および推奨される手技は何か？

推　奨

　十二指腸 NET に対する内視鏡的切除術の有効性は確立していない。内視鏡的切除術としては内視鏡的粘膜切除術（EMR）が推奨される（**グレード C1，合意率 100%**）。十二指腸ガストリノーマに対しては内視鏡的治療は推奨されない（**グレード D，合意率 92%**）。

解　説

　十二指腸 NET の内視鏡的治療に関しては，腫瘍径 1 cm 未満，深達度 sm 以浅の腫瘍は転移率が比較的低いため[1]，内視鏡的切除術が施行され再発がなかったとの報告もあるが[2-5]，エビデンスが少ない。腫瘍径の小さい十二指腸 NET に対して内視鏡的切除が推奨されている欧米のガイドラインがあるが，多数例での検討はなく今後の課題である。

　内視鏡的切除を行う場合は 1 cm 未満の腫瘍に対して EMR を考慮してもよい[2-5]。十二指腸は内視鏡的切除術による偶発症のリスクが高いため，手技に習熟した施設で施行されることが望ましい。内視鏡的粘膜下層剥離術（ESD）に関しては，まだ報告症例が少なく十分なエビデンスが得られていない[5]。

　十二指腸ガストリノーマのリンパ節転移率は 60% あり，開腹手術によるリンパ節郭清が必要である[6]。

■文献

1) Soga J. Early-stage carcinoids of the gastrointestinal tract. An analysis of 1914 reported cases. Cancer. 2005; 103 (8): 1587-1595. （**レベルV**）
2) Yoshikane H, Goto H, Niwa Y, et al. Endoscopic resection of small duodenal carcinoid tumors with strip biopsy technique. Gastrointest Endosc. 1998; 47 (6): 466-470. （**レベルV**）
3) Dalenbäck J, Havel G. Local endoscopic removal of duodenal carcinoid tumors. Endoscopy. 2004; 36 (7): 651-655. （**レベルV**）
4) Osera S, Oono Y, Ikematsu H, et al. Endoscopic submucosal resection with a ligation device for the treatment of duodenal neuroendocrine tumors. Surg Endosc. 2016; 30 (9): 3928-3932. （**レベルV**）
5) Kim GH, Kim JI, Jeon SW, et al.; Korean College of Helicobacter and Upper Gastrointestinal Research. Endoscopic resection for duodenal carcinoid tumors: a multicenter, retrospective study. J Gastroenterol Hepatol. 2014; 29 (2): 318-324. （**レベルIVa**）
6) Zogakis TG, Gibril F, Libutti SK, et al. Management and outcome of patients with sporadic gastrinoma arising in the duodenum. Ann Surg. 2003; 238 (1): 42-48. （**レベルIVa**）

CQ 1-3 ■ 107

消化管 NET に対する内視鏡的切除の適応および推奨される手技は何か？

CQ 1-3 直腸・結腸 NET に対する内視鏡的切除の適応および推奨される手技は何か？

推 奨

腫瘍径 1 cm 未満，深達度が粘膜下層までにとどまる直腸 NET は内視鏡的切除が推奨される（グレード B，合意率 100%）。

内視鏡的切除術として，吸引法，2 チャンネル法などの内視鏡的粘膜切除術（EMR），内視鏡的粘膜下層剥離術（ESD），経肛門的内視鏡下マイクロサージャリー（TEM）が推奨される（グレード B，合意率 100%）。

結腸 NET の内視鏡的切除は直腸 NET に準じる（グレード C1，合意率 100%）。

解 説

悪性度の指標として腫瘍径，固有筋層への浸潤，中心陥凹・潰瘍形成，脈管侵襲，核分裂像，Ki-67 指数高値などが挙げられる[1-3]。腫瘍径 1 cm 未満で深達度が粘膜下層までにとどまる腫瘍は転移率が低く，EUS や CT などの画像診断でリンパ節転移，遠隔転移の所見を認めない場合，通常，内視鏡的切除の適応とされる[4, 5]。切除標本の病理組織学的診断で脈管侵襲，多数の核分裂像，Ki-67 指数高値，高いグレード（G2）などを認める場合は，転移のリスクが高く[2, 3]，追加治療の検討を行う。近年，内視鏡的切除標本の病理組織学的診断で D2-40 や Elastica van Gieson（EVG）などの免疫染色・特殊染色を行うことにより 22～57% と高い脈管侵襲陽性率が認められるが，これらの症例の転移再発はほとんど認められなかったとする複数の後ろ向き研究が報告された[6-9]。一方，手術標本を含む検討で脈管侵襲は転移の危険因子として報告されており[10, 11]，また，手術症例に関するメタアナリシスでも腫瘍径，腫瘍深達度，中心陥凹とともに静脈侵襲がリンパ節転移の危険因子として報告されている[12]。腫瘍径 1 cm 未満で深達度が粘膜下層までにとどまる直腸 NET の内視鏡的切除例で脈管侵襲陽性となった場合，追加手術は行わずに経過観察できる可能性が残されるが，現時点では十分なエビデンスが得られているとは言い難い。一方，手術による QOL 低下の可能性には十分に留意する必要がある。追加切除の根拠となる核分裂細胞数，Ki-67 指数の基準値に関してはコンセンサスがない。

消化管 NET は発見時に粘膜内にとどまっていることは少なく，内視鏡的切除の適応となる病変の多くは深達度 sm である。通常の内視鏡的ポリペクトミーや EMR では切除断端が陽性となる可能性が高い。そのため EMR でも吸引法（食道静脈瘤治療用 ligation device を用いた ESMR-L や，内視鏡先端に装着したキャップ内に吸引する EMR-C など）や 2 チャンネル法など，切除法に工夫がなされている[4]。また，ESD の成績も良好で，どちらも通常のポリペクトミーや EMR と比べて有意に高い切除断端陰性率が報告されている[13-16]。近年，複数のメタアナリシスが報告されているが，ESD やキャップ法，2 チャンネル法などの EMR（modified EMR）は局注とスネアリングのみの EMR（conventional EMR）と比較して有意に完全切除率が高く，また，ESD と modified EMR 間では完全切除率に差がないとする報告が多い[17, 18]。

TEM も直腸 NET の局所切除法として安全で低侵襲な治療法である。EMR 後の遺残症例を含めて，高い切除断端陰性率が報告されている[19]。

結腸 NET に対する内視鏡的切除の適応および手技に関してはエビデンスが十分でなく，直腸 NET に準じて行われることが多い。

■文献

1) Soga J. Carcinoids of the rectum: An evaluation of 1271 reported cases. Surg Today. 1997; 27 (2): 112-119. （レベルⅤ）

2) 岩下明德，原岡誠司，池田圭祐，他．直腸カルチノイド腫瘍の臨床病理学的検索―転移例と非転移例の比較を中心に．胃と腸．2005; 40 (2): 151-162. （レベルⅣb）

3) Hotta K, Shimoda T, Nakanishi Y, et al. Usefulness of Ki-67 for predicting the metastatic potential of rectal carcinoids. Pathol Int. 2006; 56 (10): 591-596. （レベルⅣa）

4) Mashimo Y, Matsuda T, Uraoka T, et al. Endoscopic submucosal resection with a ligation device is an effective and safe treatment for carcinoid tumors in the lower rectum. J Gastroenterol Hepatol. 2008; 23 (2): 218-221. （レベルⅤ）

5) Park CH, Cheon JH, Kim JO, et al. Criteria for decision making after endoscopic resection of well-differentiated rectal carcinoids with regard to potential lymphatic spread. Endoscopy. 2011; 43(9): 790-795. （レベルⅣb）

6) Sekiguchi M, Sekine S, Sakamoto T, et al. Excellent prognosis following endoscopic resection of patients with rectal neuroendocrine tumors despite the frequent presence of lymphovascular invasion. J Gastroenterol. 2015; 50 (12): 1184-1189. （レベルⅣa）

7) Nakamura K, Osada M, Goto A, et al. Short-and long-term outcomes of endoscopic resection of rectal neuroendocrine tumours: analyses according to the WHO 2010 classification. Scand J Gastroenterol. 2016; 51 (4): 448-455. （レベルⅣa）

8) Kitagawa Y, Ikebe D, Hara T, et al. Enhanced detection of lymphovascular invasion in small rectal neuroendocrine tumors using D2-40 and Elastica van Gieson immunohistochemical analysis. Cancer Med. 2016; 5 (11): 3121-3127. （レベルⅣa）

9) Kwon MJ, Kang HS, Soh JS, et al. Lymphovascular invasion in more than one-quarter of small rectal neuroendocrine tumors. World J Gastroenterol. 2016; 22 (42): 9400-9410. （レベルⅣa）

10) Kasuga A, Chino A, Uragami N, et al. Treatment strategy for rectal carcinoids: a clinicopathological analysis of 229 cases at a single cancer institution. J Gastroenterol Hepatol. 2012; 27 (12): 1801-1807. （レベルⅣa）

11) Sugimoto S, Hotta K, Shimoda T, et al. The Ki-67 labeling index and lymphatic/venous permeation predict the metastatic potential of rectal neuroendocrine tumors. Surg Endosc. 2016; 30 (10): 4239-4248. （レベルⅣb）

12) Zhou X, Xie H, Xie L, et al. Factors associated with lymph node metastasis in radically resected rectal carcinoids: a systematic review and meta-analysis. J Gastroenterol Surg. 2013; 17 (9): 1689-1697. （レベルⅠ）

13) Ono A, Fujii T, Saito Y, et al. Endoscopic submucosal resection of rectal carcinoid tumors with a ligation device. Gastrointest Endosc. 2003; 57 (4): 583-587. （レベルⅣa）

14) Sakata H, Iwakiri R, Ootani A, et al. A pilot randomized control study to evaluate endoscopic resection using a ligation device for rectal carcinoid tumors. World J Gastroenterol. 2006; 12 (25): 4026-4028. （レベルⅡ）

15) Zhou PH, Yao LQ, Qin XY, et al. Advantages of endoscopic submucosal dissection with needle-knife over endoscopic mucosal resection for small rectal carcinoid tumors: a retrospective study. Surg Endosc. 2010; 24 (10): 2607-2612. （レベルⅣa）

16) Lee DS, Jeon SW, Park SY, et al. The feasibility of endoscopic submucosal dissection for rectal carcinoid tumors: Comparison with endoscopic mucosal resection. Endoscopy. 2010; 42 (8): 647-651. （レベルⅣa）

17) Zhou X, Xie J, Xie L, et al. Endoscopic resection therapies for rectal neuroendocrine tumors: A systematic review and meta-analysis. J Gastroenterol Hepatol. 2014; 29 (2): 259-268. （レベルⅠ）

18) Zhang HP, Wu W, Yang S, et al. Endoscopic treatments for rectal neuroendocrine tumors smaller than 16mm: a meta-analysis. Scand J Gastroenterol. 2016; 51 (11): 1345-1353. （レベルⅠ）

19) Kinoshita T, Kanehira E, Omura K, et al. Transanal endoscopic microsurgery in the treatment of rectal carcinoid tumor. Surg Endosc. 2007; 21 (6): 970-974. （レベルⅤ）

CQ 2

膵・消化管 NEN の内分泌症状に対して推奨される薬物療法は何か？

〔アルゴリズム 15, 16〕

推奨

膵・消化管 NEN の内分泌症状の治療にはソマトスタチンアナログなどの薬物療法が推奨される（**グレード A，合意率 100%**）。

解説

機能性膵消化管 NEN の多くにソマトスタチン受容体が発現し，その場合ソマトスタチンアナログが過剰なホルモン分泌を抑制することで内分泌症状を改善させる[1,2]。ガストリノーマ，VIP オーマ，グルカゴノーマ，カルチノイド症候群で有用性が高い。

ガストリノーマによる消化性潰瘍，下痢に対してソマトスタチンアナログおよび PPI が推奨される[3]。

VIP オーマによる大量の下痢による脱水症状に対して，大量の電解質輸液が推奨される[4]。多くの場合，ソマトスタチンアナログとの併用が必要である。

インスリノーマによる急性期低血糖に対して高濃度のブドウ糖補充が推奨される。低血糖発作の頻度の抑制にジアゾキシド[5]やエベロリムス[6]が有効な場合がある。ソマトスタチンアナログによるインスリン抑制が不十分な場合に，グルカゴンの抑制によって低血糖発作が悪化することがある[7]。

グルカゴノーマによる遊走性壊死性紅斑や倦怠感などの症状に対して，アミノ酸輸液と脂肪製剤の適切な輸液が推奨される[8]。ソマトスタチンアナログの併用も有用である。

カルチノイド症候群の症状コントロールに対して，ランレオチドが有用であることがランダム化比較試験において示されており，推奨される[9]。下痢に対してはロペラミドなどの止痢薬が推奨される。カルチノイドクリーゼが，手術，麻酔，生検，抗腫瘍薬物療法，腫瘍の触診などによって誘発されることがあるが，その場合は血漿製剤の輸注とソマトスタチンアナログの使用が推奨される[10]。手術，麻酔，生検などが予定されている場合は，術前にソマトスタチンアナログの予防的投与が推奨される。

■文献

1) Maton PN, Gardner JD, Jensen RT. Use of long-acting somatostatin analog SMS 201-995 in patients with pancreatic islet cell tumors. Dig Dis Sci. 1989; 34 (3 Suppl): 28S-39S. (**レベルV**)
2) Kvols LK, Moertel CG, O'Connell MJ, et al. Treatment of the malignant carcinoid syndrome. Evaluation of a long-acting somatostatin analogue. N Engl J Med. 1986; 315 (11): 663-666. (**レベルV**)
3) Maton PN, Vinayek R, Frucht H, et al. Long-term efficacy and safety of omeprazole in patients with Zollinger-Ellison syndrome: a prospective study. Gastroenterology. 1989; 97 (4): 827-836. (**レベルV**)
4) O'Dorisio TM, Mekhjian HS, Gaginella TS, et al. Medical therapy of VIPomas. Endocrinol Metab Clin North Am. 1989; 18 (2): 545-556. (**レベルVI**)
5) Gill GV, Rauf O, MacFarlane IA. Diazoxide treatment for insulinoma: a national UK survey. Postgrad Med J. 1997; 73 (864): 640-641. (**レベルV**)

6) Kulke MH, Bergsland EK, Yao JC. Glycemic control in patients with insulinoma treated with everolimus. N Engl J Med. 2009; 360 (2): 195-197. (レベルV)

7) Stehouwer CD, Lems WF, Fischer HR, et al. Aggravation of hypoglycemia in insulinoma patients by the long-acting somatostatin analogue octreotide (Sandostatin). Acta Endocrinol (Copenh). 1989; 121 (1): 34-40. (レベルV)

8) Alexander EK, Robinson M, Staniec M, et al. Peripheral amino acid and fatty acid infusion for the treatment of necrolytic migratory erythema in the glucagonoma syndrome. Clin Endocrinol (Oxf). 2002; 7 (6): 827-831. (レベルV)

9) Vinik AI, Wolin EM, Liyanage N, et al.; ELECT Study Group. Evaluation of lanreotide depot/autogel efficacy and safety as a carcinoid syndrome treatment (elect): a randomized, double-blind, placebo-controlled trial. Endocr Pract. 2016; 22 (9): 1068-1080. (レベルII)

10) Oberg K, Kvols L, Caplin M, et al. Consensus report on the use of somatostatin analogs for the management of neuroendocrine tumors of the gastroenteropancreatic system. Ann Oncol. 2004; 15 (6): 966-973. (レベルVI)

CQ 3 同時性遠隔転移を伴う膵・消化管 NEN に行われる治療法は何か？

〔アルゴリズム 16〕

推 奨

同時性遠隔転移を伴う膵・消化管 NEN に対しては集学的治療を行うことが推奨される（グレード B，合意率 100%）。

治癒切除可能病変に対しては切除を中心とした集学的治療を行うことを推奨する（術前・術後補助療法については**内科・集学的治療 CQ8** を参照）（グレード B，合意率 100%）。

治癒切除不能病変に対しては各種モダリティを駆使した集学的治療を行うことを推奨する（**内科・集学的治療 CQ5-1, 5-2** 参照）（グレード B，合意率 100%）。

膵・消化管 NEC の手術適応は明らかでない（推奨なし，合意率 100%）。薬物療法が推奨される（グレード B，合意率 100%）。

解 説

1. 膵・消化管 NET

治癒切除不能症例では，抗腫瘍薬を中心とした集学的治療の適応である。これまで切除不能膵・消化管 NEN に対する有効性が示された抗腫瘍薬は，オクトレオチド（消化管，膵は症状緩和のみ），ランレオチド（膵・消化管），エベロリムス（膵・消化管），スニチニブ（膵），ストレプトゾシン（膵・消化管）である（**内科・集学的治療 CQ5-1, 5-2** 参照）。また，肝転移巣に対する局所療法として肝動脈化学塞栓術（transcatheter arterial chemoembolization；TACE）や腫瘍焼灼術の有用性が報告されている（**内科・集学的治療 CQ7** 参照）。骨転移には症状緩和を目的とした放射線治療が行われる（**内科・集学的治療 CQ9** 参照）。

切除可能な遠隔転移を有する膵・消化管 NET は，原発巣ならびに遠隔転移巣の手術適応があり，特に機能性腫瘍ではホルモン症状の改善のみならず，生命予後の延長が期待できる[1, 2]。米国の SEER（Surveillance Epidemiology and End Results）レジストリの大規模データで，領域リンパ節転移もしくは周囲臓器への浸潤を伴う症例や遠隔転移を有する症例に対する外科治療は予後を改善したと報告されている[3]。ただし，切除のみで根治が得られる症例は少なく，集学的治療を必要とすることが多い。

肝転移を有する膵・消化管 NET は切除不能な肝外病変がない場合に肝切除の適応となる。切除可能な肝転移を有する膵 NET は，領域リンパ節郭清を伴う手術を施行した場合に，65〜80% という良好な 5 年生存率が報告されている[4-8]。また，肝切除後 3 年以内の再発はリンパ節転移が多い[9]。以上より，肝転移を伴う膵 NET は，リンパ節郭清を伴う定型手術（膵頭十二指腸切除術あるいは膵体尾部脾切除術）が推奨される。ただし，肝膵同時切除は，適応を慎重に判断する[10]。

転移巣が肝臓に限局している場合，90% 以上の減量切除が生命予後と QOL を改善するとの報告がみられる。最近では 70% 以上の腫瘍減量により切除後の他治療の奏効率が改善したとする報告がある。また，切除不能な肝転移を伴う症例に対する原発巣のみの切除の意義は明ら

かではない[11-15]。切除不能 NET 肝転移に対する肝移植は，欧米では適応を厳格化することで，良好な予後が報告されているが，本邦では保険適用となっていない[16, 17]。

治癒切除不能の症例でも，①ホルモン症状の緩和が期待できる場合，②消化管閉塞症状の解除が期待できる場合，③生命予後および QOL の改善が期待できる場合，には手術が許容される。

一方，消化管 NET においては，短腸症候群を回避するように腸管切除を最小限とすることが推奨される[18]。

機能性 NET のうち，ACTH オーマは経過が早く，予後不良とされている。切除不能 ACTHオーマに伴う異所性クッシング症候群に対しては，高コルチゾール血症のコントロールのための副腎酵素阻害薬としてメチラポン，トリロスタン，ミトタンがある。トリロスタンとミトタンの効果発現は遅いため，メチラポンで治療を開始することが勧められる。治療は，メチラポンなどによってコルチゾール合成を十分に抑制したうえで，不足する生理量の糖質ステロイドをヒドロコルチゾンやプレドニゾロンで補充するという block and replace 療法が安全である。ミトタンは副腎皮質組織の不可逆性の破壊を生じて作用する薬剤であるので，このことに留意して用いる。不応例に対しては両側副腎摘出が考慮される。ガストリノーマに対しては，かつては腫瘍切除および胃全摘術が行われていたが，H_2 受容体拮抗薬や PPI などの強力な制酸剤の登場により，現在では胃全摘の適応症例はほとんどないと考えられる。

2. 膵・消化管 NEC

転移を伴う低分化型 NEC が切除の対象となることは稀で，抗腫瘍薬としてプラチナ系薬剤を含む併用療法が選択されることが多い（**内科・集学的治療 CQ6** 参照）。ただし，症例を選んで切除を行った症例の予後が良かったとの報告もある[19]。

■文献

1) Mayo SC, de Jong MC, Pulitano C, et al. Surgical management of hepatic neuroendocrine tumor metastasis: results from an international multi-institutional analysis. Ann Surg Oncol. 2010; 17 (12): 3129-3136. (レベルⅣa)

2) Yuan CH, Wang J, Xiu DR, et al. Meta-analysis of liver resection versus nonsurgical treatments for pancreatic neuroendocrine tumors with liver metastases. Ann Surg Oncol. 2016; 23 (1): 244-249. (レベルⅣa)

3) Hill JS, McPhee JT, McDade TP, et al. Pancreatic neuroendocrine tumors: the impact of surgical resection on survival. Cancer. 2009; 115 (4): 741-751. (レベルⅣa)

4) Norton JA, Kivlen M, Li M, et al. Morbidity and mortality of aggressive resection in patients with advanced neuroendocrine tumors. Arch Surg. 2003; 138 (8): 859-866. (レベルⅣa)

5) House MG, Cameron JL, Lillemoe KD, et al. Differences in survival for patients with resectable versus unresectable metastases from pancreatic islet cell cancer. J Gastrointest Surg. 2006; 10 (1): 138-145. (レベルⅣa)

6) Fendrich V, Langer P, Celik I, et al. An aggressive surgical approach leads to long-term survival in patients with pancreatic endocrine tumors. Ann Surg. 2006; 244 (6): 845-851; discussion 852-853. (レベルⅣa)

7) Cho CS, Labow DM, Tang L, et al. Histologic grade is correlated with outcome after resection of hepatic neuroendocrine neoplasms. Cancer. 2008; 113 (1): 126-134. (レベルⅣa)

8) Sarmiento JM, Que FG, Grant CS, et al. Concurrent resections of pancreatic islet cell cancers with synchronous hepatic metastases: outcomes of an aggressive approach. Surgery. 2002; 132 (6): 976-982; discussion 982-983. (レベルⅣa)

9) Zhang XF, Beal EW, Chakedis J, et al. Early recurrence of neuroendocrine liver metastasis after curative hepatectomy: risk factors, prognosis, and treatment. J Gastrointest Surg. 2017; 21 (11): 1821-1830. (レベルⅣa)

10) De Jong MC, Farnell MB, Sclabas G, et al. Liver-directed therapy for hepatic metastases in patients undergoing pancreaticoduodenectomy: a dual-center analysis. Ann Surg. 2010; 252 (1): 142-148. (レベルⅣa)

11) Capurso G, Bettini R, Rinzivillo M, et al. Role of resection of the primary pancreatic neuroendocrine tumour only in patients with unresectable metastatic liver disease: a systematic review. Neuroendocrinology. 2011; 93 (4): 223-229. (レベルⅣa)

12) Capurso G, Rinzivillo M, Bettini R, et al. Systematic review of resection of primary midgut carcinoid tumour in patients with unresectable liver metastases. Br J Surg. 2012; 99 (11): 1480-1486. (レベルIVa)

13) Zhou B, Zhan C, Ding Y, et al. Role of palliative resection of the primary pancreatic neuroendocrine tumor in patients with unresectable metastatic liver disease: a systematic review and meta-analysis. Onco Targets Ther. 2018; 11: 975-982. (レベルIVa)

14) Partelli S, Cirocchi R, Rancoita PMV, et al. A Systematic review and meta-analysis on the role of palliative primary resection for pancreatic neuroendocrine neoplasm with liver metastases. HPB (Oxford). 2018; 20 (3): 197-203. (レベルIVa)

15) Guo J, Zhang Q, Bi X, et al. Systematic review of resecting primary tumor in MNETs patients with unresectable liver metastases. Oncotarget. 2017; 8 (10): 17396-17405. (レベルIVa)

16) Fan ST, Le Treut YP, Mazzaferro V, et al. Liver transplantation for neuroendocrine tumour liver metastases. HPB (Oxford). 2015; 17 (1): 23-28. (レベルIVa)

17) Moris D, Tsilimigras DI, Ntanasis-Stathopoulos I, et al. Liver transplantation in patients with liver metastases from neuroendocrine tumors: A systematic review. Surgery. 2017; 162 (3): 525-536. (レベルIVa)

18) NCCN org. NCCN Clinical Practice Guidelines in Oncology: Neuroendocrine and Adrenal tumors, Version 3. 2018.
https://www.nccn.org/professionals/physician_gls/pdf/neuroendocrine.pdf (レベルVI)

19) Haugvik SP, Janson ET, Osterlund P, et al. Surgical treatment as a principle for patients with high-grade pancreatic neuroendocrine carcinoma: A Nordic multicenter comparative study. Ann Surg Oncol. 2016; 23 (5): 1721-1728. (レベルIVa)

CQ 4	膵・消化管 NEN の再発病巣に行われる治療法は何か？

〔アルゴリズム 16〕

推 奨

治癒切除可能病変に対しては切除を中心とした集学的治療を行うことを推奨する（術前・術後補助療法については**内科・集学的治療 CQ8** を参照）（グレード B，合意率 100%）。

治癒切除不能病変に対しては各種モダリティを駆使した集学的治療を行うことを推奨する（**内科・集学的治療 CQ5-1, 5-2 参照**）（グレード B，合意率 100%）。

膵・消化管 NEC の手術適応は明らかでない（推奨なし，合意率 100%）。薬物療法が推奨される（グレード B，合意率 100%）。

解 説

1. 膵・消化管 NET

同時性転移症例と同じく，集学的治療が推奨される（**内科・集学的治療 CQ3** 参照）。

膵・消化管 NET の肝・肺・腹膜転移，腹腔内リンパ節転移に対する手術については，同時性転移を有する症例と同様に腫瘍遺残のない手術が可能である場合に適応となる[1]。局所再発を含む再発病変に対して積極的に手術を行い，有意差はないが生存期間と無病生存期間は再手術を施行した群で良好な傾向を認めたとの報告[2]があることから，画像上，切除可能な局所再発に対する切除術は許容される。

内分泌症状を有する腫瘍に対し，臨床症状を改善させるには，90% 以上の減量手術が必要である[3-7]。また，腹膜播種や原発巣による諸症状（臓器の圧排，狭窄，閉塞）に対し，消化管バイパス，人工肛門造設，胃瘻造設が有用であり[8,9]，現在の日常診療では，内視鏡的消化管ステント留置術や内視鏡的胆道ステント留置術なども行われている。

2. 膵・消化管 NEC

膵・消化管 NEC の再発病巣が切除の対象となることは稀である。一般に，抗腫瘍薬としてプラチナ系薬剤を含む併用療法が使用される（**内科・集学的治療 CQ6** 参照）。

■文献

1) Shah MH, Goldner WS, Halfdanarson TR, et al. NCCN Guidelines Insights: Neuroendocrine and Adrenal Tumors, Version 2.2018. J Natl Compr Canc Netw. 2018; 16 (6): 693-702. (レベルⅥ)
2) Schurr PG, Strate T, Rese K, et al. Aggressive surgery improves long-term survival in neuroendocrine pancreatic tumors: an institutional experience. Ann Surg. 2007; 245 (2): 273-281. (レベルⅣa)
3) Chamberlain RS, Canes D, Brown KT, et al. Hepatic neuroendocrine metastases: does intervention alter outcomes? J Am Coll Surg. 2000; 190 (4): 432-445. (レベルⅣa)
4) Sarmiento JM, Heywood G, Rubin J, et al. Surgical treatment of neuroendocrine metastases to the liver: a plea for resection to increase survival. J Am Coll Surg. 2003; 197 (1): 29-37. (レベルⅣa)
5) Que FG, Nagorney DM, Batts KP, et al. Hepatic resection for metastatic neuroendocrine carcinomas. Am J Surg. 1995; 169 (1): 36-42; discussion 42-43. (レベルⅣa)
6) McEntee GP, Nagorney DM, Kvols LK, et al. Cytoreductive hepatic surgery for neuroendocrine tumors. Surgery. 1990; 108 (6): 1091-1096. (レベルⅣa)

7) Osborne DA, Zervos EE, Strosberg J, et al. Improved outcome with cytoreduction versus embolization for symptomatic hepatic metastases of carcinoid and neuroendocrine tumors. Ann Surg Oncol. 2006; 13 (4): 572-581. (レベルIVa)
8) Elias D, Sideris L, Liberale G, et al. Surgical treatment of peritoneal carcinomatosis from well-differentiated digestive endocrine carcinomas. Surgery. 2005; 137 (4): 411-416. (レベルIVa)
9) de Mestier L, Lardière-Deguelte S, Brixi H, et al. Updating the surgical management of peritoneal carcinomatosis in patients with neuroendocrine tumors. Neuroendocrinology. 2015; 101 (2): 105-111. (レベルVI)

第 4 章　内科・集学的治療

膵・消化管 NET に対して推奨される抗腫瘍薬は何か？

CQ 5-1

膵 NET に対して推奨される抗腫瘍薬は何か？

〔アルゴリズム 16, 17〕

推奨

ソマトスタチンアナログ（ランレオチド），エベロリムス，スニチニブの使用が推奨される（**グレード A，合意率 100%**）。ストレプトゾシンを用いた化学療法も選択肢の一つである（**グレード B，合意率 100%**）。カペシタビン・テモゾロミド併用療法は有用な治療法の一つであるが，本邦では保険未承認である（**推奨なし，合意率 100%**）。

解説

膵 NET の場合，転移を有していても数年の経過において腫瘍増大がみられない症例が含まれるため，抗腫瘍効果を目指した全身薬物治療は，腫瘍増大が認められる例などが適応となる。

膵 NET に対する腫瘍制御を目的とした場合の薬物療法としては，ソマトスタチンアナログ（ランレオチド），分子標的治療薬（エベロリムス・スニチニブ），細胞障害性抗がん剤（ストレプトゾシン）が挙げられる。

薬物療法の選択においては，腫瘍増殖能（Ki-67 指数など），腫瘍量，転移の有無，ソマトスタチン受容体発現の有無，合併症/併存症の有無，全身状態（PS など）を考慮して総合的に判断する必要がある。また，各薬剤については，添付文書に記載のある既知の有害事象について，十分に患者への説明を行う。

1．ランレオチド

ソマトスタチンアナログであるランレオチドはソマトスタチン受容体（SSTR）2 と 5 に対して高い親和性を有する合成ペプチドであり，腫瘍細胞に対しては直接的作用として，SSTR を介して腫瘍細胞のアポトーシス誘導や，腫瘍細胞のインスリン様成長因子（IGF-1）をはじめとした増殖因子の合成および産生を阻害するほか，間接的作用として，血管新生の阻害によって腫瘍増殖を抑制する[1]。切除不能もしくは転移性消化管・膵 NET（Ki-67 指数 10% 未満の中〜高分化型 NET と診断され，SRS にて SSTR の発現が認められる患者）に対するランレオチドの有効性を検討した第Ⅲ相ランダム化比較試験（CLARINET 試験）[2]において，主要評価項目である無増悪生存期間の有意な延長が示された。その結果，ランレオチド群：中央値に達せず，プラセボ群：18.0 カ月，ハザード比：0.47［95% 信頼区間（CI）：0.30-0.73］，P<0.001）であったが，その後の追跡調査においてランレオチド群の無増悪生存期間中央値は 32.8 カ月と報告された[3]。膵 NET に対するサブグループ解析においてもハザード比：0.58［95% CI：0.32-1.04］，P＝0.063 と有意差は認めないものの，抗腫瘍効果を認める傾向を示した。その後，国内での第Ⅱ相試験[4]を経て，2017 年 7 月に消化管・膵 NET に対して本邦で保険承認された。

2．エベロリムス

哺乳類ラパマイシン標的蛋白（mammalian target of rapamycin；mTOR）は増殖，成長，血管新生，免疫応答，栄養応答に関与する重要な分子である。エベロリムスは mTOR 経路の阻

害により腫瘍細胞の増殖を抑制し，抗腫瘍効果を発揮する。エベロリムスは膵 NET（治療開始前 12 カ月以内に病勢進行が確認された低悪性度/中悪性度の患者）に対する第Ⅲ相ランダム化比較試験（RADIANT-3）[5] において，主要評価項目である無増悪生存期間の有意な延長が示された（エベロリムス群 11.0 カ月，プラセボ群 4.6 カ月，ハザード比：0.35［95% CI：0.27-0.45］，P＜0.001）。生存期間中央値は 44.0 カ月（プラセボ群 37.7 カ月，ハザード比：0.94［95% CI：0.73-1.20］）で有意差はないが[6]，これはプラセボ群の 84.7% にクロスオーバーがあったことが理由と考えられる。2011 年 12 月に膵 NET に対して本邦で保険承認された。

3. スニチニブ

　スニチニブは，受容体チロシンキナーゼ（RTK）のシグナル伝達経路を標的として遮断する，マルチターゲット型 RTK 阻害剤である。膵 NET に対しては，血管内皮増殖因子受容体（vascular endothelial growth factor receptor；VEGFR）と血小板由来増殖因子受容体（platelet-derived growth factor receptor；PDGFR）の ATP 部位を競合的に阻害し，下流の PI3K/Akt 経路へのシグナル伝達を抑制することで抗腫瘍効果を発揮する。スニチニブは第Ⅲ相ランダム化比較試験（SUN1111）[7] において，主要評価項目である無増悪生存期間の有意な延長が示された（スニチニブ群：11.4 カ月，プラセボ群：5.5 カ月，ハザード比：0.42［95% CI：0.26-0.66］，P＜0.001）。生存期間中央値は 38.6 カ月（プラセボ群 29.1 カ月，ハザード比：0.73［95% CI：0.50-1.06］，P＝0.09）で有意差は認められなかったが，エベロリムス同様，プラセボ群の 69% にクロスオーバーがあったことが理由と考えられる。本邦でも第Ⅱ相試験が行われ[8]，2012 年 8 月に膵 NET に対して本邦で保険承認された。

4. ストレプトゾシン

　細胞障害性抗がん剤であるストレプトゾシンは細胞分裂の初期，細胞周期の特に G2/M 期に影響を与えて細胞死を与えるアルキル化剤である。諸外国での膵 NET に対するストレプトゾシン使用の歴史は古く，1992 年にストレプトゾシン＋5-FU 群とストレプトゾシン＋ドキソルビシン群とクロロゾトシン単剤群のランダム化比較試験[9] が報告されている。ストレプトゾシン＋ドキソルビシン群で 69% の奏効率が得られ，生存期間も有意に良好であったことが示された。しかし，抗腫瘍評価の妥当性や各群の登録症例数の少なさなどの点から適切にデザインされた比較試験とは言い難い。それでも，細胞障害性抗がん剤は分子標的治療薬に比べておおよそ奏効率が 30〜40% と比較的高いことから，腫瘍量が多い患者，有症状の患者における選択肢として NCCN のガイドラインや ENETS のガイドラインなどにおいて推奨されている。

　本邦ではストレプトゾシン単剤（weekly 投与，daily 投与）の第Ⅰ/Ⅱ相試験が行われ，有効性・安全性が評価され，2015 年 2 月に本邦でも使用可能となった。しかし，海外での報告のほとんどは，ストレプトゾシンは 5-FU やドキソルビシンなどの併用レジメンであり，単剤の報告は極めて少ない。最近の本邦からの後ろ向きの検討では単剤と併用では有効性に差は認めず，Ki-67＞5% 以上で有効であることが報告された[10]。

　また，カペシタビン・テモゾロミド併用療法（CAPTEM 療法）[11] は多くは後ろ向きの検討であるが 20〜70% と高い奏効率を示し，かつ，有害事象が比較的軽度であることから注目されている治療法である（保険適用外）（COLUMN ❷参照）。

■文献

1) Oberg K. Cancer: antitumor effects of octreotide LAR, a somatostatin analog. Nat Rev Endocrinol. 2010; 6 (4): 188-189. (レベルⅣ)

2) Caplin ME, Pavel M, Cwikla JB, et al. Lanreotide in metastatic enteropancreatic neuroendocrine tumors. N Engl J Med. 2014; 371 (3): 224-233. (レベルⅡ)

3) Caplin ME, Pavel M, Ćwikła JB, et al; CLARINET Investigators. Anti-tumour effects of lanreotide for pancreatic and intestinal neuroendocrine tumours: the CLARINET open-label extension study. Endocr Relat Cancer. 2016; 23 (3): 191-199. (レベルⅢ)

4) Ito T, Honma Y, Hijioka S, et al. Phase II study of lanreotide autogel in Japanese patients with unresectable or metastatic well-differentiated neuroendocrine tumors. Invest New Drugs. 2017; 35 (4): 499-508. (レベルⅣ)

5) Yao JC, Shah MH, Ito T, et al.; RAD001 in Advanced Neuroendocrine Tumors, Third Trial (RADIANT-3) Study Group. Everolimus for advanced pancreatic neuroendocrine tumors. N Engl J Med. 2011; 364 (6): 514-523. (レベルⅡ)

6) Yao JC, Pavel M, Lombard-Bohas C, et al. Everolimus for the treatment of advanced pancreatic neuroendocrine tumors: overall survival and circulating biomarkers from the randomized, phase III RADIANT-3 Study. J Clin Oncol. 2016; 34 (32): 3906-3913. (レベルⅡ)

7) Raymond E, Dahan L, Raoul JL, et al. Sunitinib malate for the treatment of pancreatic neuroendocrine tumors. N Engl J Med. 2011; 364 (6): 501-513. (レベルⅡ)

8) Ito T, Okusaka T, Nishida T, et al. Phase II study of sunitinib in Japanese patients with unresectable or metastatic, well-differentiated pancreatic neuroendocrine tumor. Invest New Drugs. 2013; 31 (5): 1265-1274. (レベルⅣ)

9) Moertel CG, Lefkopoulo M, Lipsitz S, et al. Streptozocin-doxorubicin, streptozocin-fluorouracil or chlorozotocin in the treatment of advanced islet-cell carcinoma. N Engl J Med. 1992; 326 (8): 519-523. (レベルⅡ)

10) Shibuya H, Hijioka S, Sakamoto Y, et al. Multi-center clinical evaluation of streptozocin-based chemotherapy for advanced pancreatic neuroendocrine tumors in Japan: focus on weekly regimens and monotherapy. Cancer Chemother Pharmacol. 2018; 82 (4): 661-668. (レベルⅣ)

11) Fine RL, Gulati AP, Krantz BA, et al. Capecitabine and temozolomide (CAPTEM) for metastatic, well-differentiated neuroendocrine cancers: The Pancreas Center at Columbia University experience. Cancer Chemother Pharmacol. 2013; 71 (3): 663-670. (レベルⅣ)

COLUMN

2 カペシタビン＋テモゾロミド療法

　近年，膵NETを対象としたカペシタビン＋テモゾロミド療法（CAPTEM）の高い奏効割合が海外で報告されている[1-4]。これらの結果をもとに，NCCNやENETSのガイドラインにおいても，ストレプトゾシンやカペシタビン＋テモゾロミドなどの細胞障害性抗がん剤は，腫瘍量が多い患者，有症状の患者における選択肢として推奨されている。

　近年では，テモゾロミドの臨床試験もいくつか行われており，米国ECOGで行われた進行性で遠隔転移を有する膵NET（NET G1/2）に対するテモゾロミド単独とテモゾロミド＋カペシタビン併用療法のランダム化第Ⅱ相試験（E2211）が，2018年のASCOで報告された。主要評価項目であるPFSはカペシタビン＋テモゾロミド群が22.7カ月とテモゾロミド単独の14.4カ月より有意な延長を示した（ハザード比：0.58 [95% CI：0.36-0.93]，P＝0.023）。この試験によって，テモゾロミドに対するカペシタビンの上乗せ効果が証明された[5]。

　CAPTEM療法は有用な治療法であるが，本邦では，テモゾロミド，カペシタビンともに膵NETに対する適応は承認されていない。

■文献

1) Cives M, Ghayouri M, Morse B, et al. Analysis of potential response predictors to capecitabine/temozolomide in metastatic pancreatic neuroendocrine tumors. Endocr Relat Cancer. 2016; 23 (9): 759-767.

2) Fine RL, Gulati AP, Krantz BA, et al. Capecitabine and temozolomide (CAPTEM) for metastatic, well-differentiated neuroendocrine cancers: The Pancreas Center at Columbia University experience. Cancer Chemother Pharmacol. 2013; 71 (3): 663-670.

3) Peixoto RD, Noonan KL, Pavlovich P, et al. Outcomes of patients treated with capecitabine and temozolamide for advanced pancreatic neuroendocrine tumors (PNETs) and non-PNETs. J Gastrointest Oncol. 2014; 5 (4): 247-252.

4) Ramirez RA, Beyer DT, Chauhan A, et al. The role of capecitabine/temozolomide in metastatic neuroendocrine tumors. Oncologist. 2016; 21 (6): 671-675.

5) Kunz PL, Catalano PJ, Nimeiri H, et al. A randomized study of temozolomide or temozolomide and capecitabine in patients with advanced pancreatic neuroendocrine tumors: A trial of the ECOG-ACRIN Cancer Research Group (E2211). J Clin Oncol. 2018; 36 suppl: abstr 4004.

120 ■ 第4章　内科・集学的治療

膵・消化管 NET に対して推奨される抗腫瘍薬は何か？

CQ 5-2　消化管 NET に対して推奨される抗腫瘍薬は何か？

〔アルゴリズム 16, 17〕

推　奨

　ソマトスタチンアナログ（オクトレオチド LAR・ランレオチド），エベロリムスの使用が推奨される（**グレードA，合意率100%**）。上記の薬剤が適応とならない場合には，ストレプトゾシンが選択肢となる（**グレードC1，合意率100%**）。

解　説

　薬物療法の選択においては，原発部位（前腸・中腸・後腸），腫瘍増殖能（Ki-67 指数など），腫瘍量，転移の有無，ソマトスタチン受容体（SSTR）発現の有無，合併症/併存症の有無，全身状態（PS など）を考慮して総合的に判断する必要がある[1,2]。

　現在，本邦において消化管 NET に対する腫瘍制御を目的とした場合の薬物療法としては，ソマトスタチンアナログ〔オクトレオチド LAR（long acting release），ランレオチド〕，分子標的治療薬（エベロリムス），細胞障害性抗がん剤（ストレプトゾシン）が挙げられる。各薬剤については，添付文書に記載のある既知の有害事象について，十分に患者への説明を行う。

1.　ソマトスタチンアナログ（オクトレオチド LAR・ランレオチド）

　ソマトスタチンアナログであるオクトレオチド LAR は，SSTR への作用により，ホルモン産生腫瘍の内分泌症状を緩和する目的で開発された薬剤であるが，消化管 NET への抗腫瘍効果を有することが示された。その根拠となるのが，中腸原発または原発不明の切除不能高分化NET（機能性/非機能性は問わない）を対象とした，オクトレオチド LAR の抗腫瘍効果の検証を目的としたランダム化比較試験の PROMID 試験である[3]。主要評価項目である無増悪期間（TTP）の中央値は，オクトレオチド LAR 群で 14.3 カ月，プラセボ群で 6.0 カ月とオクトレオチド LAR 群にて有意な延長を認めた（ハザード比：0.34 [95% CI：0.20-0.59]，P＜0.001）。上記試験の結果を受け，2011 年 11 月に消化管 NET に対して本邦で保険承認された。

　一方，ランレオチドの有用性は，Ki-67 指数：10%以下かつ SRS 陽性の，消化管（中腸/後腸）・膵の切除不能非機能性 NET を対象としたプラセボ対照のランダム化比較試験である CLARINET 試験において示された[4]。CLARINET 試験には本邦の症例が含まれていなかったことから，国内第Ⅱ相試験[5]が行われ，主要評価項目である clinical benefit rate が 64.3%，PFS中央値が 36.3 週と日本人における有用性が示され 2017 年 7 月に消化管・膵 NET に対して本邦で保険承認された。

　本邦をはじめとするアジア圏に多い前腸・後腸原発 NET への本剤の有効性のデータは乏しい。ソマトスタチンアナログを用いる際には，SRS や腫瘍組織を用いた免疫染色にて腫瘍における SSTR の発現の有無をチェックすることが推奨される。

2.　エベロリムス療法

　エベロリムスは mTOR を阻害することにより抗腫瘍効果を発揮する分子標的治療薬であり，

消化管 NET の治療として推奨される。その根拠となるのが，消化管（前/中/後腸原発）または肺原発の非機能性切除不能 NET を対象に行われたプラセボ対照のランダム化比較試験の RADIANT-4 試験[6]である。主要評価項目である PFS の中央値は，エベロリムス群で 11.0 カ月，プラセボ群で 3.9 カ月とエベロリムス群にて有意な延長を認めた（ハザード比：0.48［95% CI：0.35-0.67］，P＜0.001）。サブグループ解析[7]では，消化管原発のサブセット（PFS 中央値：13.1 カ月 vs 5.4 カ月，ハザード比：0.56［95% CI：0.37-0.84］），そして非中腸原発のサブセット（PFS 中央値：8.11 カ月 vs 1.94 カ月，ハザード比：0.27［95% CI：0.15-0.51］）のいずれにおいても，エベロリムス群の治療成績が良好な傾向を認めた。上記試験の結果を受けて，2016 年 8 月に消化管 NET に対して本邦で保険承認された。

3. ストレプトゾシン療法

アルキル化薬であるストレプトゾシンは，1980 年代から単剤療法やほかの細胞障害性抗がん剤との併用療法[8,9]が行われてきた薬剤である。本邦では，国内第 I / II 相試験の結果を基に 2014 年 9 月に承認された。

これまで存在する NET への細胞障害性抗がん剤の効果を検討したデータの大部分は，消化管・膵・肺原発 NET が混在したものが対象となっている。原発部位別の細胞障害性抗がん剤の効果を検討したメタアナリシスにおいて，奏効率は膵原発に比べ膵以外（主に消化管/膵原発）において不良な傾向が示されている（統合オッズ比：0.45［95% CI：0.19-1.07］）[10]。

■ 文献

1) Pavel M, O'Toole D, Costa F, et al.; Vienna Consensus Conference participants. ENETS consensus guidelines update for the management of distant metastatic disease of intestinal, pancreatic, bronchial neuroendocrine neoplasms（NEN）and NEN of unknown primary site. Neuroendocrinology. 2016; 103（2）: 172-185.（レベルⅥ）

2) NCCN org. NCCN Clinical Practice Guidelines in Oncology: Neuroendocrine and Adrenal tumors, Version 3. 2018.
https://www.nccn.org/professionals/physician_gls/pdf/neuroendocrine.pdf（レベルⅥ）

3) Rinke A, Müller HH, Schade-Brittinger C, et al.; PROMID Study Group. Placebo-controlled, double-blind, prospective, randomized study on the effect of octreotide LAR in the control of tumor growth in patients with metastatic neuroendocrine midgut tumors: a report from the PROMID Study Group. J Clin Oncol. 2009; 27（28）: 4656-4663.（レベルⅡ）

4) Caplin ME, Pavel M, Ćwikła JB, et al.; CLARINET Investigators. Lanreotide in metastatic enteropancreatic neuroendocrine tumors. N Engl J Med. 2014; 371（3）: 224-233.（レベルⅡ）

5) Ito T, Honma Y, Hijioka S, et al. Phase II study of lanreotide autogel in Japanese patients with unresectable or metastatic well-differentiated neuroendocrine tumors. Invest New Drugs. 2017; 35（4）: 499-508.（レベルⅢ）

6) Yao JC, Fazio N, Singh S, et al.; RAD001 in Advanced Neuroendocrine Tumours, Fourth Trial（RADIANT-4）Study Group. Everolimus for the treatment of advanced, non-functional neuroendocrine tumours of the lung or gastrointestinal tract（RADIANT-4）: a randomised, placebo-controlled, phase 3 study. Lancet 2016; 387（10022）: 968-977.（レベルⅡ）

7) Singh S, Carnaghi C, Buzzoni R, et al.; RAD001 in Advanced Neuroendocrine Tumors, Fourth Trial（RADIANT-4）Study Group. Everolimus in Neuroendocrine Tumors of the Gastrointestinal Tract and Unknown Primary. Neuroendocrinology. 2018; 106（3）: 211-220.（レベルⅣa）

8) Moertel CG, Lefkopoulo M, Lipsitz S, et al: Streptozocin-doxorubicin, streptozocin-fluorouracil or chlorozotocin in the treatment of advanced islet-cell carcinoma. N Engl J Med. 1992; 326（8）: 519-523.（レベルⅡ）

9) Sun W, Lipsitz S, Catalano P, et al. Phase II/III study of doxorubicin with fluorouracil compared with streptozocin with fluorouracil or dacarbazine in the treatment of advanced carcinoid tumors: Eastern Cooperative Oncology Group Study E1281. J Clin Oncol. 2005; 23（22）: 4897-4904.（レベルⅡ）

10) Lamarca A, Elliott E, Barriuso J, et al. Chemotherapy for advanced non-pancreatic well-differentiated neuroendocrine tumors of the gastrointestinal tract, a systematic review and meta-analysis: A lost cause? Cancer Treat Rev. 2016; 44: 26-41.（レベルⅣb）

CQ 6 膵・消化管 NEC に対して推奨される抗腫瘍薬は何か？

〔アルゴリズム 17〕

推 奨

小細胞肺癌の治療に用いるプラチナ系薬剤とエトポシドまたはイリノテカンの併用療法を推奨する（グレード C1，合意率 100%）。

解 説

膵・消化管 NEC は悪性度の高い腫瘍であり，特に遠隔転移を伴う場合には極めて予後不良である[1]。原発臓器による予後や治療成績の違いを示唆する報告はあるものの[2,3]，抗腫瘍薬の選択については，臓器を問わず小細胞肺癌に準じたプラチナ系薬剤を含む併用療法が推奨される[1]。

表 1 膵・消化管 NEC に対する併用療法の成績

膵・消化管 NEC に対するエトポシド＋シスプラチンの成績

対象	症例数	奏効率 (%)	生存期間 (中央値：月)	報告者/報告年
膵・消化管 NEC (anaplastic type)	18	67	19	Moertel, 1991[5]
膵・消化管 NEC	41	42	15	Mitry, 1999[6]
肺外小細胞癌	13	69	NE	Lo Re, 1994[7]
肝胆膵 NEC	21	14	5.8	Iwasa, 2010[8]
消化管 NEC	12	75	14	Yamaguchi, 2014[2]
肝胆膵 NEC	34	12	6.9	Yamaguchi, 2014[2]
消化器原発 NEC (原発不明含む)	129	31	12	Sorbye, 2013[3]

NE：not evaluated

膵・消化管 NEC に対するシスプラチン＋イリノテカンの成績

対象	症例数	奏効率 (%)	生存期間 (中央値：月)	報告者/報告年
食道 NEC	12	83	14	Chin, 2008[9]
胃 NEC	12	75	22.3	Okita, 2011[10]
消化管 NEC	142	51	13.4	Yamaguchi, 2014[2]
肝胆膵 NEC	18	39	10.1	Yamaguchi, 2014[2]
膵・消化管 NEC (NET G1/G2 含む)	15	7	11.4	Kulke, 2006[11]
肺外 NEC	15	67	11.4	Jin, 2011[12]

海外ではシスプラチン＋エトポシドが用いられることが多い（保険適用外*）。本邦では小細胞肺癌においてシスプラチン＋イリノテカンがシスプラチン＋エトポシドに対して優越性を示したことより[4]，シスプラチン＋イリノテカンも多く用いられる（保険適用外*）。各薬剤については，添付文書に記載のある既知の有害事象について，十分に患者への説明を行う。

シスプラチン＋エトポシドとシスプラチン＋イリノテカンのどちらが，切除不能進行・再発消化管 NEC に対する一次治療としてより適切な治療法であるかは明らかにされておらず，現在，日本臨床腫瘍研究グループ（JCOG）において，消化管・肝胆膵原発 NEC を対象として，両者の有用性を比較するランダム化試験（JCOG1213：TOPIC-NEC 試験）が進行中であり，結果がまたれる。

二次治療についても小細胞肺癌の治療指針を参考に一次治療に使用されなかったレジメンが使用される機会が多いが，NEC に対して推奨される二次治療は確立していない。

* 保険適用外ではあるが，社会保険診療報酬支払基金の審査情報提供検討委員会による検討の結果，平成 30 年 2 月 26 日付の審査情報提供により，イリノテカン塩酸塩水和物，エトポシド，シスプラチン，カルボプラチン（注射薬）を「神経内分泌細胞癌」に対して投与した場合，実質的に保険の査定を受けなくなった。

■文献

1) Garcia-Carbonero R, Sorbye H, Baudin E, et al.; Vienna Consensus Conference participants. ENETS consensus guidelines for high grade gastroenteropancreatic neuroendocrine tumors and neuroendocrine carcinomas. Neuroendocrinology. 2016; 103 (2): 186-194. (レベルⅥ)

2) Yamaguchi T, Machida N, Morizane C, et al. Multicenter retrospective analysis of systemic chemotherapy for advanced neuroendocrine carcinoma of the digestive system. Cancer Sci. 2014; 105 (9): 1176-1181. (レベルⅤ)

3) Sorbye H, Welin S, Langer SW, et al. Predictive and prognostic factors for treatment and survival in 305 patients with advanced gastrointestinal neuroendocrine carcinoma (WHO G3): the NORDIC NEC study. Ann Oncol. 2013; 24 (1): 152-160. (レベルⅤ)

4) Noda K, Nishiwaki Y, Kawahara M, et al.; Japan Clinical Oncology Group. Irinotecan plus cisplatin compared with etoposide plus cisplatin for extensive small-cell lung cancer. N Engl J Med. 2002; 346 (2): 85-91. (レベルⅡ)

5) Moertel CG, Kvols LK, O'Connell MJ, et al. Treatment of neuroendocrine carcinomas with combined etoposide and cisplatin. Evidence of major therapeutic activity in the anaplastic variants of these neoplasms. Cancer 1991; 68 (2): 227-232. (レベルⅤ)

6) Mitry E, Baudin E, Ducreux M, et al. Treatment of poorly differentiated neuroendocrine tumours with etoposide and cisplatin. Br J Cancer. 1999; 81 (8): 1351-1355. (レベルⅤ)

7) Lo Re G, Canzonieri V, Veronesi A, et al. Extrapulmonary small cell carcinoma: a single-institution experience and review of the literature. Ann Oncol. 1994; 5 (10): 909-913. (レベルⅤ)

8) Iwasa S, Morizane C, Okusaka T, et al. Cisplatin and etoposide as first-line chemotherapy for poorly differentiated neuroendocrine carcinoma of the hepatobiliary tract and pancreas. Jpn J Clin Oncol. 2010; 40 (4): 313-318. (レベルⅤ)

9) Chin K, Baba S, Hosaka H, et al. Irinotecan plus cisplatin for therapy of small-cell carcinoma of the esophagus: report of 12 cases from single institution experience. Jpn J Clin Oncol. 2008; 38 (6): 426-431. (レベルⅤ)

10) Okita NT, Kato K, Takahari D, et al. Neuroendocrine tumors of the stomach: chemotherapy with cisplatin plus irinotecan is effective for gastric poorly-differentiated neuroendocrine carcinoma. Gastric Cancer. 2011; 14 (2): 161-165. (レベルⅤ)

11) Kulke MH, Wu B, Ryan DP, et al. A phase II trial of irinotecan and cisplatin in patients with metastatic neuroendocrine tumors. Dig Dis Sci. 2006; 51 (6): 1033-1038. (レベルⅢ)

12) Jin S, Wang T, Chen X, et al. Phase II study of weekly irinotecan plus cisplatin in patients with previously untreated extensive-stage extrapulmonary small cell carcinoma. Onkologie. 2011; 34 (7): 378-381. (レベルⅢ)

CQ 7

膵・消化管 NEN の切除不能肝転移に対して
推奨される局所療法は何か？

〔アルゴリズム 16〕

推 奨

TAE/TACE は肝転移の局所治療として推奨される（グレード C1，合意率 100%）。また，切除不能の肝転移巣を有するが，腫瘍量が少ない場合には腫瘍焼灼術も選択できる（グレード C1，合意率 100%）。

解 説

NEN の肝転移を伴った症例においては治癒切除困難例が多い。膵・消化管 NEN の QOL や 5 年生存率の向上には肝転移巣の制御が重要であり，局所療法は内分泌症状のコントロールにも寄与する[1-3]。

NEN の肝転移は血流が豊富なものが多く，腫瘍への血流は 90% 以上肝動脈から供給されている[4]。肝細胞癌と同様に TAE や TACE が NEN の肝転移（特に高腫瘍量）の局所治療として有用である[1, 4]。胆道再建術後，門脈腫瘍塞栓や腹水の存在は積極的な適応としない[5, 6]。胆管拡張症例や門脈閉塞症例は TACE 後の肝壊死のリスクが高いとされる[7]。また，肝外病変があっても TACE が有用とする報告もある[8]。

TAE，TACE いずれも高い症状緩和効果を有しており，50〜90% の症例で症状の改善が 12 カ月以上持続すると報告されている[1, 4-6]。TAE，TACE 後の無増悪期間（TTP）は 12〜25 カ月とされている[1, 5, 6, 9, 10]。TAE，TACE 後の生存率に関する報告は，TAE では 5 年生存率が 13〜37%（中央値 31%），生存期間中央値は 18〜43 カ月，TACE では 5 年生存率が 19〜83%（中央値 36%），生存期間中央値も 24〜44 カ月である[1, 4-6, 9]。中腸原発 NEN の肝転移に対して TAE と TACE の治療効果を比較したランダム化比較試験において，2 年後の PFS に両者で有意差を認めなかった（44% vs. 38%）[11]。本邦から膵・消化管 NEN に対する TA（C）E の成績が最近報告され，奏効率 56%，病勢制御率 96%，全生存期間 86.1 カ月であった[10]。内分泌症状を伴う NEN では TAE/TACE 術中や術直後にクリーゼをきたすことがあり，術前のソマトスタチンアナログの投与が有用である[5]。

切除不能の肝転移巣を有する症例に対して，腫瘍焼灼が有用との報告もある[2, 3, 5, 12-14]。実際には，焼灼法にはラジオ波焼灼術（RFA）が用いられることが多く，経皮的もしくは開腹下/腹腔鏡下に施行される[12-15]。最近のシステマティック・レビューでは，RFA 後（RFA 単独もしくは外科切除との併用）の症状緩和効果が 92% の症例で認められ，14〜27 カ月持続するとの報告がある[14]。

NET 肝転移巣への単独治療としての肝動注化学療法の報告は稀で，NCCN[16] および ENETS[17] ガイドラインでも抗がん剤の肝動注療法についての記載はない。

■文献

1) Kennedy A, Bester L, Salem R, et al.; NET-Liver-Metastases Consensus Conference. Role of hepatic intra-arterial therapies in metastatic neuroendocrine tumours（NET）: Guidelines from the NET-Liver-Metastases Consensus Conference. HPB（Oxford）. 2015; 17（1）: 29-37.（レベルⅣb）

2) Madoff DC, Gupta S, Ahrar K, et al. Update on the management of neuroendocrine hepatic metastases. J Vasc Interv Radiol. 2006 ; 17（8）: 1235-1249.（レベルⅣb）

3) Ramage JK, Ahmed A, Ardill J, et al.; UK and Ireland Neuroendocrine Tumour Society. Guidelines for the management of gastroenteropancreatic neuroendocrine（including carcinoid）tumours（NETs）. Gut. 2012; 61（1）: 6-32.（レベルⅣb）

4) Vogl TJ, Naguib NN, Zangos S, et al. Liver metastases of neuroendocrine carcinomas: Interventional treatment via transarterial embolization, chemoembolization and thermal ablation. Eur J Radiol. 2009; 72（3）: 517-528.（レベルⅣb）

5) de Baere T, Deschamps F, Tselikas L, et al. GEP-NETs update: Interventional radiology: role in the treatment of liver metastases from GEP-NETs. Eur J Endocrinol. 2015; 172（4）: R151-166.（レベルⅣb）

6) Knigge U, Hansen CP, Stadil F. Interventional treatment of neuroendocrine liver metastases. Surgeon. 2008; 6（4）: 232-239.（レベルⅣb）

7) Joskin J, de Baere T, Auperin A, et al. Predisposing factors of liver necrosis after transcatheter arterial chemoembolization in liver metastases from neuroendocrine tumor. Cardiovasc Intervent Radiol. 2015; 38（2）: 372-380.（レベルⅣb）

8) Arrese D, McNally ME, Chokshi R, et al. Extrahepatic disease should not preclude transarterial chemoembolization for metastatic neuroendocrine carcinoma. Ann Surg Oncol. 2013; 20（4）: 1114-1120.（レベルⅣb）

9) Gupta S, Johnson MM, Murthy R, et al. Hepatic arterial embolization and chemoembolization for the treatment of patients with metastatic neuroendocrine tumors: Variables affecting response rates and survival. Cancer. 2005; 104（8）: 1590-1602.（レベルⅣb）

10) Okuyama H, Ikeda M, Takahashi H, et al. Transarterial（Chemo）embolization for liver metastases in patients with neuroendocrine tumors. Oncology. 2017; 92（6）: 353-359.（レベルⅣb）

11) Maire F, Lombard-Bohas C, O'Toole D, et al. Hepatic arterial embolization versus chemoembolization in the treatment of liver metastases from well-differentiated midgut endocrine tumors: A prospective randomized study. Neuroendocrinology. 2012; 96（4）: 294-300.（レベルⅡ）

12) Lewis MA, Hubbard J. Multimodal liver-directed management of neuroendocrine hepatic metastases. Int J Hepatol. 2011; 2011: 452343.（レベルⅣb）

13) Karabulut K, Akyildiz HY, Lance C, et al. Multimodality treatment of neuroendocrine liver metastases. Surgery. 2011; 150（2）: 316-325.（レベルⅣb）

14) Mohan H, Nicholson P, Winter DC, et al. Radiofrequency ablation for neuroendocrine liver metastases: a systematic review. J Vasc Interv Radiol. 2015; 26（7）: 935-942.e1.（レベルⅠ）

15) Mazzaglia PJ, Berber E, Milas M, et al. Laparoscopic radiofrequency ablation of neuroendocrine liver metastases: a 10-year experience evaluating predictors of survival. Surgery. 2007; 142（1）: 10-19.（レベルⅤ）

16) NCCN org. NCCN Clinical Practice Guidelines in Oncology: Neuroendocrine and Adrenal tumors, Version 3. 2018.
https://www.nccn.org/professionals/physician_gls/pdf/neuroendocrine.pdf（レベルⅥ）

17) Pavel M, O'Toole D, Costa F, et al.; Vienna Consensus Conference participants. ENETS consensus guidelines update for the management of distant metastatic disease of intestinal, pancreatic, bronchial neuroendocrine neoplasms（NEN）and NEN of unknown primarysite. Neuroendocrinology. 2016; 103（2）: 172-185.（レベルⅣb）

126 ■ 第4章 内科・集学的治療

CQ 8

膵・消化管 NEN に対して術前・術後の補助療法は推奨されるか？

推 奨

　膵・消化管 NET に対する術前・術後の補助療法の有効性は明らかでない（推奨なし，合意率 100%）。

　膵・消化管 NEC に対して切除を施行した場合にはプラチナ系薬剤を用いた術後補助療法を行うことを推奨する（グレード C1，合意率 100%）。術前治療の有効性は明らかではない（推奨なし，合意率 100%）。

解 説

　膵・消化管 NET 切除後の補助療法については現時点で質の高いエビデンスはない。切除標本の Ki-67 が高い場合，リンパ節転移陽性例[1, 2]，組織学的断端陽性例[3]，肝転移巣切除後[4, 5]などでは術後再発率が高いことがわかっているが，術後補助療法の意義は不明である。一方，術前補助療法のエビデンスもないが，高度局所進行ないし遠隔転移を伴う膵・消化管 NET で，薬物治療後に切除が可能になった報告がある[5, 6]。

　膵・消化管 NEC について，後ろ向き研究[7, 8]の結果を基に，NCCN[9]や ENETS[10]，NANETS[11]のガイドラインでは，肺小細胞癌に対する薬物療法のレジメンに準じたプラチナ系薬剤を用いた術後補助療法を推奨している。治療レジメンとしては，シスプラチン（カルボプラチン）＋エトポシド，シスプラチン＋イリノテカンが代表的である（**内科・集学的治療 CQ6** 参照）。NANETS ガイドライン[11]では 4〜6 コースの術後補助療法を推奨している。なお，術前治療に関するエビデンスはない。

■文献

1) Klöppel G, Couvelard A, Perren A, et al.; Mallorca Consensus Conference participants; European Neuroendocrine Tumor Society. ENETS consensus guidelines for the standards of care in neuroendocrine tumors: towards a standardized approach to the diagnosis of gastroenteropancreatic neuroendocrine tumors and their prognostic stratification. Neuroendocrinology. 2009; 90 (2): 162-166. （レベルⅣb）

2) Ramage JK, De Herder WW, Delle Fave G, et al.; Vienna Consensus Conference participants. ENETS consensus guidelines update for colorectal neuroendocrine neoplasms. Neuroendocrinology 2016; 103 (2): 139-143. （レベルⅣb）

3) Arvold ND, Willett CG, Fernandez-del Castillo C, et al. Pancreatic neuroendocrine tumors with involved surgical margins: prognostic factors and the role of adjuvant radiotherapy. Int J Radiat Oncol Biol Phys. 2012; 83 (3): e337-343. （レベルⅣb）

4) 青木琢，國土典宏．GEP-NET に対する外科治療．日消誌．2014; 111 (12): 2272-2279. （レベルⅣb）

5) Frilling A, Clift AK. Therapeutic strategies for neuroendocrine liver metastases. Cancer. 2015; 121 (8): 1172-1186. （レベルⅣb）

6) Prakash L, Bhosale P, Cloyd J, et al. Role of fluorouracil, doxorubicin, and streptozocin therapy in the preoperative treatment of localized pancreatic neuroendocrine tumors. J Gastrointest Surg. 2017; 21 (1): 155-163. （レベルⅣb）

7) Sorbye H, Strosberg J, Baudin E, et al. Gastroenteropancreatic high-grade neuroendocrine carcinoma.

Cancer. 2014; 120 (18): 2814-2823. (レベルⅣb)

8) Haugvik SP, Janson ET, Österlund P, et al. Surgical treatment as a principle for patients with high-grade pancreatic neuroendocrine carcinoma: a Nordic multicenter comparative study. Ann Surg Oncol. 2016; 23 (5): 1721-1728. (レベルⅣb)

9) NCCN guidelines, version 2. 2018. Poorly differentiated neuroendocrine carcinoma/large or small cell (other than lung) (PDNEC-1). (レベルⅣb)

10) Garcia-Carbonero R, Sorbye H, Baudin E, et al.; Vienna Consensus Conference participants. ENETS consensus guidelines for high-grade gastroenteropancreatic neuroendocrine tumors and neuroendocrine carcinomas. Neuroendocrinology. 2016; 103 (2): 186-194. (レベルⅣb)

11) Strosberg JR, Coppola D, Klimstra DS, et al.; North American Neuroendocrine Tumor Society (NANETS). The NANETS consensus guidelines for the diagnosis and management of poorly differentiated (high-grade) extrapulmonary neuroendocrine carcinomas. Pancreas. 2010; 39 (6): 799-800. (レベルⅣb)

128 ■ 第4章 内科・集学的治療

CQ 9

膵・消化管 NEN に対して放射線治療は推奨されるか？

〔アルゴリズム 16〕

推 奨

原発巣に対する外照射治療については，推奨できるだけの十分なエビデンスがない（**推奨なし，合意率 100%**）。

骨転移に対して疼痛緩和目的の外照射が推奨される（**グレード A，合意率 100%**）。

解 説

1. 外照射

原発巣に対する外照射治療について後ろ向き研究を解析したシステマティック・レビュー[1] によれば，91 例に対して中央値で 50.4 Gy/28 分割の外照射が行われ，奏効率は 57%，局所再発率は 29% と報告されている。また術前，術後補助療法として施行された外照射の局所再発率は 18% と報告されている。外照射後遠隔転移を伴わない 2 年生存率は 46% であったとする報告[2] や，遠隔転移を伴わない生存期間は 12.4 カ月との報告[3] もあり，外照射の有用性を支持する論文[4] も認められるが，腫瘍縮小，無増悪期間の延長，予後の延長に寄与するか否かについての科学的根拠は不十分であり，推奨できる明確な根拠はない。

2. 骨転移に対する外照射

膵・消化管 NET からの骨転移のみに対する疼痛緩和についてのまとまった報告はない。骨転移に対する疼痛緩和目的の放射線治療は，多くの固形癌では放射線治療の疼痛緩和に関しての有効率は 75～90% と高く，8 Gy/1 回照射，20 Gy/5 分割，30 Gy/10 分割，35 Gy/14 分割といった複数の線量分割が有効である[5-9]。ただし，1 回照射と分割照射では，寛解率や完全寛解率に差がみられないが，1 回照射において同一部位への再照射率が高いことが複数のメタアナリシスで一致しているため[9-11]，予後予測に基づいた線量，線量分割の選択が必要である。

なお，^{89}Sr による内照射は原材料が入手困難となり，製造販売が中止され 2019 年 2 月より施行不能となった。

3. 放射性核種標識ペプチド治療 (peptide receptor radionuclide therapy ; PRRT)

PRRT は SSTR を標的とした放射線内用療法であり，ランダム化比較試験[12] の結果良好な成績を収めたため欧米で相次いで承認された。また日本人患者においても海外で PRRT が施行され有用であったとする報告があり，現在国内にて治験が進行しているが国内では未承認である。

PRRT は SSTR を高発現している NET が治療の対象である（**COLUMN 3** 参照）。

■ 文献 ─────────────────────────────────

1) Chan DL, Thompson R, Lam M, et al. External beam radiotherapy in the treatment of gastroenteropancreatic neuroendocrine tumors: a systemic review. Clin Oncol（R Coll Radiol）. 2018; 30（7）: 400-408.（**レベル I**）
2) Zagar TM, White RR, Willett CG, et al. Resected pancreatic neuroendocrine tumors: patterns of failure and

disease-related outcomes with or without radiotherapy. Int J Radiat Oncol Biol Phys. 2012; 83 (4): 1126-1131. (レベルⅣb)

3) Arvold ND, Willett CG, Fernandez-del Castillo C, et al. Pancreatic neuroendocrine tumors with involved surgical margins: prognostic factors and the role of adjuvant radiotherapy. Int J Radiat Oncol Biol Phys. 2012; 83 (3): e337-343. (レベルⅣb)

4) Contessa JN, Griffith KA, Wolff E, et al. Radiotherapy for pancreatic neuroendocrine tumors. Int J Radiat Oncol Biol Phys. 2009; 75 (4): 1196-1200. (レベルⅣb)

5) Anderson PR, Coia LR. Fractionation and outcomes with palliative radiation therapy. Semin Radiat Oncol. 2000; 10 (3): 191-199. (レベルⅣb)

6) Ratanatharathorn V, Powers WE, Moss WT, et al. Bone metastasis: review and critical analysis of random allocation trials of local field treatment. Int J Radiat Oncol Biol Phys. 1999; 44 (1): 1-18. (レベルⅠ)

7) Rose CM, Kagan AR. The final report of the expert panel for the radiation oncology bone metastasis work group of the American College of Radiology. Int J Radiat Oncol Biol Phys. 1998; 40 (5): 1117-1124. (レベルⅣb)

8) McQuay HJ, Collins SL, Carroll D, et al. Radiotherapy for the palliation of painful bone metastases. Cochrane Database Syst Rev. 2000; (2): CD001793. (レベルⅣb)

9) Sze WM, Shelley MD, Held I, et al. Palliation of metastatic bone pain: single fraction versus multifraction radiotherapy-a systematic review of randomised trials. Clin Oncol (R Coll Radiol). 2003; 15 (6): 345-352. (レベルⅠ)

10) Wu JS, Wong R, Johnston M, et al.; Cancer Care Ontario Practice Guidelines Initiative Supportive Care Group. Meta-analysis of dose-fractionation radiotherapy trials for the palliation of painful bone metastases. Int J Radiat Oncol Biol Phys. 2003; 55 (3): 594-605. (レベルⅠ)

11) Chow E, Harris K, Fan G, et al. Palliative radiotherapy trials for bone metastases: a systematic review. J Clin Oncol. 2007; 25 (11): 1423-1436. (レベルⅠ)

12) Strosberg JR, EI-Haddad G, Wolin E, et al. Phase 3 trial of ^{177}Lu-dotatate for midgut neuroendocrine tumors. N Engl J Med. 2017; 376 (2): 125-135. (レベルⅡ)

COLUMN

❸ Peptide receptor radionuclide therapy（PRRT）

膵・消化管由来の NET は SSTR を高率に発現していることから，ソマトスタチンアナログに放射線同位元素を標識した薬剤を用いる PRRT が開発されてきた。根治切除不能の中腸 NET を対象とした第Ⅲ相試験でその有用性が報告された（NETTER1 試験）[1]。オクトレオチド LAR 30 mg/月にて，増悪と判定された症例を対象に ^{177}Lu-DOTA-TATE による 7.4 GBq の PRRT を 8 週ごとに計 4 回施行するグループと，オクトレオチド LAR を 60 mg に増量投与するグループにランダムに割り付けた国際共同のランダム化第Ⅲ相試験である。対照群のオクトレオチド LAR 群の PFS 8.4 カ月に対して ^{177}Lu-DOTA-TATE 群では PFS は 40 カ月と推定され，オクトレオチド LAR に対してハザード比：0.21［0.129-0.338］（P＜0.0001）と明らかな優越性が証明された。奏効率も 19％で対照群の 3％との間に有意差が認められた（P＝0.00043）。また治療関連の重篤な副作用も 9％であり，長期にわたる経過においても腎機能の低下はほとんどみられなかった。

欧州の各施設からの多数例のこれまでの報告（表1）では，中腸のみならず膵・消化管神経内分泌腫瘍に対して PRRT は有用な治療である可能性が示されている[2]。^{177}Lu-DOTA-TATE は 2018 年 1 月に膵・消化管神経内分泌腫瘍に対して FDA（米国食品医薬品局）で承認され，ENETS のガイドラインにも明記されている[3]。

現在本邦では国内第Ⅰ/Ⅱ相試験が行われており，有効性・安全性は確立していないが，今後新たな治療法として期待される。

表1 PRRT 抗腫瘍効果

使用核種	原発	症例数	奏効率(%)	病勢制御率(%)	無増悪生存期間（中央値：月)	報告者
[^{90}Y-DOTA^0, Tyr^3]-Octreotide	膵・消化管	58	9	81	29	Valkema[4]
[^{177}Lu-DOTA^0, Tyr^3]-Octreotate	膵・消化管	310	29	80	33	Kwekkeboom[5]
[^{177}Lu-DOTA^0, Tyr^3]-Octreotate	膵臓	133	55	NA	30	Brabander[6]
[^{177}Lu-DOTA^0, Tyr^3]-Octreotate	膵臓	68	60	NA	34	Ezziddin[7]
[^{177}Lu-DOTA^0, Tyr^3]-Octreotate	中腸	101	18	NA	40	Strosberg[1]

NA：not available.

■文献

1) Strosberg JR, El-Haddad G, Wolin E, et al. Phase 3 trial of ^{177}Lu-dotatate for midgut neuroendocrine tumors. N Engl J Med. 2017; 376 (2): 125-135.

2) Kam BL, Teunissen JJ, Krenning EP, et al. Lutetium-labelled peptides for therapy of neuroendocrine tumours. Eur J Nucl Med Mol Imaging. 2012; 39 Suppl 1: S103-112.

3) Hicks RJ, Kwekkeboom DJ, Krenning E, et al.; Antibes Consensus Conference participants. ENETS consensus guidelines for the standards of care in neuroendocrine neoplasms: peptide receptor radionuclide therapy

with radiolabelled somatostatin analogues. Neuroendocrinology. 2017; 105 (3): 295-309.

4) Valkema R, Pauwels S, Kvols LK, et al. Survival and response after peptide receptor radionuclide therapy with [^{90}Y-DOTA^0, Tyr^3] octreotide in patients with advanced gastroenteropancreatic neuroendocrine tumors. Semin Nucl Med. 2006; 36 (2): 147-156.

5) Kwekkeboom DJ, de Herder WW, Kam BL, et al. Treatment with the radiolabeled somatostatin analog [^{177}Lu-DOTA^0, Tyr^3] octreotate: toxicity, efficacy, and survival. J Clin Oncol. 2008; 26 (13): 2124-2130.

6) Brabander T, van der Zwan WA, Teunissen JJM, et al. Long-term efficacy, survival, and safety of [^{177}Lu-DOTA^0, Tyr^3] octreotate in patients with gastroenteropancreatic and bronchial neuroendocrine tumors. Clin Cancer Res. 2017; 23 (16): 4617-4624.

7) Ezziddin S, Attassi M, Yong-Hing CJ, et al. Predictors of long-term outcome in patients with well-differentiated gastroenteropancreatic neuroendocrine tumors after peptide receptor radionuclide therapy with ^{177}Lu-octreotate. J Nucl Med. 2014; 55 (2): 183-190.

第5章

MEN1/VHL
―Clinical Question・推奨・解説―

■ まえがき ■

多発性内分泌腫瘍症1型（MEN1）の約60%，von Hippel-Lindau病（VHL）の約8～17%に膵・消化管NETを合併する。一方，全膵NETの4～10%は背景にMEN1を有する（全膵NETに占めるVHLの割合についてはデータがない）。多くの膵・消化管NET患者のなかからMEN1/VHL患者を適切に診断する重要性として，1) MEN1/VHLでは散発例とは異なる診断法や経過観察方針，治療方針が求められる，2) MEN1/VHLと診断が確定した場合には，MEN1であれば副甲状腺や下垂体，VHLであれば網膜および中枢神経血管芽腫や腎癌など，ほかの併発病変の早期診断，早期治療を目的としたサーベイランスを行う必要がある，3) MEN1，VHLのいずれも常染色体優性遺伝性疾患であり，ひとりの患者の診断を確定することにより，まだ診断されていないリスクのある血縁者を発症前遺伝学的検査によって確定し，早期診断および早期治療を可能にする（あるいは遺伝していない血縁者に対する無駄なサーベイランスを回避できる），ことが挙げられる。しかしながら，すべての膵・消化管NET患者に対してMEN1やVHLを念頭においた検索を行うことは効率的ではなく，可能性の高い患者を適切に抽出する必要がある。

なお，MEN1/VHLではNECは極めて稀であることから，この章では略語として"NET"のみを用いる。

CQ
1

どのような膵・消化管 NET で MEN1/VHL を疑うべきか？

〔アルゴリズム 18〕

推 奨

下記の症例で MEN1/VHL を疑うことを推奨する。
- 多発性膵 NET（グレード B，合意率 100%）
- 再発性膵 NET（グレード B，合意率 100%）
- ガストリノーマ（グレード B，合意率 100%）
- 若年のインスリノーマ（グレード B，合意率 86%）
- 高カルシウム血症の併発（グレード A，合意率 100%）
- MEN1 および VHL 関連腫瘍の存在と既往（グレード A，合意率 100%）
- MEN1 および VHL 関連腫瘍の家族歴（グレード A，合意率 100%）

解 説

　膵・消化管 NET のうち MEN1 に伴うものは，以前の研究では約 10% を占める[1-3]とする報告が多かったが，日本人を対象にした最近の調査では 4.3% と報告されている[4]。これは画像診断技術や検診の普及によって偶発的に散発性 NET の診断機会が増えたことと関連している可能性がある。また 102 個の膵 NET に全ゲノム解析を行った研究では，6 個（6%）に *MEN1* 遺伝子の生殖細胞系列病的バリアントが同定されている[5]。したがって，これより明らかに MEN1 患者が占める割合が大きい条件を満たす膵 NET では積極的に MEN1 を疑う必要がある。

　膵・消化管 NET の約 80% は単発性 NET であるが[1]，MEN1 患者では膵 NET 診断時に 74% が複数の腫瘍を認めていた[6]ことから，多発 NET は MEN1 を強く疑う根拠となる。遠隔転移を伴わない膵内再発と異時性新規発症の場合には MEN1 を精査することが推奨される。

　消化管 NEN に占める MEN1 の割合は 0.42% と低いため[4]，単独の消化管 NEN は積極的に MEN1 を疑う病変とはいえない。ただしガストリノーマの 16〜25% は MEN1 に伴うものであり[1-4]，特に MEN1 のガストリノーマはその多くが十二指腸に発生することから，十二指腸原発のガストリノーマでは特に MEN1 を強く疑って検索を進める必要がある。また，MEN1 における膵・消化管 NET の罹病率は約 60% であるが，NIH の報告ではその 40% はガストリノーマ関連症状で初発しており，45% ではそれが副甲状腺機能亢進症よりも先に出現している[7]。

　インスリノーマはほかの膵・消化管 NET に比較して若年に発症する傾向がある[8]。すべての膵・消化管 NET のうち 20 歳未満での発症は 1% 程度を占めるに過ぎないのに対し[1]，本邦で集計された MEN1 のインスリノーマでは診断時年齢の記載のある症例の 24% が 20 歳未満で診断されており[9]，若年発症のインスリノーマでは MEN1 が強く示唆されるので MEN1 を念頭においた精査が推奨される。

　臨床的には MEN1 家族歴が確認された場合，一病変の確定のみで MEN1 と診断することが推奨されている[10]。また，MEN1 のうち約 75% は家族歴があり，血縁者に罹患者が存在する[11]。ただし，一部では家族歴があるにもかかわらず認識されていない場合もあり，家族歴の

否定には慎重である必要がある。患者や血縁者は甲状腺と副甲状腺，膵 NET と膵癌など，紛らわしい病名を混同している場合も少なくない。

VHL に関しては，本邦で用いられている診断基準に基づけば，膵 NET を有する患者の場合，VHL の家族歴が明らかでない患者の診断の確定には中枢神経系血管芽腫もしくは網膜血管腫の存在が必須条件となっている[12]。膵 NET 患者全体に占める VHL 患者の割合に関する報告はないが，前述の膵 NET に全ゲノム解析を行った研究では1例に VHL の生殖細胞系列病的バリアントが同定されている。この症例における VHL 関連病変の有無については記載されていない。また，VHL においては膵 NET のほかに膵嚢胞性病変も 16～71％に認められることから，膵に NET と嚢胞性病変を合併する例では VHL の可能性が考えられるが，これについて根拠となり得る論文報告は見当たらない。

MEN1/VHL に伴う膵 NET の病理学的特徴については，**病理 COLUMN ❷**を参照。

■文献

1) Ito T, Sasano H, Tanaka M, et al. Epidemiological study of gastroenteropancreatic neuroendocrine tumors in Japan. J Gastroenterol. 2010; 45 (2): 234-243. (レベルⅣb)

2) Oberg K, Eriksson B. Endocrine tumours of the pancreas. Best Pract Res Clin Gastroenterol. 2005; 19 (5): 753-781. (レベルⅤ)

3) Plöckinger U, Rindi G, Arnold R, et al.; European Neuroendocrine Tumour Society. Guidelines for the diagnosis and treatment of neuroendocrine gastrointestinal tumours. A consensus statement on behalf of the European Neuroendocrine Tumour Society (ENETS). Neuroendocrinology. 2004; 80 (6): 394-424. (レベルⅥ)

4) Ito T, Igarashi H, Nakamura K, et al; Epidemiological trends of pancreatic and gastrointestinal neuroendocrine tumors in Japan: a nationwide survey analysis. J Gastroenterol. 2015; 50 (1): 58-64. (レベルⅣb)

5) Scarpa A, Chang DK, Nones K, et al. Whole-genome landscape of pancreatic neuroendocrine tumours. Nature. 2017; 543 (7643): 65-71. (レベルⅣb)

6) Sakurai A, Suzuki S, Kosugi S, et al.; MEN Consortium of Japan. Multiple endocrine neoplasia type 1 in Japan: establishment and analysis of a multicentre database. Clin Endocrinol (Oxf). 2012; 76 (4): 533-539. (レベルⅣb)

7) Gibril F, Schumann M, Pace A, et al. Multiple endocrine neoplasia type 1 and Zollinger-Ellison syndrome: a prospective study of 107 cases and comparison with 1009 cases from the literature. Medicine (Baltimore). 2004; 83 (1): 43-83. (レベルⅣa)

8) Trump D, Farren B, Wooding C, et al. Clinical studies of multiple endocrine neoplasia type 1 (MEN1). QJM. 1996; 89 (9): 653-669. (レベルⅣb)

9) Sakurai A, Yamazaki M, Suzuki S, et al. Clinical features of insulinoma in patients with multiple endocrine neoplasia type 1: analysis of the database of the MEN Consortium of Japan. Endocr J. 2012; 59 (10): 859-866. (レベルⅣb)

10) Thakker RV, Newey PJ, Walls GV, et al. Clinical practice guidelines for multiple endocrine neoplasia type 1 (MEN1). J Clin Endocrinol Metab. 2012; 97 (9): 2990-3011. (レベルⅥ)

11) Goudet P, Murat A, Binquet C, et al. Risk factors and causes of death in MEN1 disease. A GTE (Groupe d'Etude des Tumeurs Endocrines) cohort study among 758 patients. World J Surg. 2010; 34 (2): 249-255. (レベルⅣb)

12) フォン・ヒッペル・リンドウ病の病態調査と診断治療系確率の研究班 編．臨床診断基準．フォン・ヒッペル・リンドウ（VHL）病 診療ガイドライン．中外医学社，p7，東京，2011．(レベルⅣ)

136 ■ 第5章 MEN1/VHL

CQ 2
膵・消化管 NET 患者に対して推奨される
MEN1/VHL のスクリーニング検査は何か？

〔アルゴリズム 18〕

推 奨

・MEN1/VHL ともに，家族歴聴取が推奨される（**グレード A，合意率 100%**）。
・MEN1 では，原発性副甲状腺機能亢進症の検索（アルブミン補正血清カルシウム・血清リン・血漿インタクト PTH の同時測定）を実施する（**グレード A，合意率 100%**）。さらに，下垂体腫瘍（血清プロラクチン・下垂体 MRI）を中心に関連病変の検索を進める（**グレード A，合意率 100%**）。
・VHL では既に病態が判明している場合が多く，スクリーニング検査として推奨されるものはない（**推奨なし，合意率 86%**）。
・MEN1/VHL の遺伝学的検査については **MEN1/VHL CQ6** を参照。

解 説

　MEN1 の 3 大病変とその罹患率は，副甲状腺過形成による原発性副甲状腺機能亢進症（PHPT）95%以上，膵消化管 NET 60%，下垂体腫瘍 50%であり，その他の関連疾患として副腎皮質腫瘍 20〜30%，胸腺 NET 5%などが挙げられる[1, 2]。PHPT は無症候性のことが多いため，アルブミン補正血清カルシウム・血清リン・血漿インタクト PTH の同時測定によるスクリーニングにより PTH 過剰分泌に伴う高カルシウム血症や低リン血症を確認する[2, 3]。膵消化管 NET に関しては，合併した原発性副甲状腺機能亢進症に起因する高カルシウム血症によりガストリンやインスリンの分泌が亢進し得ることを念頭におき診断する必要がある[2, 3]。下垂体腫瘍ではプロラクチノーマや成長ホルモン（GH）産生腫瘍が主な機能性腫瘍であるため，血清プロラクチンや IGF-1 を測定する。先端巨大症が疑われる場合は 75g OGTT で GH 分泌が正常域まで抑制されないことを確認する。非機能性腫瘍も発生するため，下垂体造影 MRI や視野検査も行う[2, 3]。副腎皮質腫瘍（非機能性が多く，悪性は少ない）や胸腺 NET があり，胸腹部 CT および MRI が診断の一助となる[2, 3]。

　VHL に生じる主な病変およびその罹患率は，中枢神経系（主に小脳，脳幹，脊髄）の血管芽腫 60〜80%，網膜血管腫 40〜70%，内耳リンパ嚢腫 12〜50%，腎嚢胞 60〜80%，腎癌 20〜50%，褐色細胞腫 10〜20%，膵嚢胞 17〜61%，膵 NET 8〜17%であり，多発性・再発性に若年で発症する[4-7]。既に病態が判明している場合が多く，スクリーニング検査として推奨されるものはないが，中枢神経血管芽腫，網膜血管腫，腎嚢胞・腎癌，褐色細胞腫の存在が診断の契機となり得る[8, 9]。中枢神経血管芽腫では造影 MRI，網膜血管腫では散瞳下眼底検査・細隙灯顕微鏡検査・蛍光眼底血管造影，腎病変では腹部 US・造影 CT・単純 MRI にて病変を確認する[5, 6]。褐色細胞腫では，血中カテコールアミン分画（正常上限の 3 倍以上またはアドレナリン＋ノルアドレナリン 2,000 pg/mL 以上）や随時尿中メタネフリン分画（尿中 Cr 濃度で補正したメタネフリン，ノルメタネフリンが正常上限の 3 倍以上または 500 ng/mg・Cr 以上）の増加があれば，24 時間蓄尿により尿中カテコールアミン（正常上限の 2 倍以上）および尿中総メタネフリン分画（正常上限の 3 倍以上）を確認する。MRI や ^{123}I-MIBG シンチグラフィは腫瘍

の局在診断に有用である[5, 7, 10]。

MEN1，VHL とも，問診や家族歴聴取を十分に行うことが重要であり，遺伝学的検査の実施を考慮する（**MEN1/VHL CQ6 参照**）[2, 5, 6]。

■ 文献

1) Sakurai A, Suzuki S, Kosugi S, et al.; MEN Consortium of Japan. Multiple endocrine neoplasia type 1 in Japan: establishment and analysis of a multicentre database. Clin Endocrinol（Oxf）. 2012; 76（4）: 533-539.（**レベルⅣb**）

2) Thakker RV, Newey PJ, Walls GV, et al; Endocrine Society. Clinical practice guidelines for multiple endocrine neoplasia type 1（MEN1）. J Clin Endocrinol Metab. 2012; 97（9）: 2990-3011.（**レベルⅥ**）

3) Manoharan J, Albers MB, Bartsch DK. The future: diagnostic and imaging advances in MEN1 therapeutic approaches and management strategies. Endocr Relat Cancer. 2017; 24（10）: T209-T225.（**レベルⅥ**）

4) 五十嵐久人，立花雄一，植田圭二郎．他．von Hippel-Lindau 病．肝胆膵．2016; 73（5）: 821-828.（**レベルⅥ**）

5) Varshney N, Kebede AA, Owusu-Dapaah H, et al. A Review of von Hippel-Lindau Syndrome. J Kidney Cancer VHL. 2017; 4（3）: 20-29.（**レベルⅥ**）

6) Binderup ML, Bisgaard ML, Harbud V, et al.; Danish vHL Coordination Group. Von Hippel-Lindau disease（vHL）. National clinical guideline for diagnosis and surveillance in Denmark. 3rd edition. Dan Med J. 2013; 60（12）: B4763.（**レベルⅥ**）

7) Takayanagi T, Mukasa A, Nakatomi H, et al. Development of database and genomic medicine for von Hippel-Lindau disease in Japan. Neurol Med Chir（Tokyo）2017; 57（2）: 59-65.（**レベルⅥ**）

8) O'Brien FJ, Danapal M, Jairam S, et al. Manifestations of von Hippel Lindau syndrome: a retrospective national review. QJM. 2014; 107（4）: 291-296.（**レベルⅣb**）

9) 山﨑一郎，辛島尚，執印太郎．フォン・ヒッペル・リンドウ（VHL）病．腎臓内科・泌尿器科．2017; 5（1）. 10-21.（**レベルⅥ**）

10) 日本内分泌学会「悪性褐色細胞腫の実態調査と診療指針の作成」委員会 編．褐色細胞腫・パラガングリオーマ診療ガイドライン 2018. 日内分泌会誌．2018; 94（Suppl）: 1-90.（**レベルⅥ**）

CQ 3　MEN1/VHL を疑う場合に推奨される局在診断法は何か？

推 奨

MEN1/VHL では多発性の小さな膵 NET を伴うことがあり，CT，MRI のほかに EUS，EUS-FNA を行うことが推奨される（グレード B，合意率 100%）。

機能性膵・消化管 NET が疑われる場合は SASI テストが推奨される（グレード B，合意率 100%）。

ソマトスタチン受容体シンチグラフィが有効である場合がある（グレード C1，合意率 100%）。

解 説

MEN1 の膵・消化管 NET の特徴は，1) 多発性，2) 小病変，3) 異時性発生である[1-3]。MEN1 の膵・消化管 NET で最も多い機能性腫瘍はガストリノーマである。ガストリノーマの多くは十二指腸粘膜下に小腫瘍として発生し，その半数が初診時に発生しているが，一方で膵内に腫瘍が散発性に発生することもある[4]。

膵・消化管 NET の治療方針決定のうえで正確な局在診断は非常に重要である。CT や MRI と比較し，小さな膵 NET に対する EUS の検出感度は優れており[5,6]，MEN1 症例の局在診断にも推奨される[7]。

機能性膵・消化管 NET の局在診断には感度および特異度の高い SASI テストが優れている[4,8,9]。ただし，MEN1 に罹患率が高い副甲状腺機能亢進症が存在している場合，高カルシウム血症によってガストリンやインスリン分泌が亢進しており，診断上注意を要する[10]。膵・消化管 NET の予後には肝転移の制御が重要とされる。MEN1 の膵 NET の腫瘍径が 3 cm を超えると肝転移の頻度が 23% と高くなり，うち 5% は死亡したとの報告もある[11]。肝転移含め遠隔転移の検索については，US，CT，MRI が用いられている[12]。近年 SRS の有用性が示されている[7,12]。

VHL に合併する膵 NET のほとんどは非機能性である[13]。膵 NET 診断時にほかの腫瘍（腎癌，褐色細胞腫など）を併発している，もしくは既往のある症例が多く，膵 NET の多発例も認められる[14]。本邦の VHL ガイドラインでは VHL 患者の膵 NET と腎癌のスクリーニングを 15 歳から行うことが推奨されている[15]。画像診断モダリティは CT や MRI が使用される[16,17]。

MEN1，VHL ともに，腫瘍が検出された場合，EUS-FNA や SRS は NET の確定診断に有用であり，SRS は病期診断にも有用である。

■文献

1) 櫻井晃洋．MEN1 型の診断と治療．肝胆膵．2011; 63 (2): 285-291.（レベルⅥ）

2) Niina Y, Fujimori N, Nakamura T, et al. The current strategy for managing pancreatic neuroendocrine tumors in multiple endocrine neoplasia type 1. Gut Liver. 2012; 6 (3): 287-294.（レベルⅣb）

3) 櫻井晃洋．MEN1 における膵 NET の診断と治療．胆と膵．2014; 35 (7): 663-668.（レベルⅥ）

4) Imamura M, Kanda M, Takahashi K, et al. Clinicopathological characteristics of duodenal microgastrinomas.

World J Surg. 1992; 16 (4): 703-709; discussion 709-710. (レベルIVb)

5) van Treijen MJC, van Beek DJ, van Leeuwaarde RS, et al. Diagnosing nonfunctional pancreatic NETs in MEN1: the evidence base. J Endocr Soc. 2018; 2 (9): 1067-1088. (レベルIVb)

6) Kann PH. Is endoscopic ultrasonography more sensitive than magnetic resonance imaging in detecting and localizing pancreatic neuroendocrine tumors? Rev Endocr Metab Disord. 2018; 19 (2): 133-137. (レベルIII)

7) NCCN Guidelines: Neuroendocrine tumors.
http://www.nccn.org/professionals/physician_gls/pdf/neuroendocrne.pdf (レベルVI)

8) Imamura M, Takahashi K, Adachi H, et al. Usefulness of selective arterial secretin injection test for localization of gastrinoma in the Zollinger-Ellison syndrome. Ann Surg. 1987; 205 (3): 230-239. (レベルIII)

9) Imamura M, Nakamoto Y, Uose S, et al. Diagnosis of functioning pancreaticoduodenal neuroendocrine tumors. J Hepatobiliary Pancreat Sci. 2015; 22 (8): 602-609. (レベルVI)

10) Jensen RT. Management of the Zollinger-Ellison syndrome in patients with multiple endocrine neoplasia type 1. J Intern Med. 1998; 243 (6): 477-488. (レベルIVb)

11) Gibril F, Venzon DJ, Ojeaburu JV, et al. Prospective study of the natural history of gastrinoma in patients with MEN1: definition of an aggressive and a nonaggressive form. J Clin Endocrinol Metab. 2001; 86 (11): 5282-5293. (レベルIVa)

12) Ito T, Jensen RT. Imaging in multiple endocrine neoplasia type 1: recent studies show enhanced sensitivities but increased controversies. Int J Endocr Oncol. 2016; 3 (1): 53-66. (レベルIVb)

13) Lonser RR, Glenn GM, Walther M, et al. von Hippel-Lindau disease. Lancet. 2003; 361 (9374): 2059-2067. (レベルIVa)

14) Igarashi H, Ito T, Nishimori I, et al. Pancreatic involvement in Japanese patients with von Hippel-Lindau disease: results of a nationwide survey. J Gastroenterol. 2014; 49 (3): 511-516. (レベルIVa)

15) 執印太郎, 「多彩な内分泌異常を生じる遺伝性疾患 (多発性内分泌腫瘍症およびフォン・ヒッペル・リンドウ病) の実態把握と診療標準化の研究」班 編. フォン・ヒッペル・リンドウ (VHL) 病診療ガイドライン 2017 年版. http://www.kochi-ms.ac.jp/~hs_urol/pdf/vhl_2017ver.pdf (レベルVI)

16) Keutgen XM, Hammel P, Choyke PL, et al. Evaluation and management of pancreatic lesions in patients with von Hippel-Lindau disease. Nat Rev Clin Oncol. 2016; 13 (9): 537-549. (レベルVI)

17) Kitano M, Millo C, Rahbari R, et al. Comparison of 6-^{18}F-fluoro-L-DOPA, ^{18}F-2-deoxy-D-glucose, CT, and MRI in patients with pancreatic neuroendocrine neoplasms with von Hippel-Lindau disease. Surgery. 2011; 150 (6): 1122-1128. (レベルIII)

CQ 4
MEN1/VHL に伴う膵・消化管 NET の手術適応と推奨される術式は何か？

〔アルゴリズム 19, 20〕

推奨

1. MEN1 に伴う膵・消化管 NET

- 多発性の小 NET が多く，手術の適応と術式の決定には腫瘍の数と局在および内分泌症状の有無を考慮することが推奨される（グレード A，合意率 100%）。
- 機能性 NET は外科的治療が推奨される（グレード A，合意率 100%）。
- 非機能性膵 NET は腫瘍径 2 cm 以上で手術を考慮する（グレード B，合意率 100%）。
- 膵切除術式は可能な限り膵機能を温存する術式を考慮する（グレード B，合意率 86%）。

2. VHL に伴う膵・消化管 NET

- 最大腫瘍径 2 cm 以上かつ腫瘍のダブリングタイム（倍加時間）500 日以下を目安として切除適応を決定する（グレード B，合意率 100%）。
- 膵切除術式は可能な限り膵機能を温存する術式を考慮する（グレード B，合意率 86%）。

解 説

1. MEN1 に伴う膵・消化管 NET

　MEN1 の膵・消化管 NET の特徴は，1) 多発性，2) 小病変，3) 異時性発生が散発性膵・消化管 NET に比べて高い点であり，この特徴を考慮して手術適応を検討する[1-4]。非機能性膵 NET においては，腫瘍径が 2 cm 以上の場合[5,6]，2 cm 未満でも増殖速度が速い場合[1,7,8]には切除を考慮する。膵 NET の多発例では，膵全摘術を回避することが推奨される[9]。

　ガストリノーマでは積極的な外科治療を行った群の肝転移発生率が 3〜5%であるのに対し，保存的治療を行った群では 23〜29%に達したと報告されていることから[10-12]，MEN1 のガストリノーマは積極的な外科治療が推奨される[4]。MEN1 患者に発生する機能性膵・消化管 NET の多くは十二指腸に発生するガストリノーマであり，根治性を重視した術式選択を行う[4,12]。

　インスリノーマでは膵切除または腫瘍核出術が推奨される[13,14]。

　その他の機能性膵 NET では膵切除が推奨される[15]。

　機能性 NET と非機能性 NET が同時に存在する場合の手術適応はそれぞれの腫瘍について判断する。

2. VHL に伴う膵・消化管 NET

　VHL に伴う膵 NET 手術の適応は慎重に検討する必要がある。その理由として，多発例が多いこと，腫瘍の増殖が緩慢であること，さらに腎癌などに対して複数回の手術が必要となることなどが挙げられる[16-20]。

　本邦の VHL 病に合併する膵 NET の経過観察に関しては，6〜12 カ月ごとに腹部 Dynamic CT が推奨されている[21]。切除適応については 2 つの予後因子（①最大腫瘍径 2 cm 以上，②腫瘍の倍加時間 500 日以下）から下記のように判断する[21]。

・予後因子 = 0；2～3 年ごとの腹部 Dynamic CT

・予後因子 = 1；6～12 カ月ごとの腹部 Dynamic CT

・予後因子 = 2；切除適応

なお，切除適応に関する最近の研究では，腫瘍径の基準を 2.8 cm[22]，3.0 cm[23] としている。

遺伝子検索については *VHL* のエクソン 3 変異検索が手術適応について有用な情報であり[22-24]，網羅的遺伝情報の解析結果に基づく高リスク症例の層別化が可能となりつつあるが，現時点で保険適用や実施体制が未整備となっている。

膵切除術式は腫瘍核出術を基本とし，可能な限り膵機能を温存する術式を考慮する[25]。

Blansfield らは膵 NET を合併した VHL 症例の予後決定因子として，①最大腫瘍径が 3 cm 以上，② *VHL* のエクソン 3 に変異を有する，③腫瘍径の倍加時間が 500 日以下，を挙げた。このうち 1 項目のみ該当する症例では遠隔転移を認めないが，2 項目該当例では 33％，3 項目該当例では 67％に遠隔転移がみられた[26]。本邦の膵 NET 疫学調査においては腫瘍径 2 cm 以上で肝転移が高頻度に認められた[27]。

切除不能な転移をきたした症例に対しては抗腫瘍薬，局所療法，支持療法が考慮される。その適応は基本的に散発例と同様である（**内科・集学的治療 CQ2～6, 9** 参照）。

■文献 ───

1) Thakker RV, Newey PJ, Walls GV, et al.; Endocrine Society. Clinical practice guidelines for multiple endocrine neoplasia type 1（MEN1）. J Clin Endocrinol Metab. 2012; 97（2）: 2990-3011.（**レベルⅥ**）

2) Falconi M, Eriksson B, Kaltsas G, et al. ENETS consensus guidelines update for the management of patients with functional pancreatic neuroendocrine tumors and non-functional pancreatic neuroendocrine tumors. Neuroendocrinology. 2016; 103（2）: 153-171.（**レベルⅥ**）

3) Shah MH, Goldner WS, Halfdanarson TR, et al. NCCN Guidelines Insights: neuroendocrine and adrenal tumors, Version 2.2018. J Natl Compr Canc Netw. 2018; 16（6）: 693-702.（**レベルⅥ**）

4) Imamura M, Komoto I, Ota S, et al. Biochemically curative surgery for gastrinoma in multiple endocrine neoplasia type 1 patients. World J Gastroenterol. 2011; 17（10）: 1343-1353.（**レベルⅣa**）

5) Partelli S, Tamburrino D, Lopez C, et al. Active surveillance versus surgery of nonfunctioning pancreatic neuroendocrine neoplasms ≤2 cm in MEN1 patients. Neuroendocrinology. 2016; 103（6）: 779-786.（**レベルⅣa**）

6) Gibril F, Venzon DJ, Ojeaburu JV, et al. Prospective study of the natural history of gastrinoma in patients with MEN1; Definition of an aggressive and a nonaggressive form. J Clin Endocrinol Metab. 2001; 86（11）; 5282-5293.（**レベルⅢ/Ⅳa**）

7) Pieterman CRC, de Laat JM, Twisk JWR, et al. Long-term natural course of small nonfunctional pancreatic neuroendocrine tumors in MEN1-results from the Dutch MEN1 study group. J Clin Endocrinol Metab. 2017; 102（10）: 3795-3805.（**レベルⅣa**）

8) Donegan D, Singh Ospina N, Rodriguez-Gutierrez R, et al. Long-term outcomes in patients with multiple endocrine neoplasia type 1 and pancreaticoduodenal neuroendocrine tumours. Clin Endocrinol (Oxf). 2017; 86（2）: 199-206.（**レベルⅣa**）

9) Albers MB, Manoharan J, Bollmann C, et al. Results of duodenopancreatic reoperations in multiple endocrine neoplasia type 1. World J Surg. 2019; 43（2）: 552-558.（**レベルⅣa**）

10) Fraker DL, Norton JA, Alexander HR, et al. Surgery in Zollinger-Ellison syndrome alters the natural history of gastrinoma. Ann Surg. 1994; 220（23）: 320-328, discussion 328-330.（**レベルⅣa**）

11) Norton JA, Fraker DL, Alexander HR, et al. Surgery increases survival in patients with gastrinoma. Ann Surg. 2006; 244（3）: 410-419.（**レベルⅣa**）

12) Bartsch DK, Fendrich V, Langer P, et al. Outcome of duodenopancreatic resections in patients with multiple endocrine neoplasia type 1. Ann Surg. 2005; 242（6）: 757-764; discussion 764-766.（**レベルⅣa**）

13) Tonelli F, Giudici F, Nesi G, et al. Operation for insulinomas in multiple endocrine neoplasia type 1: when pancreatoduodenectomy is appropriate. Surgery. 2017; 161（3）: 727-734.（**レベルⅣa**）

14) Vezzosi D, Cardot-Bauters C, Bouscaren N, et al. Long-term results of the surgical management of insulinoma

patients with MEN1: a Groupe d'etude des Tumeurs Endocrines (GTE) retrospective study. Eur J Endocrinol. 2015; 172 (3): 309-319. (レベルⅣa)

15) Lopez CL, Albers MB, Bollmann C, et al. Minimally invasive versus open pancreatic surgery in patients with multiple endocrine neoplasia type 1. World J Surg. 2016; 40 (7): 1729-1736. (レベルⅣa)

16) Yamasaki I, Nishimori I, Ashida S, et al. Clinical characteristics of pancreatic neuroendocrine tumors in Japanese patients with von Hippel-Lindau disease. Pancreas. 2006; 33 (4): 382-385. (レベルⅣa)

17) Igarashi H, Ito T, Nishimori I, et al. Pancreatic involvement in Japanese patients with von Hippel-Lindau disease; results of a nationwide survey. J Gastroenterol. 2014; 49 (3): 511-516. (レベルⅣa)

18) Binderup ML, Bisgaard ML, Harbud V, et al.; Danish vHL Coordination Group. Von Hippel-Linadu disease (vHL). National clinical guideline for diagnosis and surveillance in Denmark. 3rd edition. Dan Med J. 2013; 60 (12): B4763. (レベルⅥ)

19) Ganeshan D, Menias CO, Pickhardt PJ, et al. Tumors in von Hippel-Lindau Syndrome: From head to toe-comprehensive state-of-the-art review. Radiographics. 2018; 38 (3): 849-866. (レベルⅣa)

20) Keutgen XM, Hammel P, Choyke PL, et al. Evaluation and management of pancreatic lesions in patients with von Hippel-Lindau disease. Nat Rev Clin Oncol. 2016; 13 (9): 537-549. (レベルⅥ)

21) 執印太郎，「多彩な内分泌異常を生じる遺伝性疾患（多発性内分泌腫瘍症およびフォン・ヒッペル・リンドウ病）の実態把握と診療標準化の研究」班 編．フォン・ヒッペル・リンドウ (VHL) 病診療ガイドライン 2017 年版．http://www.kochi-ms.ac.jp/~hs_urol/pdf/vhl_2017ver.pdf (レベルⅥ)

22) Krauss T, Ferrara AM, Links TP, et al. Preventive medicine of von Hippel-Lindau disease-associated pancreatic neuroendocrine tumors. Endocr Relat Cancer. 2018; 25 (9): 783-793. (レベルⅣa)

23) Tirosh A, Sadowski SM, Linehan WM, et al. Association of VHL genotype with pancreatic neuroendocrine tumor phenotype in patients with von Hippel-Lindau disease. JAMA Oncol. 2018; 4 (1): 124-126. (レベルⅣa)

24) Tirosh A, El Lakis M, Green P, et al. In silico VHL gene mutation analysis and prognosis of pancreatic neuroendocrine tumors in von Hippel-Lindau disease. J Clin Endocrinol Metab. 2018; 103 (4): 1631-1638. (レベルⅣa)

25) de Mestier L, Gaujoux S, Cros J, et al. Long-term prognosis of resected pancreatic neuroendocrine tumors in von Hippel-Lindau disease is favorable and not influenced by small tumors left in place. Ann Surg. 2015; 262 (2): 384-388. (レベルⅣa)

26) Blansfield JA, Choyke L, Morita SY, et al. Clinical, genetic and radiographic analysis of 108 patients with von Hippel-Lindau disease (VHL) manifested by pancreatic neuroendocrine neoplasms (PNETs). Surgery 2007; 142; 814-818: discussion 818.e1-2. (レベルⅣa)

27) Ito T, Sasano H, Tanaka M, et al. Epidemiological study of gastroentero-pancreatic neuroendocrine tumors in Japan. J Gastroenterol. 2010; 45 (2): 234-243. (レベルⅣa)

CQ 5

MEN1/VHL の膵・消化管 NET に推奨される経過観察法は何か？

〔アルゴリズム 19, 20〕

推 奨

MEN1 症例においては少なくとも 1 年ごとに診察，CT または MRI による画像検査，機能性 NET を念頭においたホルモン測定が推奨される (グレード C1，合意率 86%)。

VHL については **MEN1/VHL CQ4** を参照。

解 説

MEN1 に合併した膵・消化管 NET の増大スピードは 0.1〜1.3 mm/ 年と緩徐であり[1-3]，特に 1 cm 未満の腫瘍ではほとんど増大しないという報告もある[3]。以上から MEN1 の非機能性膵・消化管 NET には 1 年ごとの画像検査による経過観察が推奨される。

機能性腫瘍の新規発症を念頭におき，年 1 回の内分泌機能検査 (ガストリン，空腹時インスリン，空腹時血糖) が推奨される。

VHL については **MEN1/VHL CQ4** を参照。

■文献

1) Pieterman CRC, de Laat JM, Twisk JWR, et al. Long-term natural course of small nonfunctional pancreatic neuroendocrine tumors in MEN1-results from the Dutch MEN1 Study Group. J Clin Endocrinol Metab. 2017; 102 (10): 3795-3805. (レベルⅣb)

2) Kappelle WF, Valk GD, Leenders M, et al. Growth rate of small pancreatic neuroendocrine tumors in multiple endocrine neoplasia type 1: results from an endoscopic ultrasound based cohort study. Endoscopy. 2017; 49 (1): 27-34. (レベルⅣb)

3) D'Souza SL, Elmunzer BJ, Scheiman JM. Long-term follow-up of asymptomatic pancreatic neuroendocrine tumors in multiple endocrine neoplasia type I syndrome. J Clin Gastroenterol. 2014; 48 (5): 458-461. (レベルⅣb)

144 ■ 第5章　MEN1/VHL

CQ 6

MEN1/VHL の遺伝学的検査は推奨されるか？

〔アルゴリズム 18〕

推奨

　以下に示す臨床像もしくは家族歴を有する患者に対しては，遺伝学的検査を実施することが推奨される（グレードB，合意率100%）。

MEN1 遺伝学的検査
・副甲状腺機能亢進症もしくは下垂体腫瘍の合併
・膵・消化管 NET の多発
・ガストリノーマ，特に十二指腸粘膜領域に発生した場合
・若年で発症したインスリノーマ
・MEN1 もしくは MEN1 関連病変の家族歴

VHL 遺伝学的検査
・網膜血管腫，中枢神経血管芽腫，腎癌，褐色細胞腫，多発性膵嚢胞，精巣上体嚢胞腺腫，内耳リンパ嚢腫などの合併
・VHL もしくは VHL 関連病変の家族歴

解説

　家族歴を有する典型的な MEN1 もしくは VHL 症例の場合は，診断を確定させるための遺伝学的検査は必ずしも必要ではない。しかし，家系内の非発症者を発症前に診断するための情報を得るためには，発症者の遺伝学的検査が必要となる[1]。一方，臨床的な MEN1 あるいは VHL の診断基準を満たさない場合でも，ガストリノーマ（25%は MEN1 による），多発性膵・消化管 NET，再発性膵・消化管 NET，若年性（20歳以下）インスリノーマなどは MEN1 を[2-4]，若年発症の（多発性，再発性）非機能性膵 NET では VHL を疑う根拠として重要であり[5-7]，確定診断のために *MEN1* もしくは *VHL* の遺伝学的検査を行うことが推奨される。

　病的バリアントが確定している家系においては，血縁者の遺伝学的検査は強く推奨される。この場合，発端者の病的バリアントの情報が不可欠であり，血縁者の遺伝学的検査では当該病的バリアントの部位のみを検査する。病的バリアントを有する血縁者に対しては，関連病変の早期発見治療に結びつくサーベイランスを実施する。変異を有しない場合は，サーベイランスは不要となる[8-10]。

　MEN1 の遺伝学的検査は，610 アミノ酸からなる menin 蛋白をコードするがん抑制遺伝子 *MEN1* のエクソン 2〜10 を PCR で増幅し，直接シークエンス法で調べる。変異検出率は家族歴のある例で 90%，家族歴のない例では約 50% である[8]。さらに MLPA 法などの欠失・重複検出法を加えると検出率は 1〜4% 向上する[2,11]。*VHL* の遺伝学的検査は，213 あるいは 160 アミノ酸からなる VHL 蛋白をコードするがん抑制遺伝子 *VHL* のエクソン 1〜3 を PCR で増

幅し，直接シークエンス法で調べる。この方法による病的バリアント検出率は75％であるが，MLPA法などの欠失・重複検出法を加えると検出率は84％に向上する[10,12]。

■文献

1) Thakker RV, Newey PJ, Walls GV, et al.; Endocrine Society. Clinical practice guidelines for multiple endocrine neoplasia type 1 (MEN1). J Clin Endocrinol Metab. 2012; 97 (9): 2990-3011. (レベルⅥ)

2) Tham E, Grandell U, Lindgren E, et al. Clinical testing for mutations in the *MEN1* gene in Sweden: a report on 200 unrelated cases. J Clin Endocrinol Metab. 2007; 92 (9): 3389-3395. (レベルⅣb)

3) Cardinal JW, Bergman L, Hayward N, et al. A report of a national mutation testing service for the *MEN1* gene: clinical presentations and implications for mutation testing. J Med Genet. 2005; 42 (1): 69-74. (レベルⅣb)

4) Kihara M, Miyauchi A, Ito Y, et al. *MEN1* gene analysis in patients with primary hyperparathyroidism: 10-year experience of a single institution for thyroid and parathyroid care in Japan. Endocr J. 2009; 56 (5): 649-656. (レベルⅣb)

5) Lonser RR, Glenn GM, Walther M, et al. von Hippel-Lindau disease. Lancet. 2003; 361 (9374): 2059-2067. (レベルⅣb)

6) Blansfield JA, Choyke L, Morita SY, et al. Clinical, genetic and radiographic analysis of 108 patients with von Hippel-Lindau disease (VHL) manifested by pancreatic neuroendocrine neoplasms (PNETs). Surgery. 2007; 142 (6): 814-818. (レベルⅣb)

7) Hough DM, Stephens DH, Johnson CD, et al. Pancreatic lesions in von Hippel-Lindau disease: prevalence, clinical significance, and CT findings. AJR Am J Roentgenol. 1994; 162 (5): 1091-1094. (レベルⅣb)

8) Sakurai A, Suzuki S, Kosugi S, et al.; MEN Consortium of Japan. Multiple endocrine neoplasia type 1 in Japan: establishment and analysis of a multicentre database. Clin Endocrinol (Oxf). 2012; 76 (4): 533-539. (レベルⅣb)

9) Goudet P, Murat A, Binquet C, et al. Risk factors and causes of death in MEN1 disease. A GTE (Groupe d'Etude des Tumeurs Endocrines) cohort study among 758 patients. World J Surg. 2010; 34 (2): 249-255. (レベルⅣb)

10) 執印太郎，「多彩な内分泌異常を生じる遺伝性疾患 (多発性内分泌腫瘍症およびフォン・ヒッペル・リンドウ病) の実態把握と診療標準化の研究」班 編. フォン・ヒッペル・リンドウ (VHL) 病診療ガイドライン 2017 年版. http://www.kochi-ms.ac.jp/~hs_urol/pdf/vhl_2017ver.pdf (レベルⅥ)

11) Owens M, Ellard S, Vaidya B. Analysis of gross deletions in the *MEN1* gene in patients with multiple endocrine neoplasia type 1. Clin Endocrinol (Oxf). 2008; 68 (3): 350-354. (レベルⅣb)

12) Hattori K, Teranishi J, Stolle C, et al. Detection of germline deletions using real-time quantitative polymerase chain reaction in Japanese patients with von Hippel-Lindau disease. Cancer Sci. 2006; 97 (5): 400-405. (レベルⅣb)

CQ 7 膵・消化管 NET は MEN1/VHL の予後因子か？

推奨

・MEN1 の予後因子は膵・消化管 NET と胸腺腫瘍である（グレード B，合意率 100%）。
・VHL の予後因子は腎癌である（グレード B，合意率 100%）。

解説

　MEN1 病変における死亡危険因子のハザード比は，女性が 0.46，家族歴が 0.46，胸腺腫瘍が 4.64，非機能性腫瘍が 3.43，ガストリノーマが 1.89，GVS（グルカゴノーマ，VIP オーマ，ソマトスタチノーマ）が 4.29 であり，インスリノーマ，下垂体腫瘍，気管腫瘍，副腎腫瘍は予後因子ではないという報告がある[1, 2]。2017 年の報告[3]では，MEN1 の 287 症例中 199 例 217 病変に膵・十二指腸 NET が発症して，腫瘍径 3 cm 以上を含む外科的治療を受けた群は 8 年の観察期間で 14% が平均 51 歳で死亡していた。大きさの中央値は 2.4 cm で，非機能性腫瘍が 44%，ガストリノーマが 33%，インスリノーマが 21% を占めていた。転移は腫瘍径では予測不能で，転移の危険性は年間 6% ずつ上昇していた。2018 年の報告[4]では，MEN1 に伴う 2 cm 未満の非機能性 NET の 45 人中 44 人は約 11 年の経過観察で生存が確認された。28 人は stable で 16 人は腫瘍の増大や個数の増加を認め，7 人が切除を要し，1 人が転移後死亡した。また，別の報告[5]では，MEN1 に伴う非機能性腫瘍の増大率は 1 年に 0.4 mm であるが，1.6 mm で増えるサブグループも存在するとしている。胸腺 NET の有病率は MEN1 の 3.7% と低いが 10 年生存率は 25% と不良であり，発症時年齢（ハザード比：1.4，P=0.03），腫瘍径（ハザード比：1.5，P=0.04），転移（ハザード比：1.6，P=0.04）が予後不良決定因子である[6]。MEN1 の 5% に気管 NET が発症するが，poorly でなければ生命予後に関係しなかったという報告もある[7]。

　VHL は，脳，脊髄，網膜，膵臓，腎臓，副腎および精巣上体などに腫瘍性病変が発症する。発症年齢は 25～40 歳であり，65 歳での浸透率は 90% 以上で，未治療の場合 50 歳以前に死亡する。VHL の最大の予後因子は 3 cm 以上の腎細胞癌であり，全生存率のハザード比は 9.87，P=0.035 である[8]。ただし，淡明細胞腎細胞癌において VHL 遺伝子の変異は，ハザード比が 0.79，P=0.12 で必ずしも全生存率に影響しない[9]。VHL に伴う膵 NET は転移がある群では，①腫瘍径 3 cm 以上で，②エクソン 3 の変異があり，③倍加時間が 337 日で，一方転移のない群の倍加時間は約 7 年である[10]。このため，同報告では転移がない原発巣に対してこの 2 項目以上を満たす症例を手術の適応，1 項目を満たす場合は 6～12 カ月ごとに CT/MRI，すべて満たさない場合は 2～3 年ごとの画像サーベイランスとしている。

文献

1) Goudet P, Murat A, Binquet C, et al. Risk factors and causes of death in MEN1 disease. A GTE（Groupe d'Etude des Tumeurs Endocrines）cohort study among 758 patients. World J Surg. 2010; 34: 249-255.（レベルⅣa）

2) Qiu W, Christakis I, Stewart AA, et al. Is estrogen exposure a protective factor for pancreatic neuroendocrine tumours in female patients with multiple endocrine neoplasia syndrome type 1? Clin Endocrinol (Oxf). 2017; 86 (6): 791-797. (レベルⅣa)

3) Donegan D, Singh Ospina N, Rodriguez-Gutierrez R, et al. Long-term outcomes in patients with multiple endocrine neoplasia type 1 and pancreaticoduodenal neuroendocrine tumours. Clin Endocrinol (Oxf) . 2017; 86 (2): 199-206. (レベルⅣa)

4) Triponez F, Sadowski SM, Pattou F, et al. Long-term follow-up of MEN1 patients who do not have initial surgery for small ≤2 cm nonfunctioning pancreatic neuroendocrine tumors, an AFCE and GTE study: Association Francophone de Chirurgie Endocrinienne & Groupe d'Etude des Tumeurs Endocrines. Ann Surg. 2018; 268 (1): 158-164. (レベルⅣa)

5) Pieterman CRC, de Laat JM, Twisk JWR, et al. Long-term natural course of small nonfunctional pancreatic neuroendocrine tumors in MEN1-results from the Dutch MEN1 Study Group. J Clin Endocrinol Metab. 2017; 102 (10): 3795-3805. (レベルⅣa)

6) Ye L, Wang W, Ospina NS, et al. Clinical features and prognosis of thymic neuroendocrine tumours associated with multiple endocrine neoplasia type 1: A single-centre study, systematic review and meta-analysis. Clin Endocrinol (Oxf) . 2017; 87 (6): 706-716. (レベルⅣa)

7) Lecomte P, Binquet C, Le Bras M, et al. Histologically proven bronchial neuroendocrine tumors in MEN1: a GTE 51-case cohort study. World J Surg. 2018; 42 (1): 143-152. (レベルⅣa)

8) Kwon T, Jeong IG, Pak S, et al. Renal tumor size is an independent prognostic factor for overall survival in von Hippel-Lindau disease. J Cancer Res Clin Oncol. 2014; 140 (7): 1171-1177. (レベルⅣa)

9) Kim HS, Kim JH, Jang HJ, et al. Clinicopathologic significance of *VHL* gene alteration in clear-cell renal cell carcinoma: an updated meta-analysis and review. Int J Mol Sci. 2018; 19 (9). pii: E2529. (レベルⅣa)

10) Blansfield JA, Choyke L, Morita SY, et al. Clinical, genetic and radiographic analysis of 108 patients with von Hippel-Lindau disease (VHL) manifested by pancreatic neuroendocrine neoplasms (PNETs). Surgery. 2007; 142 (6): 814-818; discussion 818.e1-2. (レベルⅣa)

COLUMN

1 MEN1/VHL 関連腫瘍の治療の優先順位について

　複数の MEN1/VHL 関連腫瘍を有する患者における個々の病変の治療優先順位は，それぞれの患者の状況に応じて判断する必要があり，機械的な順位付けはできない。

　MEN1 で膵・消化管 NET の外科治療を考慮する場合は，副甲状腺機能亢進症の合併があれば，原則として副甲状腺の手術を先に行う。高カルシウム血症の是正が全身管理において重要と考えられる。しかし，副甲状腺機能亢進症が軽度で，膵・消化管 NET の治療が急がれる場合（機能性腫瘍による臨床症状が強度の場合や悪性例など）には，膵消化管病変の治療が優先される。下垂体腫瘍で緊急の治療を要することは少ないが，膵・消化管 NET に悪性を疑わせる所見がなく，下垂体腫瘍の増大による視野障害や正常下垂体機能の障害が認められる場合（ACTH 分泌不全による副腎皮質機能不全がある場合など）には下垂体の治療を優先する必要がある。胸腺 NET は悪性度が高いため，発見されれば治療の優先度は高い。副腎皮質腫瘍は通常非機能性であり，腫瘍径も経過観察を許容するレベルにとどまることが多い。また，病変や患者の身体状況を評価したうえで，複数病変の同時手術も考慮する。

　VHL では手術を考慮した場合にまず褐色細胞腫の有無を確認し，発症している場合にはまず褐色細胞腫に対する手術を優先する。中枢神経系血管芽腫と褐色細胞腫以外の病変が手術適応となる場合は，術中血圧変動による血管芽腫の破裂や致死的脳出血の危険を回避するため，前者の手術を優先するのが妥当と考えられる。VHL に伴う膵 NET は大多数が非機能性で増殖も緩徐であることが多いため，他病変の手術に優先して治療を行わなければならない状況はほとんどないと考えられる。

2 膵・消化管 NET 未発症者に対するサーベイランス法

　MEN1 や VHL では，発端者の遺伝学的検査によって病的バリアントが同定されれば，血縁者の発症前遺伝学的検査が可能となり，病的バリアントを有する血縁者に対しては，NET の発症前からサーベイランスを開始することで，病変の早期発見，早期治療につなげることが可能になる。

　MEN1 については，インスリノーマについては 5 歳から，ガストリノーマについては 20 歳からの生化学的サーベイランスを，ほかの膵・消化管 NET については 10 歳以前から 1〜3 年ごとの画像検査と生化学検査が推奨されている[1,2]。ただし非機能性腫瘍のサーベイランスを目的としたクロモグラニン A や膵ポリペプチドの測定は本邦では保険適用となっていない。一方，若年で腫瘍を発症することがあっても重症病変が発生する可能性は極めて低いことから，サーベイランス開始を 16 歳まで遅らせてもよいとする論文もある[3]。

　VHL では膵 NET 合併の最年少の報告例は 12 歳で，16 歳の報告例が続くことを根拠に，15 歳から超音波と MRI 単純撮像を 1 年ごとに交互に検査を行うことが推奨されている[4]。膵漿液性嚢胞腺腫は基本的には経過観察は必須ではないが，膵 NET に対する経過観察時に同時に評価が可能である。

3 遺伝学的検査の実施にあたって

　日本医学会による「医療における遺伝学的検査・診断に関するガイドライン」では，既に発症している患者を対象とした遺伝学的検査の実施に際しては，「検査前の適切な時期にその意義や目的の説明を行うことに加えて，結果が得られた後の状況，および検査結果が血縁者に影響を与える可能性があること等についても説明し，被検者がそれらを十分に理解した上で検査を受けるか受けないかについて本人が自律的に意思決定できるように支援する必要がある。十分な説明と支援の後には，書面による同意を得ることが推奨される。これら遺伝学的検査の事前の説明と同意・了解（成人におけるインフォームド・コンセント，未成年者等におけるインフォームド・アセント）の確認は，原則として主治医が行う。また，必要に応じて専門家による遺伝カウンセリングや意思決定のための支援を受けられるように配慮する」とあり，検査実施の主体は基本的には主治医である。検査によって病的バリアントが同定された場合には，本人の診断が確定するとともに血縁者の発症前遺伝学的検査が可能となる。検査で病的バリアントが同定されない場合でも MEN1 や VHL が否定されるとは限らないことに

は注意が必要である。また，頻度は低いが意義不明のバリアント（variant of unknown significance；VUS）が同定されることもあり，この場合の解釈は遺伝の専門家の協力を仰ぐことが望ましい。

　MEN1やVHLを発症していない血縁者に対する発症前遺伝学的検査は，事前に適切な遺伝カウンセリングを行った後に実施する必要がある。特に未成年者に対する発症前検査にあたっては，本人に代わって検査の実施を承諾することのできる立場にある者の代諾を得る必要があるが，その場合でも被検者の理解度に応じた説明を行い，本人の了解（インフォームド・アセント）を得ることを原則とする。

■文献

1) Thakker RV, Newey PJ, Walls GV, et al. Clinical practice guidelines for multiple endocrine neoplasia type 1 (MEN1). J Clin Endocrinol Metab. 2012; 97 (9): 2990-3011.
2) NCCN Guidelines: Neuroendocrine tumors.
https://www.nccn.org/professionals/physician_gls/pdf/neuroendocrine.pdf
3) Manoharan J, Raue F, Lopez CL, et al. Is routine screening of young asymptomatic MEN1 patients necessary? World J Surg. 2017; 41 (8): 2026-2032.
4) 執印太郎，「多彩な内分泌異常を生じる遺伝性疾患（多発性内分泌腫瘍症およびフォン・ヒッペル・リンドウ病）の実態把握と診療標準化の研究」班 編．フォン・ヒッペル・リンドウ（VHL）病診療ガイドライン 2017 年版．
http://www.kochi-ms.ac.jp/~hs_urol/pdf/vhl_2017ver.pdf

文献検索式

検索データベース	PubMed, 医中誌 Web
検索年限	2011-2018 年
言語	英語, 日本語
検索日	2018 年 11 月 28 日 (第 1 章, 第 2 章, 第 5 章), 29 日 (第 3 章, 第 4 章)

第1章 診 断

▌CQ1-1　インスリノーマを疑う症状は何か，次に推奨される検査は何か？

【PubMed】

- #1 "Insulinoma/diagnosis" [Mesh]
- #2 "Insulinoma" [Mesh] AND ("Diagnosis" [Mesh] OR "Hypoglycemia" [Mesh] OR "Nesidioblastosis" [Mesh] OR "C-Reactive Protein" [Mesh])
- #3 Insulinoma* [TI] AND (hypoglycemia* [TIAB] OR diagnos* [TIAB] OR nesidioblastosis* [TIAB] OR CRP suppression test* [TIAB] OR fasting test* [TIAB] OR symptom* [TIAB] OR sign [TIAB] OR signs [TIAB])
- #4 #1 OR #2 OR #3
  - ■ヒット件数　134 件

【医中誌 Web】

- #1 インスリノーマ；診断/TH or（インスリノーマ/TH and（診断/TH or 低血糖症/TH or 膵島細胞症/TH or "C-Reactive Protein"/TH））
- #2 （インスリノーマ/TI or Insulinoma/TI or インスリン分泌性膵島細胞腫/TI or ベータ細胞腫瘍/TI or ベータ細胞腺腫/TI or インシュリノーマ/TI or インスリン分泌性島細胞腫/TI）and（診断/TA or 検査/TA or 低血糖/TA or 症状/TA or 症候/TA）
- #3 #1 or #2
  - ■ヒット件数　119 件

▌CQ1-2　ガストリノーマを疑う症状は何か，次に推奨される検査は何か？

【PubMed】

- #1 "Gastrinoma/diagnosis" [Mesh] OR "Zollinger-Ellison Syndrome/diagnosis" [Mesh]
- #2 ("Gastrinoma" [Mesh] OR "Zollinger-Ellison Syndrome" [Mesh]) AND "Diagnosis" [Mesh]
- #3 (gastrinoma* [TI] OR Zollinger-Ellison syndrome* [TI]) AND (gastric acid hypersecretion* [TIAB] OR hypergastrinemia* [TIAB] OR secretin provocative test* [TIAB] OR calcium provocative test* [TIAB] OR diagnosis [TIAB] OR (pH monitoring* [TIAB] AND gastric juice* [TIAB]) OR symptom* [TIAB] OR sign [TIAB] OR signs [TIAB])
- #4 #1 OR #2 OR #3
  - ■ヒット件数　35 件

【医中誌 Web】

- #1 ガストリノーマ；診断/TH or（ガストリノーマ/TH and（診断/TH or 低血糖症/TH or 膵島細胞症/TH or "C-Reactive Protein"/TH））
- #2 Zollinger-Ellison 症候群；診断/TH or（Zollinger-Ellison 症候群/TH and（診断/TH or 高ガストリン血症/TH or 選択的カルシウム動注負荷後肝静脈採血法/TH））
- #3 （ガストリノーマ/TI or Gastrinoma/TI or ガストリン産生腫瘍/TI or G 細胞腫/TI or 潰瘍形成性島細胞腫瘍/TI or 潰瘍形成性膵島細胞腫/TI or Zollinger-Ellison 症候群/TI or ゾリンジャー - エリソン症候群/TI or ゾーリンガー - エリソン症候群/TI or ゾーリンガー・エリソン症候群/TI or ゾリンジャー・エリソン症候群/TI or ゾーリンジャー・エリソン症候群/TI or ゾーリンジャーエリソン症候群/TI or ゾリ

ンジャーエリソン症候群/TI）and（診断/TA or 検査/TA or 高ガストリン血症/TA or 症状/TA or 症候/TA or セクレチン負荷試験/TA or カルシウム負荷試験/TA or（胃液 pH/TA and モニタリング/TA））
#4　#1 or #2 or #3
　■ヒット件数　63 件

■ CQ1-3　グルカゴノーマを疑う症状は何か，次に推奨される検査は何か？
【PubMed】
#1　"Glucagonoma/diagnosis"［Mesh］
#2　"Glucagonoma"［Mesh］AND（"Diagnosis"［Mesh］OR "Glucagon"［Mesh］OR "Necrolytic Migratory Erythema"［Mesh］）
#3　（glucagonoma*［TIAB］OR alpha-Cell Tumor*［TIAB］OR alpha-Cell Adenoma*［TIAB］）AND（diagnos*［TIAB］OR detect*［TIAB］OR symptom*［TIAB］OR sign［TIAB］OR signs［TIAB］OR glucagon*［TIAB］OR hyperglucagonemia*［TIAB］OR necrotic migratory erythema*［TIAB］OR labolatory data*［TIAB］）
#4　#1 OR #2 OR #3
　■ヒット件数　59 件
【医中誌 Web】
#1　グルカゴノーマ；診断/TH
#2　グルカゴノーマ/TH and（診断/TH or Glucagon/TH or 紅斑 - 壊死性遊走性/TH or 低塩素血症/TH or 下痢/TH）
#3　（グルカゴノーマ/TA or グルカゴン産生腫瘍/TA or A 細胞腫/TA or アルファ細胞腫瘍/TA or アルファ細胞腺腫/TA）and（診断/TA or 検査/TA or Glucagon/TA or 症状/TA or 症候/TA or グルカゴン/TA or え死融解性遊走性紅斑/TA or 壊死性遊走性紅斑/TA or 壊死融解性移動性紅斑/TA or 壊死融解性遊走性紅斑/TA or 天疱瘡様皮膚炎/TA or 遊走性壊死性紅斑/TA）
#4　#1 or #2 or #3
　■ヒット件数　32 件

■ CQ1-4　VIP 産生腫瘍（VIP オーマ）を疑う症状は何か，次に推奨される検査は何か？
【PubMed】
#1　"Vipoma/diagnosis"［Mesh］
#2　"Vipoma"［Mesh］AND（"Diagnosis"［Mesh］OR "Hypokalemia"［Mesh］OR "Acidosis"［Mesh］）
#3　（VIPoma*［TIAB］OR osmotic diarrhea*［TIAB］OR stool osmotic gap*［TIAB］OR Diarrheogenic Tumor*［TIAB］OR Vasoactive Intestinal Peptide Producing Tumor*［TIAB］OR VIP Secreting Tumor*［TIAB］OR Diarrheogenic Islet Cell Tumor*［TIAB］OR Pancreatic Cholera*［TIAB］OR Watery Diarrhea*［TIAB］OR WDHA Syndrome*［TIAB］OR Verner Morrison Syndrome*［TIAB］）AND（diagnos*［TIAB］OR detect*［TIAB］OR symptom*［TIAB］OR sign［TIAB］OR signs［TIAB］OR hypokalemia*［TIAB］OR hypochloremia*［TIAB］OR metabolic acidos*［TIAB］OR secretory diarrhea*［TIAB］）
#4　#1 OR #2 OR #3
　■ヒット件数　66 件
【医中誌 Web】
#1　VIPoma；診断/TH
#2　VIPoma/TH and（診断/TH or 低カリウム血症/TH or アシドーシス/TH or 低塩素血症/TH or 下痢/TH）
#3　（VIPoma/TA or WDHA/TA or WDHH/TA or ビポーマ/TA or VIP 産生/TA or Verner-Morrison 症候群/TA or バーナー・モリソン症候群/TA or ベルナー - モリソン症候群/TA or 下痢原性腫瘍/TA or 下痢誘発腫瘍/TA or 水様下痢低カリウム血症無胃酸症候群/TA or 水様性下痢症候群/TA or 水様便低カリウム無酸症候群/TA or 低カリウム性アルカローシス水様性下痢/TA or 膵コレラ/TA）and（診断/TA or 検査/TA or 低カリウム血症/TA or 症状/TA or 症候/TA or 代謝性アシドーシス/TA or 低クロール血症/TA or 分泌性下痢/TA or 低塩素血症/TA）
#4　#1 or #2 or #3
#5　#4 and（DT = 2011：2018）

■ヒット件数　13件

■ CQ1-5　ソマトスタチノーマを疑う症状は何か，次に推奨される検査は何か？

【PubMed】
#1　"Somatostatinoma/diagnosis"[Mesh] OR "Somatostatinoma/pathology"[Mesh]
#2　"Glucagonoma"[Mesh] AND ("Diagnosis"[Mesh] OR "Abdominal Pain"[Mesh] OR "Weight Loss"[Mesh] OR "Cholelithiasis"[Mesh] OR "Steatorrhea"[Mesh] OR "Diabetes Mellitus"[Mesh])
#3　(somatostatinoma*[TIAB] OR somatostatin-producing neuroendocrine tumor*[TIAB]) AND (diagnos*[TIAB] OR detect*[TIAB] OR symptom*[TIAB] OR sign[TIAB] OR signs[TIAB] OR labolatory data*[TIAB] OR abdominal pain*[TIAB] OR weight loss*[TIAB] OR gallstone*[TIAB] OR cholelithiasis*[TIAB] OR steatorrhea*[TIAB] OR diabetes mellitus*[TIAB])
#4　#1 OR #2 OR #3
■ヒット件数　35件

【医中誌 Web】
#1　ソマトスタチノーマ；診断/TH or ソマトスタチノーマ；病理学/TH
#2　ソマトスタチノーマ/TH and（診断/TH or 腹痛/TH or 体重減少/TH or 胆石症/TH or 脂肪便/TH or 糖尿病/TH）
#3　（ソマトスタチノーマ/TA or ソマトスタチン産生神経内分泌腫瘍/TA）and（診断/TA or 検査/TA or 腹痛/TA or 症状/TA or 症候/TA or 体重減少/TA or 胆石/TA or 脂肪便/TA or 下痢/TA or 糖尿病/TA）
#4　#1 or #2 or #3
■ヒット件数　10件

■ CQ1-6　カルチノイド症候群の症状は何か，次に推奨される検査は何か？

【PubMed】
#1　"Malignant Carcinoid Syndrome/diagnosis"[Mesh]
#2　"Malignant Carcinoid Syndrome"[Mesh] AND "Diagnosis"[Mesh]
#3　((carcinoid syndrome*[TIAB] OR carcinoid crisis*[TIAB] AND (diagnos*[TIAB] OR symptom*[TIAB] OR sign[TIAB] OR signs[TIAB] OR labolatory data*[TIAB])) OR ((carcinoid*[TI] OR argentaffinoma*[TI]) AND symptom*[TIAB])
#4　#1 OR #2 OR #3
■ヒット件数　148件

【医中誌 Web】
#1　悪性カルチノイド症候群；診断/TH
#2　悪性カルチノイド症候群/TH and 診断/TH
#3　（カルチノイド症候群/TA or（カルチノイド/TI and 急性悪化/TI））and（診断/TA or 検査/TA or 症状/TA or 症候/TA）
#4　#1 or #2 or #3
■ヒット件数　19件

■ CQ2　非機能性膵 NEN を疑う症状は何か，次に推奨される検査は何か？

【PubMed】
#1　("Neuroendocrine Tumors/diagnosis"[Mesh] OR "Neuroendocrine Tumors/pathology"[Mesh]) AND "Pancreatic Neoplasms"[Mesh]
#2　"Neuroendocrine Tumors"[Mesh] AND ("Pancreatic Neoplasms/diagnosis"[Mesh] OR "Pancreatic Neoplasms/pathology"[Mesh])
#3　"Neuroendocrine Tumors"[Mesh] AND "Pancreatic Neoplasms"[Mesh] AND "Diagnosis"[Mesh]
#4　"Diagnostic Imaging"[Mesh]
#5　(pancreatic neuroendocrine tumo*[TIAB] OR pancreatic neuroendocrine neoplasm*[TIAB] OR pancreatic neuroendocrine carcinoma*[TIAB] OR pancreatic endocrine tumo*[TIAB] OR (Neuroendocrine neoplasm*[TI] AND gastrointestinal[TI])) AND (imaging diagnos*[TIAB] OR ultrasonograph*

[TIAB] OR endoscopic ultrasonograph* [TIAB] OR computed tomograph* [TIAB] OR magnetic resonance imaging* [TIAB] OR nuclear imaging* [TIAB] OR somatostatin receptor imaging* [TIAB] OR somatostatin scintigraphy* [TIAB] OR DOTATOC-PET [TIAB] OR radiologic feature* [TIAB])

#6　((#1 OR #2 OR #3) AND #4) OR #5

■ヒット件数　336 件

【医中誌 Web】

#1　(神経内分泌腫瘍；診断/TH or 神経内分泌腫瘍；病理学/TH) and 膵臓腫瘍/TH

#2　神経内分泌腫瘍/TH and (膵臓腫瘍；診断/TH or 膵臓腫瘍；病理学/TH)

#3　神経内分泌腫瘍/TH and 膵臓腫瘍/TH and 診断/TH

#4　画像診断/TH

#5　(膵神経内分泌腫瘍/TA or 膵神経内分泌癌/TA or 膵神経内分泌がん/TA) and (画像診断/TA or 超音波/TA or CT/TA or MRI/TA or 核医学検査/TA or ソマトスタチンレセプターイメージング/TA or ソマトスタチンシンチグラフィー/TA or "DOTATOC-PET"/TA or 局在診断/TA or 画像所見/TA)

#6　((#1 or #2 or #3) and #4) or #5

■ヒット件数　155 件

▌CQ3　消化管 NEN の内視鏡所見の特徴は何か，次に推奨される検査は何か？

【PubMed】

#1　("Neuroendocrine Tumors/diagnosis" [Mesh] OR "Neuroendocrine Tumors/pathology" [Mesh]) AND "Gastrointestinal Neoplasms" [Mesh]

#2　"Neuroendocrine Tumors" [Mesh] AND ("Gastrointestinal Neoplasms/diagnosis" [Mesh] OR "Gastrointestinal Neoplasms/pathology" [Mesh])

#3　"Neuroendocrine Tumors" [Mesh] AND "Gastrointestinal Neoplasms" [Mesh] AND "Diagnosis" [Mesh]

#4　"Endoscopy" [Mesh] OR "Ultrasonography" [Mesh] OR "Biopsy" [Mesh] OR "Tomography, X-Ray Computed" [Mesh]

#5　(gastrointestinal neuroendocrine tumo* [TIAB] OR gastrointestinal carcinoid tumo* [TIAB]) AND (endoscopic diagnos* [TIAB] OR endoscopic finding* [TIAB] OR endoscopic ultrasonograph* [TIAB] OR computed tomograph* [TIAB] OR colonoscopy* [TIAB] OR esophagogastroduodenoscop* [TIAB] OR double balloon endoscop* [TIAB] OR biopsy [TIAB])

#6　((#1 OR #2 OR #3) AND #4) OR #5

■ヒット件数　348 件

【医中誌 Web】

#1　(神経内分泌腫瘍；診断/TH or 神経内分泌腫瘍；病理学/TH) and 胃腸腫瘍/TH

#2　神経内分泌腫瘍/TH and (胃腸腫瘍；診断/TH or 胃腸腫瘍；病理学/TH)

#3　神経内分泌腫瘍/TH and 胃腸腫瘍/TH and 診断/TH

#4　内視鏡法/TH or 超音波診断/TH or 生検/TH or X 線 CT/TH

#5　(消化管神経内分泌腫瘍/TA or 消化管カルチノイド/TA) and (内視鏡所見/TA or 内視鏡診断/TA or 画像診断/TA or 超音波内視鏡検査/TA or 上部消化管内視鏡検査/TA or 大腸内視鏡検査/TA or ダブルバルーン小腸内視鏡検査/TA or 生検/TA or CT/TA)

#6　((#1 or #2 or #3) and #4) or #5

■ヒット件数　129 件

▌CQ4　NEN の転移の検索に推奨される画像検査は何か？

【PubMed】

#1　"Neuroendocrine Tumors/diagnostic imaging" [Mesh]

#2　"Neuroendocrine Tumors/diagnosis" [Mesh] AND "Diagnostic Imaging" [Mesh]

#3　"Neoplasm Metastasis" [Mesh] OR "secondary" [SH]

#4　(pancreatic neuroendocrine tumo* [TIAB] OR pancreatic neuroendocrine neoplasm* [TIAB] OR pancreatic neuroendocrine carcinoma* [TIAB] OR pancreatic endocrine tumo* [TIAB]) AND (diagnostic imaging* [TIAB] OR imaging diagnos* [TIAB] OR ultrasonograph* [TIAB] OR computed tomograph* [TIAB] OR magnetic resonance imaging* [TIAB] OR nuclear imaging* [TIAB] OR CT [TIAB] OR

MRI［TIAB］）AND（metasta*［TIAB］OR secondar*［TIAB］）
#5 （（#1 OR #2）AND #3）OR #4
■ヒット件数　446 件

【医中誌 Web】
#1 神経内分泌腫瘍/TH and（SH＝診断，画像診断，X 線診断，放射性核種診断，超音波診断）
#2 神経内分泌腫瘍/TH and 画像診断/TH
#3 神経内分泌腫瘍；転移性/TH and 腫瘍転移/TH
#4 （膵神経内分泌腫瘍/TA or 膵神経内分泌癌/TA or 膵神経内分泌がん/TA）and（画像診断/TA or 超音波/TA or CT/TA or MRI/TA or 核医学検査/TA）and 転移/TA
#5 （（#1 or #2）and #3）or #4
■ヒット件数　50 件

▍CQ5　NEN の肝転移の検索に推奨される画像検査は何か？
【PubMed】
#1 "Neuroendocrine Tumors/diagnostic imaging"［Mesh］OR（"Neuroendocrine Tumors"［Mesh］AND "Diagnostic Imaging"［Mesh］）
#2 "Endocrine Gland Neoplasms/diagnostic imaging"［Mesh］OR（"Endocrine Gland Neoplasms"［Mesh］AND "Diagnostic Imaging"［Mesh］）
#3 （"Liver Neoplasms"［Mesh］AND "Neoplasm Metastasis"［Mesh］）OR "Liver Neoplasms/secondary"［Mesh］
#4 （neuroendocrine tumo*［TIAB］OR neuroendocrine neoplasm*［TIAB］OR neuroendocrine carcinoma*［TIAB］OR endocrine gland tumo*［TIAB］OR endocrine gland neoplasm*［TIAB］OR endocrine gland cancer*［TIAB］OR endocrine gland carcinoma*［TIAB］）AND（liver metastas*［TIAB］OR synchronous metastas*［TIAB］OR metachronous metastas*［TIAB］OR metastatic liver*［TIAB］）AND（diagnostic imaging*［TIAB］OR imaging diagnos*［TIAB］OR ultrasonograph*［TIAB］OR computed tomograph*［TIAB］OR magnetic resonance imaging*［TIAB］OR nuclear imaging*［TIAB］OR CT［TIAB］OR MRI［TIAB］OR scintigraph*［TIAB］OR radiological finding*［TIAB］OR PET［TIAB］OR SPECT［TIAB］）
#5 （（#1 OR #2）AND #3）OR #4
■ヒット件数　244 件

【医中誌 Web】
#1 神経内分泌腫瘍/TH and（SH ＝診断，画像診断，X 線診断，放射性核種診断，超音波診断）
#2 神経内分泌腫瘍/TH and 画像診断/TH
#3 内分泌腺腫瘍/TH and（SH ＝診断，画像診断，X 線診断，放射性核種診断，超音波診断）
#4 内分泌腺腫瘍/TH and 画像診断/TH
#5 肝臓腫瘍；転移性/TH or（肝臓腫瘍/TH and 腫瘍転移/TH）
#6 （神経内分泌腫瘍/TA or 神経内分泌癌/TA or 神経内分泌がん/TA or 内分泌腺腫瘍/TA or 内分泌腺癌/TA or 内分泌腺がん/TA）and（画像診断/TA or 超音波/TA or CT/TA or MRI/TA or PET/TA or SPECT/TA or 画像所見/TA or シンチグラフィー/TA or ソマトスタチン受容体シンチ/TA or オクトレオスキャン/TA）and（肝転移/TA or 同時性転移/TA or 異時性転移/TA or 肝臓転移/TA）
#7 （（#1 or #2 or #3 or #4）and #5）or #6
■ヒット件数　78 件
※本 CQ は文献検索後，第 1 章 CQ4 と統合した。

第2章　病 理

▍CQ1　膵・消化管 NEN の病理診断を得るために推奨される方法は何か？
【PubMed】
#1 "Neuroendocrine Tumors/diagnosis"［Mesh］OR "Neuroendocrine Tumors/pathology"［Mesh］
#2 "Digestive System Neoplasms"［Mesh］OR "Digestive System"［Mesh］

#3 "Biopsy"[Mesh]

#4 (neuroendocrine tumo*[TIAB] OR neuroendocrine neoplasm*[TIAB] OR neuroendocrine carcinoma*[TIAB]) AND (pancreas*[TIAB] OR pancreatic*[TIAB] OR digestive system*[TIAB]) AND (biops*[TIAB] OR resect*[TIAB]) AND (patholog*[TIAB] OR diagnos*[TIAB] OR EUS-FNA[TIAB])

#5 (#1 AND #2 AND #3) OR #4

■ヒット件数　407件

【医中誌 Web】

#1 神経内分泌腫瘍；診断/TH or 神経内分泌腫瘍；病理学/TH

#2 消化器腫瘍/TH or 消化器系/TH

#3 生検/TH

#4 （神経内分泌腫瘍/TA or 神経内分泌癌/TA or 神経内分泌がん/TA）and（膵/TA or 消化管/TA or 消化器/TA）and（診断/TA or 病理/TA）and（生検/TA or 切除/TA or 摘出/TA or 検体/TA or 標本/TA or 試料/TA）

#5 (#1 and #2 and #3) or #4

■ヒット件数　101件

▌CQ2-1　病理組織診断書に記載することが推奨される項目は何か？

【PubMed】

#1 "Neuroendocrine Tumors/diagnosis"[Mesh] OR "Neuroendocrine Tumors/pathology"[Mesh] OR "Neuroendocrine Tumors/classification"[Mesh]

#2 "Neoplasm Grading"[Mesh] OR "Neoplasm Staging"[Mesh]

#3 "World Health Organization"[Mesh]

#4 (neuroendocrine tumo*[TIAB] OR neuroendocrine neoplasm*[TIAB] OR neuroendocrine carcinoma*[TIAB]) AND (classification*[TIAB] OR staging*[TIAB] OR grading*[TIAB] OR score*[TIAB]) AND (WHO[TIAB] OR TNM[TIAB] OR World Health Organization*[TIAB] OR tumor node metastas*[TIAB]) AND (patholog*[TIAB] OR diagnos*[TIAB])

#5 (#1 AND #2 AND #3) OR #4

■ヒット件数　225件

【医中誌 Web】

#1 神経内分泌腫瘍；診断/TH or 神経内分泌腫瘍；病理学/TH

#2 （腫瘍悪性度/TH or 腫瘍進行度/TH）and 世界保健機関/TH

#3 WHO 分類/TH or TNM 分類/TH

#4 （神経内分泌腫瘍/TA or 神経内分泌癌/TA or 神経内分泌がん/TA）and（分類/TA or 進行度/TA or 悪性度/TA or 病期/TA）and（診断/TA or 病理/TA）and（WHO/TA or TNM/TA or "World Health Organization"/TA or "tumor node metastasis"/TA or 世界保健機関/TA or 世界保健機構/TA）

#5 ((#1 and (#2 or #3))) or #4

■ヒット件数　114件

▌CQ2-2　NEN の主な病理所見は何か？

【PubMed】

#1 "Neuroendocrine Tumors/pathology"[Majr]

#2 (neuroendocrine tumo*[TIAB] OR neuroendocrine neoplasm*[TIAB] OR neuroendocrine carcinoma*[TIAB]) AND (patholog*[TI] OR cytopatholog*[TI] OR histopatholog*[TI] OR histolog*[TI] OR cytolog*[TI])

#3 #1 OR #2

■ヒット件数　623件

【医中誌 Web】

#1 神経内分泌腫瘍；病理学/TH

#2 （神経内分泌腫瘍/TA or 神経内分泌癌/TA or 神経内分泌がん/TA）and（組織/TI or 病理/TI）

#3 #1 or #2

■ヒット件数　333件

■ CQ3　病理組織標本の取り扱い方法として何が推奨されるか？

【PubMed】
#1　("Neuroendocrine Tumors/pathology" [Majr] OR "Neuroendocrine Tumors/diagnosis" [Majr]) AND ("Histocytological Preparation Techniques" [Mesh] OR "Specimen Handling" [Mesh])
#2　(neuroendocrine tumo* [TI] OR neuroendocrine neoplasm* [TI] OR neuroendocrine carcinoma* [TI] OR melanoma tumo* [TI]) AND (patholog* [TIAB] OR histocytologic* [TIAB] OR cytohistologic* [TIAB] OR tissue [TIAB]) AND (preparation* [TIAB] OR sampl* [TIAB] OR specimen [TIAB] OR pre analys* [TIAB])
#3　#1 OR #2
■ヒット件数　328 件

【医中誌 Web】
#1　(神経内分泌腫瘍；病理学/TH or 神経内分泌腫瘍；診断/TH) and (検体取り扱い法/TH or 組織細胞学的標本技術/TH)
#2　(神経内分泌腫瘍/TI or 神経内分泌癌/TI or 神経内分泌がん/TI) and (組織/TA or 病理/TA or 細胞/TA) and (標本/TA or 検体/TA or プレアナリシス/TA or 固定法/TA or ブロック保存/TA)
#3　#1 or #2
■ヒット件数　146 件

■ CQ4-1　術中迅速検体の取り扱い方法は？
■ CQ4-2　術中迅速診断の目的は何か？

【PubMed】
#1　("Neuroendocrine Tumors/diagnosis" [Majr] OR "Neuroendocrine Tumors/pathology" [Majr]) AND ("Cryoultramicrotomy" [Mesh] OR "Cytodiagnosis" [Mesh] OR "Intraoperative Period" [Mesh] OR "Intraoperative Care" [Mesh])
#2　(neuroendocrine tumo* [TIAB] OR neuroendocrine neoplasm* [TIAB] OR neuroendocrine carcinoma* [TIAB] OR Melanoma* [TIAB]) AND (frozen section* [TIAB] OR Intraoperative* [TIAB] OR frozen tissue* [TIAB]) AND (diagnos* [TIAB] OR patholog* [TIAB] OR testing* [TIAB] OR examine* [TIAB] OR sampling [TIAB])
#3　#1 OR #2
■ヒット件数　318 件

【医中誌 Web】
#1　(神経内分泌腫瘍；病理学/TH or 神経内分泌腫瘍；診断/TH) and (凍結超薄切片作成法/TH or 細胞診/TH) and (術中期/TH or 術中管理/TH)
#2　(神経内分泌腫瘍/TI or 神経内分泌癌/TI or 神経内分泌がん/TI) and (凍結切片/TA or 術中/TA or 迅速/TA or 凍結標本/TA) and (診断/TA or 検査/TA or 細胞診/TA)
#3　#1 or #2
■ヒット件数　44 件

■ CQ5　Ki-67 指数の推奨される測定法は？

【PubMed】
#1　("Neuroendocrine Tumors/diagnosis" [Majr] OR "Neuroendocrine Tumors/pathology" [Majr]) AND ("Ki-67 Antigen" [Mesh] OR "Immunohistochemistry" [Mesh])
#2　(neuroendocrine tumo* [TIAB] OR neuroendocrine neoplasm* [TIAB] OR neuroendocrine carcinoma* [TIAB] OR Melanoma* [TIAB]) AND (Ki67 [TIAB] OR "Ki 67" [TIAB] OR immunohistochemi* [TIAB] OR immunocytochemi* [TIAB] OR Immunolabeling* [TIAB] OR Immunohistocytochemi* [TIAB] OR Immunogold* [TIAB]) AND (diagnos* [TIAB] OR patholog* [TIAB] OR testing* [TIAB] OR examine* [TIAB])
#3　#1 OR #2
■ヒット件数　404 件

【医中誌 Web】
#1　(神経内分泌腫瘍；病理学/TH or 神経内分泌腫瘍；診断/TH) and (Ki-67 抗原/TH or 免疫組織化学/

158 ■ 文献検索式

TH)

#2 （神経内分泌腫瘍/TI or 神経内分泌癌/TI or 神経内分泌がん/TI）and（Ki67/TA or "Ki 67"/TA or 免疫組織化学/TA or 免疫細胞化学/TA or 免疫組織細胞化学/TA or 免疫ラベル/TA or 免疫染色/TA or 免疫標識/TA）and（診断/TA or 検査/TA or 測定/TA）

#3 #1 or #2

■ヒット件数　175 件

■ CQ6　NET G3 と NEC の鑑別法は何か？

【PubMed】

#1 "Neuroendocrine Tumors"［Mesh］AND "Neoplasm Grading"［Mesh］AND "Diagnosis, Differential"［Mesh］

#2 "Neuroendocrine Tumors"［Mesh：NoExp］AND "Carcinoma, Neuroendocrine"［Mesh］AND "Diagnosis, Differential"［Mesh］

#3 （neuroendocrine tumo*［TIAB］OR NET［TIAB］）AND（neuroendocrine carcinoma*［TIAB］OR NEC［TIAB］）AND（G3［TIAB］OR "G 3"［TIAB］OR "Grade 3"［TIAB］OR differential diagnos*［TIAB］）

#4 #1 OR #2 OR #3

■ヒット件数　85 件

【医中誌 Web】

#1 神経内分泌腫瘍/TH and 腫瘍悪性度/TH and 鑑別診断/TH

#2 （神経内分泌腫瘍/TA or 神経内分泌癌/TA or 神経内分泌がん/TA or（NET/TA and NEC/TA））and（G3/TA or "G 3"/TA or 悪性度/TA or Grading/TA or Grade/TA or グレード/TA）and 鑑別/TA

#3 #1 or #2

■ヒット件数　19 件

第3章　外科治療

■ CQ1　非機能性膵 NET の手術適応と推奨される術式は何か？

【PubMed】

#1 （"Neuroendocrine Tumors/therapy"［Majr］AND "Pancreatic Neoplasms"［Mesh］AND（non function*［TIAB］OR nonfunction*［TIAB］OR asymptomatic*［TIAB］））OR（NF-PNET*［TIAB］OR NF-Pan-NET*［TIAB］）

#2 （"Neuroendocrine Tumors"［Mesh］AND "Pancreatic Neoplasms/therapy"［Majr］AND（non function*［TIAB］OR nonfunction*［TIAB］OR asymptomatic*［TIAB］））OR（NF-PNET*［TIAB］OR NF-Pan-NET*［TIAB］）

#3 "Non functioning pancreatic endocrine tumor"［Supplementary Concept］AND "Pancreatic Neoplasms/therapy"［Majr］

#4 （（neuroendocrine tumo*［TI］OR neuroendocrine neoplasm*［TI］OR neuroendocrine carcinoma*［TI］OR Melanoma*［TI］）AND（non function*［TI］OR nonfunction*［TI］OR asymptomatic*［TI］））AND（surgery［TIAB］OR surgical［TIAB］OR enucleation*［TIAB］OR partial resection*［TIAB］OR pancreatico-duodenectom*［TIAB］OR Whipple's procedure*［TIAB］OR distal pancreatectom*［TIAB］OR organ preserving pancreatectom*［TIAB］OR laparoscopic pancreatectom*［TIAB］OR minimally invasive pancreatectom*［TIAB］OR lymph node dissection*［TIAB］）

#5 #1 OR #2 OR #3 OR #4

■ヒット件数　113 件

【医中誌 Web】

#1 神経内分泌腫瘍；外科的療法/TH and 膵臓腫瘍/TH and（非機能/TA or 無機能/TA）

#2 神経内分泌腫瘍/TH and 膵臓腫瘍；外科的療法/TH and（非機能/TA or 無機能/TA）

#3 神経内分泌腫瘍/TH and 膵臓腫瘍/TH and 外科手術/TH and（非機能/TA or 無機能/TA）

#4 （神経内分泌腫瘍/TA or 神経内分泌癌/TA or 神経内分泌がん/TA）and（膵臓腫瘍/TA or 膵臓癌/TA or 膵臓がん/TA or 膵癌/TA or 膵がん/TA）and（非機能/TA or 無機能/TA）and（外科/TA or 手術/

TA or 切除/TA or 術式/TA）

#5　#1 or #2 or #3 or #4
■ヒット件数　55 件

▌CQ2　インスリノーマの手術適応と推奨される術式は何か？
【PubMed】

#1　"Insulinoma/therapy"[Majr]

#2　(insulinoma*[TI] OR well differentiated pancreatic endocrine tumor*[TI] OR well differentiated pancreatic neuroendocrine tumor*[TI] OR well differentiated pancreatic endocrine carcinoma*[TI] OR well differentiated pancreatic neuroendocrine carcinoma*[TI] OR insulin producing endocrine tumor*[TI] OR insulin producing neuroendocrine tumor*[TI] OR insulin producing endocrine carcinoma*[TI] OR insulin producing neuroendocrine carcinoma*[TI]) AND (therap[ALL] OR treatment[ALL] OR surgery[ALL])

#3　#1 OR #2
■ヒット件数　147 件

【医中誌 Web】

#1　インスリノーマ；外科的療法/TH

#2　インスリノーマ/TH and（膵切除/TH or 膵頭十二指腸切除/TH）

#3　(インスリノーマ/TA or Insulinoma/TA or インスリン分泌性膵島細胞腫/TA or ベータ細胞腫瘍/TA or ベータ細胞腺腫/TA or インシュリノーマ/TA or インスリン分泌性島細胞腫/TA or インスリン産生腫瘍/TA or 高分化型内分泌腫瘍/TA or 高分化型神経内分泌腫瘍/TA or 高分化型内分泌癌/TA or 高分化型神経内分泌癌/TA) and (外科/TA or 手術/TA or 切除/TA or 術式/TA or 核出術/TA)

#4　#1 or #2 or #3
■ヒット件数　122 件

▌CQ3　膵および十二指腸ガストリノーマの手術適応と推奨される術式は何か？
【PubMed】

#1　"Gastrinoma/surgery"[Mesh] OR "Zollinger-Ellison Syndrome/surgery"[Mesh]

#2　("Gastrinoma/therapy"[Mesh] OR "Zollinger-Ellison Syndrome/therapy"[Mesh]) AND "Digestive System Surgical Procedures"[Mesh]

#3　(gastrinoma*[TIAB] OR Zollinger-Ellison syndrome*[TIAB] OR well differentiated pancreatic endocrine tumor*[TIAB] OR well differentiated pancreatic neuroendocrine tumor*[TIAB] OR well differentiated pancreatic endocrine carcinoma*[TIAB] OR well differentiated pancreatic neuroendocrine carcinoma*[TIAB] OR gastrin producing endocrine tumor*[TIAB] OR gastrin producing neuroendocrine tumor*[TIAB] OR gastrin producing endocrine carcinoma*[TIAB] OR gastrin producing neuroendocrine carcinoma*[TIAB]) AND (enucleation*[TIAB] OR partial resection*[TIAB] OR pancreatico-duodenectomy*[TIAB] OR Whipple's procedure*[TIAB] OR distal pancreatectomy*[TIAB] OR left pancreatectomy*[TIAB] OR lymph node dissection*[TIAB] OR surgery*[TIAB] OR surgical*[TIAB] OR operati*[TIAB])

#4　#1 OR #2 OR #3
■ヒット件数　103 件

【医中誌 Web】

#1　ガストリノーマ；外科の療法/TH or Zollinger-Ellison 症候群；外科的療法/TH

#2　(ガストリノーマ/TH or Zollinger-Ellison 症候群/TH) and 消化器外科/TH

#3　(ガストリノーマ/TA or Gastrinoma/TA or ガストリン産生腫瘍/TA or 潰瘍形成性島細胞腫瘍/TA or 潰瘍形成性膵島細胞腫/TA or Zollinger-Ellison 症候群/TA or ゾリンジャー - エリソン症候群/TA or ゾーリンジャー・エリソン症候群/TA or ゾーリンガー - エリソン症候群/TA or ゾリンジャー・エリソン症候群/TA or ゾーリンガー・エリソン症候群/TA or 高分化型内分泌腫瘍/TA or 高分化型神経内分泌腫瘍/TA or 高分化型内分泌癌/TA or 高分化型神経内分泌癌/TA) and (外科/TA or 手術/TA or 切除/TA or 術式/TA or 核出術/TA or 郭清/TA)

#4　#1 or #2 or #3

■ヒット件数　62件

■ CQ4　稀な機能性膵 NET の手術適応と推奨される術式は何か？（グルカゴノーマ）

【PubMed】
#1　"Pancreatic Neoplasms/therapy"［Majr］AND "Neuroendocrine Tumors/therapy"［Majr］
#2　(functioning［TI］OR functional［TI］) AND (pancreatic［TI］OR pancreas［TI］) AND (endocrine tumo*［TI］OR neuroendocrine tumo*［TI］OR neuroendocrine neoplasm*［TI］OR endocrine neoplasm*［TI］) AND (surgery*［ALL］OR surgical*［ALL］OR therapy［ALL］)
#3　#1 OR #2
■ヒット件数　72件

【医中誌 Web】
#1　グルカゴノーマ；外科的療法/TH
#2　グルカゴノーマ/TH and 消化器外科/TH
#3　(グルカゴノーマ/TA or Glucagonoma/TA or グルカゴン産生腫瘍/TA or アルファ細胞腺腫/TA or アルファ細胞腫瘍/TA) and (外科/TA or 手術/TA or 切除/TA)
#4　#1 or #2 or #3
■ヒット件数　20件

■ CQ4　稀な機能性膵 NET の手術適応と推奨される術式は何か？（VIP オーマ）

【PubMed】
#1　"Vipoma/surgery"［Mesh］
#2　"Vipoma/therapy"［Mesh］AND "Digestive System Surgical Procedures"［Mesh］
#3　"Pancreatic Neoplasms/therapy"［Mesh］AND ("Vasoactive Intestinal Peptide"［Mesh］OR vasoactive intestinal peptide*［TIAB］OR vasoactive intestinal polypeptide*［TIAB］) AND (surgery*［TIAB］OR surgical*［TIAB］OR operati*［TIAB］)
#4　(Vipoma*［TIAB］OR Diarrheogenic Tumor*［TIAB］OR Vasoactive Intestinal Peptide Producing Tumor*［TIAB］OR VIP Secreting Tumor*［TIAB］OR Diarrheogenic Islet Cell Tumor*［TIAB］OR Pancreatic Cholera*［TIAB］OR Watery Diarrhea Syndrome*［TIAB］OR WDHA［TIAB］OR WDHH［TIAB］OR Verner Morrison Syndrome*［TIAB］) AND (surgery*［TIAB］OR surgical*［TIAB］OR operati*［TIAB］OR pancreatico-duodenectom*［TIAB］OR pancreatectom*［TIAB］OR enucleation*［TIAB］OR resection*［TIAB］OR dissection*［TIAB］)
#5　#1 OR #2 OR #3 OR #4
■ヒット件数　18件

【医中誌 Web】
#1　VIPoma；外科の療法/TH
#2　VIPoma/TH and 消化器外科/TH
#3　(ビポーマ/TA or VIPoma/TA or VIP オーマ/TA or VIP 産生腫瘍/TA or WDHA 症候群/TA or WDHH 症候群/TA or バーナー・モリソン症候群/TA or ベルナー - モリソン症候群/TA or 下痢原性腫瘍/TA or 下痢誘発腫瘍/TA or 水様下痢低カリウム血症無胃酸症候群/TA or 水様性下痢症候群/TA or 水様便低カリウム無酸症候群/TA or 低カリウム性アルカローシス水様性下痢/TA or 膵コレラ/TA) and (外科/TA or 手術/TA or 切除/TA or 郭清/TA or 核出術/TA)
#4　#1 or #2 or #3
■ヒット件数　10件

■ CQ4　稀な機能性膵 NET の手術適応と推奨される術式は何か？（ソマトスタチノーマ）

【PubMed】
#1　"Somatostatinoma/surgery"［Mesh］
#2　"Somatostatinoma/therapy"［Mesh］AND "Digestive System Surgical Procedures"［Mesh］
#3　"Adrenocorticotropic Hormone"［Mesh］AND "Neuroendocrine Tumors/surgery"［Mesh］
#4　(Somatostatinoma*［TIAB］OR PPoma*［TIAB］OR ACTH producing Tumor*［TIAB］OR ACTH producing neoplasm*［TIAB］OR ACTH producing neuroendocrine tumor*［TIAB］OR ACTH producing

neuroendocrine neoplasm*[TIAB]) AND (surgery*[TIAB] OR surgical*[TIAB] OR operati*[TIAB])
#5 #1 OR #2 OR #3 OR #4
■ヒット件数　31 件

【医中誌 Web】
#1 ソマトスタチノーマ；外科的療法/TH
#2 ソマトスタチノーマ/TH and 消化器外科/TH
#3 （ソマトスタチノーマ/TA or Somatostatinoma/TA or ソマトスタチン産生腫瘍/TA or PP オーマ/TA or 異所性 ACTH 産生腫瘍/TA）and（外科/TA or 手術/TA or 切除/TA）
#4 #1 or #2 or #3
■ヒット件数　18 件

CQ5　膵 NET G3 および膵 NEC の手術適応は何か？

【PubMed】
#1 (("Neuroendocrine Tumors/surgery"[Mesh] AND "Pancreatic Neoplasms"[Mesh]) OR ("Neuroendocrine Tumors"[Mesh] AND "Pancreatic Neoplasms/surgery"[Mesh])) AND "Neoplasm Staging"[Mesh]
#2 "Neuroendocrine Tumors/therapy"[Mesh] AND "Digestive System Surgical Procedures"[Mesh] AND "Neoplasm Staging"[Mesh]
#3 (pancreatic neuroendocrine carcinoma*[TIAB] OR poorly differentiated neuroendocrine carcinoma*[TIAB] OR well differentiated neuroendocrine tumor*[TIAB] OR pancreatic neuroendocrine tumor*[TIAB] OR pancreatic neuroendocrine neoplasm*[TIAB]) AND (grade 3*[TIAB] OR high grade*[TIAB] OR G3[TIAB] OR poorly differentiated*[TIAB] OR well differentiated*[TIAB]) AND (surgery*[TIAB] OR surgical*[TIAB] OR operati*[TIAB] OR operated[TIAB] OR pancreatectom*[TIAB])
#4 #1 OR #2 OR #3
■ヒット件数　274 件

【医中誌 Web】
#1 神経内分泌腫瘍；外科的療法/TH and （膵臓腫瘍/TH or 膵臓/TH）and 腫瘍進行度/TH
#2 神経内分泌腫瘍/TH and 膵臓腫瘍；外科的療法/TH and 腫瘍進行度/TH
#3 神経内分泌腫瘍/TH and 消化器外科/TH and 腫瘍進行度/TH
#4 (((神経内分泌腫瘍/TA or 神経内分泌癌/TA or 神経内分泌がん/TA or 神経内分泌ガン/TA or NEC/TA or NET/TA) and (G3/TA or "Grade 3"/TA or グレード 3/TA)) or "poorly differentiated neuroendocrine carcinoma"/TA or "well differentiated neuroendocrine tumor"/TA) and 膵/TA and （外科/TA or 手術/TA or 切除/TA）
#5 #1 or #2 or #3 or #4
■ヒット件数　35 件

CQ6　食道 NEN の切除適応と推奨される術式は何か？

【PubMed】
#1 (("Neuroendocrine Tumors/surgery"[Mesh] AND "Esophageal Neoplasms"[Mesh]) OR ("Neuroendocrine Tumors"[Mesh] AND "Esophageal Neoplasms/surgery"[Mesh]))
#2 "Neuroendocrine Tumors"[Mesh] AND ("Esophageal Neoplasms"[Mesh] OR "Esophagus"[Mesh]) AND "Digestive System Surgical Procedures"[Mesh]
#3 ((esophageal*[TIAB] AND (neuroendocrine tumor*[TIAB] OR neuroendocrine neoplasm*[TIAB] OR carcinoid*[TIAB] OR NEC[TIAB]))) AND (surgery*[TIAB] OR surgical*[TIAB] OR operati*[TIAB] OR operated[TIAB] OR resection*[TIAB] OR Resectabl*[TIAB] OR esophagectom*[TIAB] OR esophagoplast*[TIAB] OR esophagostom*[TIAB])
#4 #1 OR #2 OR #3
■ヒット件数　75 件

【医中誌 Web】
#1 神経内分泌腫瘍；外科的療法/TH and （食道腫瘍/TH or 食道/TH）

#2 神経内分泌腫瘍/TH and 食道腫瘍；外科的療法/TH

#3 神経内分泌腫瘍/TH and（食道腫瘍/TH or 食道/TH）and 消化器外科/TH

#4 （神経内分泌腫瘍/TA or 神経内分泌癌/TA or 神経内分泌がん/TA or 神経内分泌ガン/TA or NEC/TA or NET/TA）and 食道/TA and（外科/TA or 手術/TA or 切除/TA）

#5 #1 or #2 or #3 or #4

■ヒット件数　188 件

▌CQ7　胃 NET の手術適応と推奨される術式は何か？

【PubMed】

#1 （"Neuroendocrine Tumors/surgery"［Mesh］AND "Stomach Neoplasms"［Mesh］）OR（"Neuroendocrine Tumors"［Mesh］AND "Stomach Neoplasms/surgery"［Mesh］）OR（"Neuroendocrine Tumors/surgery"［Majr］AND "Gastrointestinal Neoplasms/surgery"［Majr］AND "Digestive System Surgical Procedures"［Majr］）

#2 "Neuroendocrine Tumors/therapy"［Mesh］AND "Digestive System Surgical Procedures"［Mesh］AND（"Stomach Neoplasms"［Mesh］OR "Stomach"［Mesh］）

#3 （（（gastrointestinal*［TIAB］OR gastric［TIAB］OR stomach［TIAB］OR "gastrin producing"［TIAB］）AND（neuroendocrine tumor*［TIAB］OR neuroendocrine carcinoma*［TIAB］OR neuroendocrine neoplasm*［TIAB］OR endocrine tumor*［TIAB］OR endocrine carcinoma*［TIAB］OR endocrine neoplasm*［TIAB］OR carcinoid*［TIAB］OR NET［TIAB］OR NEC［TIAB］））OR gastrinoma*［TIAB］OR Zollinger-Ellison syndrome*［TIAB］OR "Type A gastritis"［TIAB］）AND（surgery*［TIAB］OR surgical*［TIAB］OR operati*［TIAB］OR operated［TIAB］OR resection*［TIAB］OR gastrectom*［TIAB］OR antrectom*［TIAB］）NOT medline［SB］

#4 #1 OR #2 OR #3

■ヒット件数　261 件

【医中誌 Web】

#1 神経内分泌腫瘍；外科的療法/TH and（胃腫瘍/TH or 胃/TH）

#2 神経内分泌腫瘍/TH and 胃腫瘍；外科的療法/TH

#3 神経内分泌腫瘍/TH and（胃腫瘍/TH or 胃/TH）and 消化器外科/TH

#4 （神経内分泌腫瘍/TA or 神経内分泌癌/TA or 神経内分泌がん/TA or 神経内分泌ガン/TA or NEC/TA or NET/TA or カルチノイド/TA）and（胃/TA or 前腸/TA）and（外科/TA or 手術/TA or 切除/TA）

#5 #1 or #2 or #3 or #4

■ヒット件数　153 件

▌CQ8　ガストリノーマ以外の十二指腸 NET の手術適応と推奨される術式は何か？

【PubMed】

#1 （（"Neuroendocrine Tumors/surgery"［Mesh］AND（"Duodenal Neoplasms"［Mesh］OR "Duodenum"［Mesh］））OR（"Neuroendocrine Tumors"［Mesh］AND（"Duodenal Neoplasms/surgery"［Mesh］OR "Duodenum/surgery"［Mesh］）））

#2 "Neuroendocrine Tumors/therapy"［Mesh］AND "Digestive System Surgical Procedures"［Mesh］AND（"Duodenal Neoplasms"［Mesh］OR "Duodenum"［Mesh］）

#3 （（Duodenum*［TIAB］OR Duodenal［TIAB］OR foregut［TIAB］）AND（neuroendocrine tumo*［TIAB］OR neuroendocrine carcinoma*［TIAB］OR neuroendocrine neoplasm*［TIAB］OR NET［TIAB］OR NEN［TIAB］OR NEC［TIAB］OR carcinoid*［TIAB］））AND（surgery*［TIAB］OR surgical*［TIAB］OR operati*［TIAB］OR resection*［TIAB］OR gastrectom*［TIAB］OR duodenectom*［TIAB］OR dissection*［TIAB］）

#4 #1 OR #2 OR #3

■ヒット件数　113 件

【医中誌 Web】

#1 神経内分泌腫瘍；外科的療法/TH and（十二指腸腫瘍/TH or 十二指腸/TH）

#2 神経内分泌腫瘍/TH and（十二指腸腫瘍；外科的療法/TH or 十二指腸；外科的療法/TH）

#3 神経内分泌腫瘍/TH and（十二指腸腫瘍/TH or 十二指腸/TH）and 消化器外科/TH

#4　（神経内分泌腫瘍/TA or 神経内分泌癌/TA or 神経内分泌がん/TA or 神経内分泌ガン/TA or NEC/TA or NET/TA or NEN/TA or カルチノイド/TA）and 十二指腸/TA and（外科/TA or 手術/TA or 切除/TA or 郭清/TA）

#5　#1 or #2 or #3 or #4

■ヒット件数　168 件

▌CQ9　小腸 NET の手術適応と推奨される術式は何か？

【PubMed】

#1　（（"Neuroendocrine Tumors/surgery"［Mesh］AND（"Ileal Neoplasms"［Mesh］OR "Jejunal Neoplasms"［Mesh］OR "Intestine, Small"［Mesh］））OR（"Neuroendocrine Tumors"［Mesh］AND（"Ileal Neoplasms/surgery"［Mesh］OR "Jejunal Neoplasms/surgery"［Mesh］OR "Intestine, Small/surgery"［Mesh］）））

#2　"Neuroendocrine Tumors/therapy"［Mesh］AND "Digestive System Surgical Procedures"［Mesh］AND（"Ileal Neoplasms"［Mesh］OR "Jejunal Neoplasms"［Mesh］OR "Intestine, Small"［Mesh］）

#3　（（gastroenteropancreatic*［TIAB］OR small bowel*［TIAB］OR small intestin*［TIAB］OR jejunum［TIAB］OR jejunal［TIAB］OR ileum［TIAB］OR ileal［TIAB］OR midgut［TIAB］）AND（neuroendocrine tumo*［TIAB］OR neuroendocrine carcinoma*［TIAB］OR neuroendocrine neoplasm*［TIAB］OR NET［TIAB］））AND（surgery*［TIAB］OR surgical*［TIAB］OR operati*［TIAB］OR operated［TIAB］OR resection*［TIAB］OR lymphadenoectom*［TIAB］）

#4　#1 OR #2 OR #3

■ヒット件数　273 件

【医中誌 Web】

#1　神経内分泌腫瘍；外科的療法/TH and（小腸腫瘍/TH or 小腸/TH）

#2　神経内分泌腫瘍/TH and（小腸腫瘍；外科的療法/TH or 小腸；外科的療法/TH）

#3　神経内分泌腫瘍/TH and（小腸腫瘍/TH or 小腸/TH）and 消化器外科/TH

#4　（神経内分泌腫瘍/TA or 神経内分泌癌/TA or 神経内分泌がん/TA or 神経内分泌ガン/TA or NEC/TA or NET/TA or カルチノイド/TA）and（膵/TA or 小腸/TA or 空腸/TA or 回腸/TA or 中腸/TA）and（外科/TA or 手術/TA or 切除/TA or 郭清/TA）and（DATA = pre）

#5　#1 or #2 or #3 or #4

■ヒット件数　30 件

▌CQ10　虫垂 NET の手術適応と推奨される術式は何か？

【PubMed】

#1　（（"Neuroendocrine Tumors/surgery"［Mesh］AND（"Appendiceal Neoplasms"［Mesh］OR "Appendix"［Mesh］））OR（"Neuroendocrine Tumors"［Mesh］AND（"Appendiceal Neoplasms/surgery"［Mesh］OR "Appendix/surgery"［Mesh］）））

#2　"Neuroendocrine Tumors/therapy"［Mesh］AND "Digestive System Surgical Procedures"［Mesh］AND（"Appendiceal Neoplasms"［Mesh］OR "Appendix"［Mesh］）

#3　（（Appendix*［TIAB］OR Appendiceal［TIAB］OR midgut［TIAB］OR goblet cell*［TIAB］）AND（neuroendocrine tumo*［TIAB］OR neuroendocrine carcinoma*［TIAB］OR neuroendocrine neoplasm*［TIAB］OR NET［TIAB］OR goblet cell carcinoid*［TIAB］））AND（surgery*［TIAB］OR surgical*［TIAB］OR operati*［TIAB］OR operated［TIAB］OR resection*［TIAB］OR lymphadenoectom*［TIAB］OR appendectom*［TIAB］）

#4　#1 OR #2 OR #3

■ヒット件数　119 件

【医中誌 Web】

#1　神経内分泌腫瘍；外科的療法/TH and（虫垂腫瘍/TH or 虫垂/TH）

#2　神経内分泌腫瘍/TH and（虫垂腫瘍；外科的療法/TH or 虫垂；外科的療法/TH）

#3　神経内分泌腫瘍/TH and（虫垂腫瘍/TH or 虫垂/TH）and 消化器外科/TH

#4　（神経内分泌腫瘍/TA or 神経内分泌癌/TA or 神経内分泌がん/TA or 神経内分泌ガン/TA or NEC/TA or NET/TA or カルチノイド/TA）and（中腸/TA or 虫垂/TA）and（外科/TA or 手術/TA or 切除/TA or 郭清/TA）

#5 #1 or #2 or #3 or #4
■ヒット件数　93件

CQ11　結腸 NET の手術適応と推奨される術式は何か？

【PubMed】
#1 (("Neuroendocrine Tumors/surgery"[Mesh] AND ("Colonic Neoplasms"[Mesh] OR "Colon"[Mesh])) OR ("Neuroendocrine Tumors"[Mesh] AND ("Colonic Neoplasms/surgery"[Mesh] OR "Colon/surgery"[Mesh])))
#2 "Neuroendocrine Tumors/therapy"[Mesh] AND "Digestive System Surgical Procedures"[Mesh] AND ("Colonic Neoplasms"[Mesh] OR "Colon"[Mesh])
#3 ((Colon[TIAB] OR Colonic[TIAB] OR Sigmoid[TIAB] OR colorectal[TIAB]) AND (neuroendocrine tumo*[TIAB] OR neuroendocrine carcinoma*[TIAB] OR neuroendocrine neoplasm*[TIAB] OR NET [TIAB] OR goblet cell carcinoid*[TIAB])) AND (surgery*[TIAB] OR surgical*[TIAB] OR operati* [TIAB] OR operated[TIAB] OR resection*[TIAB] OR Colectom*[TIAB])
#4 #1 OR #2 OR #3
■ヒット件数　169件

【医中誌 Web】
#1 神経内分泌腫瘍；外科的療法/TH and（結腸腫瘍/TH or 結腸/TH）
#2 神経内分泌腫瘍/TH and（結腸腫瘍；外科的療法/TH or 結腸；外科的療法/TH）
#3 神経内分泌腫瘍/TH and（結腸腫瘍/TH or 結腸/TH）and 消化器外科/TH
#4 （神経内分泌腫瘍/TA or 神経内分泌癌/TA or 神経内分泌がん/TA or 神経内分泌ガン/TA or NEC/TA or NET/TA or カルチノイド/TA）and 結腸/TA and（外科/TA or 手術/TA or 切除/TA or 郭清/TA）
#5 #1 or #2 or #3 or #4
■ヒット件数　204件

CQ12　直腸 NET の手術適応と推奨される術式は何か？

【PubMed】
#1 (("Neuroendocrine Tumors/surgery"[Mesh] AND ("Rectal Neoplasms"[Mesh] OR "Rectum"[Mesh])) OR ("Neuroendocrine Tumors"[Mesh] AND ("Rectal Neoplasms/surgery"[Mesh] OR "Rectum/surgery"[Mesh])))
#2 "Neuroendocrine Tumors/therapy"[Mesh] AND "Digestive System Surgical Procedures"[Mesh] AND ("Rectal Neoplasms"[Mesh] OR "Rectum"[Mesh])
#3 ((Rectum*[TIAB] OR Rectal[TIAB]) AND (neuroendocrine tumo*[TIAB] OR neuroendocrine carcinoma*[TIAB] OR neuroendocrine neoplasm*[TIAB] OR NET[TIAB] OR goblet cell carcinoid* [TIAB])) AND (surgery*[TIAB] OR surgical*[TIAB] OR operati*[TIAB] OR operated[TIAB] OR resection*[TIAB])
#4 #1 OR #2 OR #3
■ヒット件数　201件

【医中誌 Web】
#1 神経内分泌腫瘍；外科的療法/TH and（直腸腫瘍/TH or 直腸/TH）
#2 神経内分泌腫瘍/TH and（直腸腫瘍；外科的療法/TH or 直腸；外科的療法/TH）
#3 神経内分泌腫瘍/TH and（直腸腫瘍/TH or 直腸/TH）and 消化器外科/TH
#4 （神経内分泌腫瘍/TA or 神経内分泌癌/TA or 神経内分泌がん/TA or 神経内分泌ガン/TA or NEC/TA or NET/TA or カルチノイド/TA）and 直腸/TA and（外科/TA or 手術/TA or 切除/TA or 郭清/TA）
#5 #1 or #2 or #3 or #4
■ヒット件数　245件

CQ13　食道以外の消化管 NEC の手術適応と推奨される術式は何か？

【PubMed】
#1 (("Carcinoma, Neuroendocrine/surgery"[Mesh] AND ("Gastrointestinal Neoplasms"[Mesh] OR "Gastrointestinal Tract"[Mesh])) OR ("Carcinoma, Neuroendocrine"[Mesh] AND ("Gastrointestinal

Neoplasms/surgery"[Mesh] OR "Gastrointestinal Tract/surgery"[Mesh])))
#2 "Carcinoma, Neuroendocrine/therapy"[Mesh] AND "Digestive System Surgical Procedures"[Mesh] AND ("Gastrointestinal Neoplasms"[Mesh] OR "Gastrointestinal Tract"[Mesh])
#3 (Gastrointestinal Tract*[TIAB] AND (neuroendocrine carcinoma*[TIAB] OR NEC[TIAB])) AND (surgery*[TIAB] OR surgical*[TIAB] OR operati*[TIAB] OR operated[TIAB] OR resection*[TIAB])
#4 #1 OR #2 OR #3
　■ヒット件数　77件

【医中誌 Web】
#1 神経内分泌癌；外科的療法/TH and（胃腸腫瘍/TH or 消化管/TH）
#2 神経内分泌癌/TH and（胃腸腫瘍；外科的療法/TH or 消化管；外科的療法/TH）
#3 神経内分泌癌/TH and（胃腸腫瘍/TH or 消化管/TH）and 消化器外科/TH
#4 （神経内分泌癌/TA or 神経内分泌がん/TA or 神経内分泌ガン/TA or 神経内分泌細胞癌/TA or 神経内分泌細胞がん/TA or 神経内分泌細胞ガン/TA or NEC/TA）and 消化管/TA and（外科/TA or 手術/TA or 切除/TA or 郭清/TA）
#5 #1 or #2 or #3 or #4
　■ヒット件数　46件

■ COLUMN 1　NEN における根治切除術後の経過観察法
【PubMed】
#1 "Neuroendocrine Tumors/surgery"[Majr] AND radical[TIAB] AND ("Prognosis"[Mesh：NoExp] OR "Disease-Free Survival"[Mesh] OR "Postoperative Care"[Mesh] OR "Follow-Up Studies"[Mesh])
#2 "Neuroendocrine Tumors/therapy"[Majr] AND "Digestive System Surgical Procedures"[Mesh] AND radical[TIAB] AND ("Prognosis"[Mesh：NoExp] OR "Disease-Free Survival"[Mesh] OR "Postoperative Care"[Mesh] OR "Follow-Up Studies"[Mesh])
#3 (neuroendocrine tumo*[TIAB] OR neuroendocrine carcinoma*[TIAB] OR neuroendocrine neoplasm*[TIAB] OR NET[TIAB] OR NEN[TIAB] OR NEC[TIAB]) AND (surgery*[TIAB] OR surgical*[TIAB] OR operati*[TIAB] OR operated[TIAB] OR resection*[TIAB] OR enucleation*[TIAB] OR duodenectom*[TIAB] OR pancreatectom*[TIAB] OR Whipple's procedure*[TIAB]) AND radical[TIAB] AND (Prognosis[TIAB] OR surveillance[TIAB] OR Postoperative[TIAB] OR Follow-Up*[TIAB] OR observation period*[TIAB] OR "visit interval"[TIAB])
#4 #1 OR #2 OR #3
　■ヒット件数　144件

【医中誌 Web】
#1 神経内分泌腫瘍；外科的療法/TH and 根治/TA and（@ 予後/TH or 無病生存/TH or 術後管理/TH or 追跡研究/TH）
#2 神経内分泌腫瘍/TH and 消化器外科/TH and 根治/TA and（@ 予後/TH or 無病生存/TH or 術後管理/TH or 追跡研究/TH）
#3 （神経内分泌腫瘍/TA or 神経内分泌癌/TA or 神経内分泌がん/TA or 神経内分泌ガン/TA or NEC/TA or NET/TA or NEN/TA or カルチノイド/TA）and 根治/TA and（外科/TA or 手術/TA or 切除/TA or 郭清/TA）and（SACI 検査/TA or SASI 検査/TA or リンパ節転移/TA or サンプリングリンパ節切除/TA or 肝転移/TA or オクトレスキャン/TA or DOTATOC/TA or Ki-67/TA or 核分裂指数/TA or "Computed Tomography"/TA or EOB-MRI/TA or 腹部超音波/TA or フォローアップ/TA or サーベイランス/TA or 観察期間/TA or 外来訪問間隔/TA or 全身検索/TA or クロモグラニン A/TA or NSE/TA or 術後補助療法/TA or 経過観察/TA）
#4 #1 or #2 or #3
　■ヒット件数　103件

■ COLUMN 2　NEN に対する腹腔鏡手術の現状
【PubMed】
#1 "Neuroendocrine Tumors/surgery"[Mesh] AND ("Laparoscopy"[Mesh] OR "Laparoscopes"[Mesh])

AND（"Pancreatic Neoplasms"[Mesh] OR "Pancreas"[Mesh]）

#2 "Neuroendocrine Tumors"[Mesh] AND（"Laparoscopy"[Mesh] OR "Laparoscopes"[Mesh]）AND（"Pancreatic Neoplasms/surgery"[Mesh] OR "Pancreas/surgery"[Mesh]）

#3 "Neuroendocrine Tumors/therapy"[Mesh] AND "Digestive System Surgical Procedures"[Mesh] AND（"Laparoscopy"[Mesh] OR "Laparoscopes"[Mesh]）AND（"Pancreatic Neoplasms"[Mesh] OR "Pancreas"[Mesh]）

#4 （neuroendocrine tumo*[TIAB] OR neuroendocrine carcinoma*[TIAB] OR endocrine tumo*[TIAB] OR endocrine carcinoma*[TIAB] OR NEN[TIAB]）AND（pancreatic[TIAB] OR pancreas[TIAB]）AND（surgery*[TIAB] OR surgical*[TIAB] OR operati*[TIAB] OR resection*[TIAB] OR enucleation*[TIAB] OR duodenectom*[TIAB] OR pancreatectom*[TIAB] OR dissection*[TIAB] OR Whipple's procedure*[TIAB]）AND laparoscop*[TIAB]

#5 #1 OR #2 OR #3 OR #4

■ヒット件数　73件

【医中誌 Web】

#1 神経内分泌腫瘍；外科的療法/TH and（腹腔鏡/TH or 腹腔鏡法/TH）and（膵臓腫瘍/TH or 膵臓/TH）

#2 神経内分泌腫瘍/TH and（腹腔鏡/TH or 腹腔鏡法/TH）and（膵臓腫瘍；外科的療法/TH or 膵臓；外科的療法/TH）

#3 神経内分泌腫瘍/TH and 消化器外科/TH and（腹腔鏡/TH or 腹腔鏡法/TH）and（膵臓腫瘍/TH or 膵臓/TH）

#4 （神経内分泌腫瘍/TA or 神経内分泌癌/TA or 神経内分泌がん/TA or 神経内分泌ガン/TA or 内分泌腫瘍/TA or 内分泌癌/TA or 内分泌がん/TA or 内分泌ガン/TA or NEN/TA）and 膵/TA and 腹腔鏡/TA and（外科/TA or 手術/TA or 切除/TA or 郭清/TA）

#5 #1 or #2 or #3 or #4

■ヒット件数　56件

▌COLUMN 3　NEN における病理学的脈管侵襲の意義

【PubMed】

#1 "Neuroendocrine Tumors/surgery"[Mesh] AND（"Lymphatic Vessels"[Mesh] OR "Lymph Nodes"[Mesh] OR "Lymph Node Excision"[Mesh] OR "Lymphatic Metastasis"[Mesh]）AND（"Pancreatic Neoplasms"[Mesh] OR "Pancreas"[Mesh]）

#2 "Neuroendocrine Tumors"[Mesh] AND（"Lymphatic Vessels"[Mesh] OR "Lymph Nodes"[Mesh] OR "Lymph Node Excision"[Mesh] OR "Lymphatic Metastasis"[Mesh]）AND（"Pancreatic Neoplasms/surgery"[Mesh] OR "Pancreas/surgery"[Mesh]）

#3 "Neuroendocrine Tumors/therapy"[Mesh] AND "Digestive System Surgical Procedures"[Mesh] AND（"Lymphatic Vessels"[Mesh] OR "Lymph Nodes"[Mesh] OR "Lymph Node Excision"[Mesh] OR "Lymphatic Metastasis"[Mesh]）AND（"Pancreatic Neoplasms"[Mesh] OR "Pancreas"[Mesh]）

#4 （neuroendocrine tumo*[TIAB] OR neuroendocrine carcinoma*[TIAB] OR carcinoid*[TIAB] OR neuroendocrine neoplasm*[TIAB] OR NEN[TIAB]）AND（pancreatic[TIAB] OR pancreas[TIAB] OR gastrinoma*[TIAB]）AND（lymphovascular*[TIAB] OR lymphnode*[TIAB] OR lymph node*[TIAB] OR lymphatic[TIAB] OR vascular[TIAB] OR endothelium*[TIAB]）AND（surgery*[TIAB] OR surgical*[TIAB] OR operati*[TIAB] OR operated[TIAB] OR resection*[TIAB] OR gastrectom*[TIAB] OR antrectom*[TIAB] OR EMR[TIAB] OR ESD[TIAB] OR invasion[TIAB] OR metastasis[TIAB]）

#5 #1 OR #2 OR #3 OR #4

■ヒット件数　243件

【医中誌 Web】

#1 神経内分泌腫瘍；外科的療法/TH and（リンパ節/TH or リンパ節郭清/TH or リンパ管/TH or リンパ行性転移/TH）and（膵臓腫瘍/TH or 膵臓/TH）

#2 神経内分泌腫瘍/TH and（リンパ節/TH or リンパ節郭清/TH or リンパ管/TH or リンパ行性転移/TH）and（膵臓腫瘍；外科の療法/TH or 膵臓；外科的療法/TH）

#3 神経内分泌腫瘍/TH and 消化器外科/TH and（リンパ節/TH or リンパ節郭清/TH or リンパ管/TH or リンパ行性転移/TH）and（膵臓腫瘍/TH or 膵臓/TH）

#4 （神経内分泌腫瘍/TA or 神経内分泌癌/TA or 神経内分泌がん/TA or 神経内分泌ガン/TA or 内分泌腫瘍/TA or 内分泌癌/TA or 内分泌がん/TA or 内分泌ガン/TA or NEN/TA）and 膵/TA and（リンパ管/TA or リンパ節/TA or 脈管/TA or 静脈/TA）and（外科/TA or 手術/TA or 切除/TA or 郭清/TA or 核出術/TA or 侵襲/TA or 転移/TA）

#5 #1 or #2 or #3 or #4
　■ヒット件数　159 件

▊COLUMN 4　胆道に発生する NEN の病態と手術適応
【PubMed】
#1 （"Neuroendocrine Tumors/surgery"［Mesh］OR "Neuroendocrine Tumors/pathology"［Mesh］）AND（"Biliary Tract Neoplasms"［Mesh］OR "Biliary Tract"［Mesh］）

#2 "Neuroendocrine Tumors"［Mesh］AND（"Biliary Tract Neoplasms/surgery"［Mesh］OR "Biliary Tract Neoplasms/pathology"［Mesh］OR "Biliary Tract/surgery"［Mesh］OR "Biliary Tract/pathology"［Mesh］）

#3 "Neuroendocrine Tumors/therapy"［Mesh］AND "Digestive System Surgical Procedures"［Mesh］AND（"Biliary Tract Neoplasms"［Mesh］OR "Biliary Tract"［Mesh］）

#4 （neuroendocrine tumo*［TIAB］OR neuroendocrine carcinoma*［TIAB］OR carcinoid*［TIAB］OR neuroendocrine neoplasm*［TIAB］OR NEN［TIAB］）AND（Biliary Tract*［TIAB］OR Bile Duct*［TIAB］OR Gallbladder*［TIAB］）AND（surgery*［TIAB］OR surgical*［TIAB］OR operati*［TIAB］OR operated［TIAB］OR resection*［TIAB］）

#5 #1 OR #2 OR #3 OR #4
　■ヒット件数　129 件
【医中誌 Web】
#1 （神経内分泌腫瘍；外科的療法/TH or 神経内分泌腫瘍；病理学/TH）and（胆道腫瘍/TH or 胆道/TH）

#2 神経内分泌腫瘍/TH and（胆道腫瘍；外科的療法/TH or 胆道腫瘍；病理学/TH or 胆道；外科的療法/TH or 胆道；病理学/TH）

#3 神経内分泌腫瘍/TH and 消化器外科/TH and（胆道腫瘍/TH or 胆道/TH）

#4 （神経内分泌腫瘍/TA or 神経内分泌癌/TA or 神経内分泌がん/TA or 神経内分泌ガン/TA or 内分泌腫瘍/TA or 内分泌癌/TA or 内分泌がん/TA or 内分泌ガン/TA or NEN/TA）and（胆道/TA or 胆管/TA or 胆嚢/TA）and（外科/TA or 手術/TA or 切除/TA or 郭清/TA or 病理/TA）

#5 #1 or #2 or #3 or #4
　■ヒット件数　210 件

第4章　内科・集学的治療

▊CQ1-1　胃 NET に対する内視鏡的切除の適応および推奨される手技は何か？
▊CQ1-2　十二指腸 NET に対する内視鏡的切除の適応および推奨される手技は何か？
▊CQ1-3　直腸・結腸 NET に対する内視鏡的切除の適応および推奨される手技は何か？
【PubMed】
#1 "Neuroendocrine Tumors/therapy"［Mesh］AND "Gastrointestinal Neoplasms"［Mesh］

#2 "Neuroendocrine Tumors"［Mesh］AND "Gastrointestinal Neoplasms/therapy"［Mesh］

#3 "Endoscopy"［Mesh］OR "Endoscopes"［Mesh］

#4 （gastrointestinal neuroendocrine tumo*［TIAB］OR gastrointestinal carcinoid tumo*［TIAB］OR gastrointestinal NET*［TIAB］）AND（endoscopic therap*［TIAB］OR endoscopic mucosal resection*［TIAB］OR endoscopicsubmucosal dissection*［TIAB］OR Transanal endoscopic microsurger*［TIAB］）

#5 （（#1 OR #2）AND #3）OR #4
　■ヒット件数　197 件
【医中誌 Web】
#1 神経内分泌腫瘍/TH and 胃腸腫瘍/TH and（SH＝治療，外科的療法）

#2 内視鏡法/TH or 内視鏡/TH

#3 （消化管神経内分泌腫瘍/TA or 消化管カルチノイド/TA）and（内視鏡的治療/TA or 内視鏡的粘膜切除/TA or 内視鏡的粘膜下層剥離/TA or 経肛門的内視鏡下マイクロサージャリー/TA）

#4 （#1 and #2）or #3

■ヒット件数　78件

■ CQ2　膵・消化管 NEN の内分泌症状に対して推奨される薬物療法は何か？

【PubMed】

#1 "Neuroendocrine Tumors/drug therapy" [Mesh] AND ("Gastrointestinal Neoplasms" [Mesh] OR "Pancreatic Neoplasms" [Mesh]) AND ("Endocrine System Diseases" [Mesh] OR "Endocrine System" [Mesh])

#2 "Neuroendocrine Tumors" [Mesh] AND ("Gastrointestinal Neoplasms/drug therapy" [Mesh] OR "Pancreatic Neoplasms/drug therapy" [Mesh]) AND ("Endocrine System Diseases" [Mesh] OR "Endocrine System" [Mesh])

#3 "Neuroendocrine Tumors" [Mesh] AND ("Gastrointestinal Neoplasms" [Mesh] OR "Pancreatic Neoplasms" [Mesh]) AND ("Drug Therapy" [Mesh] OR "Somatostatin/analogs and derivatives" [Mesh]) AND ("Endocrine System Diseases" [Mesh] OR "Endocrine System" [Mesh])

#4 （Neuroendocrine neoplasm* [TIAB] OR Functioning neuroendocrine tumo* [TIAB] OR insulinoma* [TIAB] OR glucagonoma* [TIAB] OR gastrinoma* [TIAB] OR VIPoma* [TIAB] OR somatostatinoma* [TIAB] OR carcinoid syndrome* [TIAB]) AND endocrine* [TIAB] AND (somatostatin analog* [TIAB] OR drug therap* [TIAB] OR chemotherap* [TIAB] OR pharmacotherap* [TIAB] OR medical treatment* [TIAB])

#5 #1 OR #2 OR #3 OR #4

■ヒット件数　215件

【医中誌 Web】

#1 神経内分泌腫瘍；薬物療法/TH and（胃腸腫瘍/TH or 膵臓腫瘍/TH）and（内分泌系疾患/TH or 内分泌系/TH）

#2 神経内分泌腫瘍/TH and（胃腸腫瘍；薬物療法/TH or 膵臓腫瘍；薬物療法/TH）and（内分泌系疾患/TH or 内分泌系/TH）

#3 神経内分泌腫瘍/TH and（胃腸腫瘍/TH or 膵臓腫瘍/TH）and（薬物療法/TH or Somatostatin；類似体・誘導体/TH）and（内分泌系疾患/TH or 内分泌系/TH）

#4 （消化管神経内分泌腫瘍/TA or 膵神経内分泌腫瘍/TA or 機能性神経内分泌腫瘍/TA or インスリノーマ/TA or グルカゴノーマ/TA or ガストリノーマ/TA or ソマトスタチノーマ/TA or カルチノイド症候群/TA or VIP オーマ/TA or VIP 産生腫瘍/TA）and 内分泌/TA and（薬物治療/TA or 内科治療/TA or 化学療法/TA or ソマトスタチンアナログ/TA）

#5 #1 or #2 or #3 or #4

■ヒット件数　190件

■ CQ3　同時性遠隔転移を伴う膵・消化管 NEN に行われる治療法は何か？

【PubMed】

#1 ("Neuroendocrine Tumors/therapy" [Mesh] AND "Neuroendocrine Tumors" [Majr]) AND "Digestive System Neoplasms" [Majr] AND ("Neoplasms/secondary" [Majr] OR "Neoplasm Metastasis" [Majr])

#2 （Neuroendocrine neoplasm* [TIAB] OR neuroendocrine tumo* [TIAB] OR neuroendocrine carcinoma* [TIAB] OR NEN [TIAB] OR NET [TIAB] OR NETs [TIAB] OR NEC [TIAB]) AND (therap* [TIAB] OR chemotherap* [TIAB] OR treatment* [TIAB] OR Cytoreduction* [TIAB] OR Debulking* [TIAB] OR Palliation* [TIAB] OR Somatostatin analog* [TIAB] OR Sunitinib* [TIAB] OR Lanreotide* [TIAB] OR everolimus* [TIAB] OR PRRT [TIAB] OR Hepatectom* [TIAB] OR Primary resection* [TIAB]) AND (pancreatic* [TIAB] OR Gastrointestin* [TIAB]) AND (metasta* [TIAB] OR secondar* [TIAB])

#3 #1 OR #2

■ヒット件数　470件

【医中誌 Web】

#1 神経内分泌腫瘍；治療/TH

#2 消化器腫瘍/TH
#3 腫瘍；転移性/TH or 腫瘍転移/TH
#4 （神経内分泌腫瘍/TA or 神経内分泌癌/TA）and 転移/TA and（治療/TA or 療法/TA or 減量手術/TA）and（膵/TA or 消化管/TA）
#5 （#1 and #2 and #3）or #4
■ ヒット件数　217 件

▌ CQ4　膵・消化管 NEN の再発病巣に行われる治療法は何か？

【PubMed】
#1 "Neuroendocrine Tumors/therapy" [Mesh] AND "Digestive System Neoplasms" [Mesh] AND（"Neoplasm Recurrence, Local" [Mesh] OR "Recurrence" [Mesh]）
#2 "Neuroendocrine Tumors" [Mesh] AND "Digestive System Neoplasms/therapy" [Mesh] AND（"Neoplasm Recurrence, Local" [Mesh] OR "Recurrence" [Mesh]）
#3 （Neuroendocrine neoplasm* [TIAB] OR neuroendocrine tumo* [TIAB] OR neuroendocrine carcinoma* [TIAB] OR NEN [TIAB] OR NET [TIAB] OR NEC [TIAB]）AND（therap* [TIAB] OR chemotherap* [TIAB] OR treatment* [TIAB] OR Cytoreduction* [TIAB] OR Debulking* [TIAB] OR Palliation* [TIAB] OR Somatostatin analog* [TIAB] OR Sunitinib* [TIAB] OR Lanreotide* [TIAB] OR everolimus* [TIAB] OR PRRT [TIAB] OR Hepatectom* [TIAB] OR Primary resection* [TIAB]）AND（pancreatic* [TIAB] OR Gastrointestin* [TIAB]）AND recurren* [TIAB]
#4 #1 OR #2 OR #3
■ ヒット件数　184 件

【医中誌 Web】
#1 神経内分泌腫瘍；治療/TH
#2 消化器腫瘍/TH
#3 腫瘍再発/TH or 再発/TH
#4 （神経内分泌腫瘍/TA or 神経内分泌癌/TA）and 再発/TA and（治療/TA or 療法/TA or 減量手術/TA）and（膵/TA or 消化管/TA）
#5 （#1 and #2 and #3）or #4
■ ヒット件数　76 件

▌ CQ5-1 膵 NET に対して推奨される抗腫瘍薬は何か？
▌ CQ6　膵 NEC に対して推奨される抗腫瘍薬は何か？

【PubMed】
#1 "Neuroendocrine Tumors/therapy" [Majr] AND（"Pancreatic Neoplasms" [Mesh] OR "Pancreas" [Mesh]）
#2 "Neuroendocrine Tumors" [Mesh] AND "Pancreatic Neoplasms/therapy" [Majr]
#3 （（"Neuroendocrine Tumors" [Majr] AND "Pancreatic Neoplasms" [Mesh]）OR（"Neuroendocrine Tumors" [Mesh] AND "Pancreatic Neoplasms" [Majr]））AND（"Drug Therapy" [Mesh] OR "Somatostatin/analogs and derivatives" [Mesh]）
#4 （Neuroendocrine neoplasm* [TIAB] OR Pancreatic neuroendocrine tumo* [TIAB] OR Pancreatic endocrine tumo* [TIAB] OR Islet tumo* [TIAB] OR Gastroenteropancreatic neuroendocrine tumo* [TIAB] OR Poorly differentiated pancreatic neuroendocrine carcinoma* [TIAB] OR（（NEN [TIAB] OR NET [TIAB] OR NEC [TIAB]）AND（pancreas [TIAB] OR pancreatic [TIAB]）））AND（drug therap* [TIAB] OR chemotherap* [TIAB] OR pharmacotherap* [TIAB] OR Molecular targeted therap* [TIAB] OR Somatostatin analog* [TIAB]）
#5 #1 OR #2 OR #3 OR #4
■ ヒット件数　494 件

【医中誌 Web】
#1 神経内分泌腫瘍；薬物療法/TH and 膵臓腫瘍/TH
#2 神経内分泌腫瘍/TH and 膵臓腫瘍；薬物療法/TH
#3 神経内分泌腫瘍/TH and 膵臓腫瘍/TH and（薬物療法/TH or Somatostatin；類似体・誘導体/TH）

#4 （膵神経内分泌腫瘍/TA or 膵内分泌腫瘍/TA or 膵島腫瘍/TA）and（抗腫瘍薬/TA or 薬物治療/TA or 分子標的治療/TA or 化学療法/TA or ソマトスタチンアナログ/TA）
#5 #1 or #2 or #3 or #4
■ヒット件数　180 件

CQ5-2　消化管 NET に対して推奨される抗腫瘍薬は何か？
CQ6　消化管 NEC に対して推奨される抗腫瘍薬は何か？
【PubMed】
#1 "Neuroendocrine Tumors/therapy"[Majr] AND ("Gastrointestinal Neoplasms"[Mesh] OR "Gastrointestinal Tract"[Mesh])
#2 "Neuroendocrine Tumors"[Mesh] AND "Gastrointestinal Neoplasms/therapy"[Majr]
#3 (("Neuroendocrine Tumors"[Majr] AND "Gastrointestinal Neoplasms"[Mesh]) OR ("Neuroendocrine Tumors"[Mesh] AND "Gastrointestinal Neoplasms"[Majr])) AND ("Drug Therapy"[Mesh] OR "Cytotoxins/therapeutic use"[Mesh] OR "Interferons/therapeutic use"[Mesh] OR "Somatostatin/analogs and derivatives"[Mesh])
#4 (Neuroendocrine neoplasm*[TIAB] OR neuroendocrine tumo*[TIAB] OR neuroendocrine carcinoma*[TIAB] OR NEN[TIAB] OR NET[TIAB] OR NEC[TIAB]) AND (drug therap*[TIAB] OR chemotherap*[TIAB] OR pharmacotherap*[TIAB] OR Molecular targeted therap*[TIAB] OR Somatostatin analog*[TIAB] OR Cytotoxic Agent*[TIAB] OR Interferon*[TIAB]) NOT medline[SB]
#5 #1 OR #2 OR #3 OR #4
■ヒット件数　517 件
【医中誌 Web】
#1 神経内分泌腫瘍；薬物療法/TH and（胃腸腫瘍/TH or 消化管/TH）
#2 神経内分泌腫瘍/TH and 胃腸腫瘍；薬物療法/TH
#3 神経内分泌腫瘍/TH and（胃腸腫瘍/TH or 消化管/TH）and（薬物療法/TH or Somatostatin；類似体・誘導体/TH）
#4 （神経内分泌腫瘍/TA or 神経内分泌癌/TA）and（抗腫瘍薬/TA or 殺細胞性抗がん剤/TA or 分子標的薬/TA or 化学療法/TA or ソマトスタチンアナログ/TA）
#5 #1 or #2 or #3 or #4
■ヒット件数　151 件

CQ7　膵・消化管 NEN の切除不能肝転移に対して推奨される局所療法は何か？
【PubMed】
#1 ("Neuroendocrine Tumors/therapy"[Majr] OR "Endocrine Gland Neoplasms/therapy"[Majr]) AND "Digestive System Neoplasms/secondary"[Mesh]
#2 ("Neuroendocrine Tumors/therapy"[Mesh] OR "Neuroendocrine Tumors/pathology"[Majr]) AND "Liver Neoplasms/secondary"[Mesh] AND ("Liver Neoplasms/therapy"[Mesh] OR "Embolization, Therapeutic"[Mesh] OR "Catheter Ablation"[Mesh])
#3 (Neuroendocrine neoplasm*[TIAB] OR neuroendocrine tumo*[TIAB] OR neuroendocrine carcinoma*[TIAB] OR NEN[TIAB] OR NET[TIAB] OR NEC[TIAB]) AND (therap*[TIAB] OR chemotherap*[TIAB] OR treatment*[TIAB] OR management*[TIAB] OR Hepatic arterial embolization*[TIAB] OR Chemoembolization*[TIAB] OR Transcatherter arterial embolization*[TIAB] OR Transcatherter arterial chemoembolization*[TIAB] OR Radiofrequency ablation*[TIAB]) AND liver metasta*[TIAB]
#4 #1 OR #2 OR #3
■ヒット件数　474 件
【医中誌 Web】
#1 神経内分泌腫瘍；治療/TH
#2 肝臓腫瘍；転移性/TH
#3 肝臓腫瘍；治療/TH or 塞栓術/TH or カテーテル切除術/TH
#4 （神経内分泌腫瘍/TA or 神経内分泌癌/TA）and（肝転移/TA or 肝臓転移/TA）and（治療/TA or 局所療法/TA or 肝動脈塞栓療法/TA or 肝動脈化学塞栓療法/TA or ラジオ波焼灼療法/TA）

#5　（#1 and #2 and #3）or #4
　　■ヒット件数　118 件

▌CQ8　膵・消化管 NEN に対して術前・術後の補助療法は推奨されるか？

【PubMed】
#1　"Neuroendocrine Tumors/therapy"［Mesh］AND "Digestive System Neoplasms"［Mesh］AND（"Chemotherapy, Adjuvant"［Mesh］OR "Radiotherapy, Adjuvant"［Mesh］OR "Chemoradiotherapy, Adjuvant"［Mesh］）

#2　"Neuroendocrine Tumors"［Mesh］AND "Digestive System Neoplasms/therapy"［Mesh］AND（"Chemotherapy, Adjuvant"［Mesh］OR "Radiotherapy, Adjuvant"［Mesh］OR "Chemoradiotherapy, Adjuvant"［Mesh］）

#3　（Neuroendocrine neoplasm*［TIAB］OR neuroendocrine tumo*［TIAB］OR neuroendocrine carcinoma*［TIAB］OR NEN［TIAB］）AND（therap*［TIAB］OR chemotherap*［TIAB］OR treatment*［TIAB］OR radiotherap*［TIAB］OR chemoradiotherap*［TIAB］）AND（Adjuvant*［TIAB］OR Postoperative*［TIAB］）AND（pancreatic*［TIAB］OR Gastrointestin*［TIAB］）

#4　#1 OR #2 OR #3
　　■ヒット件数　172 件

【医中誌 Web】
#1　神経内分泌腫瘍；治療/TH and 消化器腫瘍/TH
#2　神経内分泌腫瘍/TH and 消化器腫瘍；治療/TH
#3　アジュバント化学療法/TH or アジュバント放射線療法/TH or アジュバント放射線化学療法/TH
#4　（神経内分泌腫瘍/TA or 神経内分泌癌/TA）and（術後/TA or アジュバント/TA）and（治療/TA or 療法/TA or 減量手術/TA）and（膵/TA or 消化管/TA）
#5　（（#1 or #2）and #3）or #4
　　■ヒット件数　139 件

▌CQ9　膵・消化管 NEN に対して放射線治療は推奨されるか？

【PubMed】
#1　"Neuroendocrine Tumors/radiotherapy"［Majr］AND "Digestive System Neoplasms"［Mesh］

#2　"Neuroendocrine Tumors"［Mesh］AND（"Radiopharmaceuticals/therapeutic use"［Majr］OR "Yttrium Radioisotopes/therapeutic use"［Mesh］OR（"（177lutetium-DOTA（O）Tyr3）octreotate"［Supplementary Concept］AND "Organometallic Compounds/therapeutic use"［Majr］））AND "Digestive System Neoplasms"［Mesh］

#3　（Neuroendocrine neoplas*［TIAB］OR neuroendocrine tumo*［TIAB］OR neuroendocrine carcinoma*［TIAB］OR Carcinoid tumo*［TIAB］OR NEN［TIAB］）AND（radiotherap*［TIAB］OR radiation therap*［TIAB］OR Peptide receptor radionuclide therap*［TIAB］OR Radioisotope*［TIAB］）AND（pancreatic*［TIAB］OR Gastrointestin*［TIAB］OR digestive*［TIAB］）

#4　#1 OR #2 OR #3
　　■ヒット件数　176 件

【医中誌 Web】
#1　神経内分泌腫瘍；放射線療法/TH and 消化器腫瘍/TH
#2　神経内分泌腫瘍/TH and 消化器腫瘍；放射線療法/TH
#3　神経内分泌腫瘍/TH and 消化器腫瘍/TH and（放射性医薬品；治療的利用/TH or "Yttrium Radioisotopes；治療的利用"/TH or（"（177Lutetium-DOTA（O）Tyr3）Octreotate"/TH and 有機金属化合物；治療的利用/TH））
#4　（神経内分泌腫瘍/TA or 神経内分泌癌/TA or カルチノイド/TA）and（放射線療法/TA or 放射線治療/TA or ラジオアイソトープ内照射療法/TA or RI 治療/TA or ソマトスタチンアナログ/TA or ペプチドレセプター/TA）and（膵/TA or 消化管/TA）
#5　#1 or #2 or #3 or #4
　　■ヒット件数　68 件

第5章 MEN1/VHL

■ CQ1 どのような膵・消化管 NET で MEN1/VHL を疑うべきか？

【PubMed】

#1 ("Multiple Endocrine Neoplasia Type 1/diagnosis" [Majr] OR "von Hippel-Lindau Disease/diagnosis" [Majr]) AND ("Digestive System Neoplasms" [Mesh] OR "Hypercalcemia" [Mesh] OR "Hyperparathyroidism" [Mesh] OR "Pituitary Neoplasms" [Mesh] OR "Non functioning pancreatic endocrine tumor" [Supplementary Concept] OR "Adrenal Gland Neoplasms" [Mesh] OR "Thymus Neoplasms" [Mesh] OR "Angiofibroma" [Mesh] OR "Carcinoma, Renal Cell" [Mesh] OR "Hemangioblastoma" [Mesh] OR "Pheochromocytoma" [Mesh])

#2 ("Multiple Endocrine Neoplasia Type 1" [Majr] OR "von Hippel-Lindau Disease" [Majr]) AND ("Digestive System Neoplasms/diagnosis" [Mesh] OR "Hypercalcemia/diagnosis" [Mesh] OR "Hyperparathyroidism/diagnosis" [Mesh] OR "Pituitary Neoplasms/diagnosis" [Mesh] OR "Adrenal Gland Neoplasms/diagnosis" [Mesh] OR "Thymus Neoplasms/diagnosis" [Mesh] OR "Angiofibroma/diagnosis" [Mesh] OR "Carcinoma, Renal Cell/diagnosis" [Mesh] OR "Hemangioblastoma/diagnosis" [Mesh] OR "Pheochromocytoma/diagnosis" [Mesh])

#3 ("multiple endocrine neoplasia type 1" [TIAB] OR MEN1 [TIAB] OR "von Hippel-Lindau disease" [TIAB] OR VHL [TIAB]) AND (diagnos* [TIAB] OR symptom* [TIAB]) AND (pancreatic* [TIAB] OR Gastrointestin* [TIAB] OR digestive* [TIAB] OR hypercalcemia* [TIAB] OR hyperparathyroidism* [TIAB] OR pituitary tumo* [TIAB] OR prolactinoma* [TIAB] OR insulinoma* [TIAB] OR gastrinoma* [TIAB] OR non-functioning tumo* [TIAB] OR adrenal tumo* [TIAB] OR thymic tumo* [TIAB] OR angiofibroma* [TIAB] OR renal cell carcinoma* [TIAB] OR hemangioblastoma* [TIAB] OR pheochromocytoma* [TIAB]) NOT medline [SB]

#4 #1 OR #2 OR #3

■ ヒット件数　93 件

【医中誌 Web】

#1 (多発性内分泌腫瘍1型；診断/TH or "von Hippel-Lindau 病；診断" /TH) and (消化器腫瘍/TH or 高カルシウム血症/TH or 副甲状腺機能亢進症/TH or 下垂体腫瘍/TH or 副腎腫瘍/TH or 胸腺腫瘍/TH or 血管線維腫/TH or 腎細胞癌/TH or 血管芽腫/TH or 褐色細胞腫/TH)

#2 (多発性内分泌腫瘍1型/TH or "von Hippel-Lindau 病" /TH) and (消化器腫瘍；診断/TH or 高カルシウム血症；診断/TH or 副甲状腺機能亢進症；診断/TH or 下垂体腫瘍；診断/TH or 副腎腫瘍；診断/TH or 胸腺腫瘍；診断/TH or 血管線維腫；診断/TH or 腎細胞癌；診断/TH or 血管芽腫；診断/TH or 褐色細胞腫；診断/TH)

#3 (MEN1/TA or 多発性内分泌腫瘍症1型/TA or VHL/TA or フォンヒッペル・リンドウ病/TA) and 診断/TA and (膵/TA or 消化管/TA or 高カルシウム血症/TA or 副甲状腺機能亢進症/TA or 下垂体腫瘍/TA or プロラクチノーマ/TA or インスリノーマ/TA or ガストリノーマ/TA or 非機能性腫瘍/TA or 副腎皮質腫瘍/TA or 胸腺腫瘍/TA or 血管線維腫/TA or 腎細胞がん/TA or 血管芽腫/TA or 褐色細胞腫/TA)

#4 #1 or #2 or #3

■ ヒット件数　97 件

■ CQ2 膵・消化管 NET 患者に対して推奨される MEN1/VHL のスクリーニング検査は何か？

【PubMed】

#1 ("Neuroendocrine Tumors/diagnosis" [Mesh] OR "Neuroendocrine Tumors/pathology" [Mesh]) AND ("Multiple Endocrine Neoplasia Type 1" [Mesh] OR "von Hippel-Lindau Disease" [Mesh])

#2 "Neuroendocrine Tumors" [Mesh] AND ("Multiple Endocrine Neoplasia Type 1/diagnosis" [Mesh] OR "von Hippel-Lindau Disease/diagnosis" [Mesh])

#3 "Diagnostic Techniques and Procedures" [Mesh] OR "Biomarkers" [Mesh]

#4 (multiple endocrine neoplasm type1* [TIAB] OR MEN1 [TIAB] OR "MEN 1" [TIAB] OR Von Hippel-Lindau disease* [TIAB] OR VHL [TIAB]) AND (neuroendocrine tumo* [TIAB] OR neuroendocrine neoplasm* [TIAB] OR neuroendocrine carcinoma* [TIAB]) AND (diagnos* [TIAB] OR calcium [TIAB]

OR phosphorus* [TIAB] OR parathyroid hormone* [TIAB] OR PTH [TIAB] OR "fraction excretion of calcium" [TIAB] OR FECa [TIAB] OR glucose [TIAB] OR insulin [TIAB] OR C-peptide* [TIAB] OR fasting test* [TIAB] OR mix meal test* [TIAB] OR gastrin* [TIAB] OR intravenous calcium infusion test* [TIAB] OR gastric pH monitoring* [TIAB] OR prolactin [TIAB] OR growth hormone* [TIAB] OR "insulin-like growth factor 1" [TIAB] OR "IGF-1" [TIAB] OR oral glucose tolerance test* [TIAB] OR OGTT [TIAB] OR adrenalin* [TIAB] OR noradrenalin* [TIAB] OR metanephrine* [TIAB] OR normetanephrine* [TIAB] OR ultrasonograph* [TIAB] OR somatostatin receptor scintigraph* [TIAB] OR SRS [TIAB] OR "Tc-99m-MIBI scintigraphy" [TIAB] OR "I-123-MIBG scintigraphy" [TIAB] OR computed tomograph* [TIAB] OR magnetic resonance imaging* [TIAB] OR MRI [TIAB] OR upper endoscop* [TIAB] OR endoscopic ultrasonograph* [TIAB] OR EUS [TIAB] OR visual field test* [TIAB] OR fundoscop* [TIAB] OR slit-lamp exam* [TIAB] OR genetic testing* [TIAB])

#5 ((#1 OR #2) AND #3) OR #4
■ヒット件数　77 件

【医中誌 Web】

#1 神経内分泌腫瘍/TH and（多発性内分泌腫瘍 1 型/TH or "von Hippel-Lindau 病"/TH）and（SH ＝診断，画像診断，X 線診断，放射性核種診断，超音波診断，病理学）

#2 診断技術と処置/TH or 生物学的マーカー/TH

#3 （多発性内分泌腫瘍症 1 型/TA or 多発性内分泌腫瘍 1 型/TA or フォン・ヒッペルリンドウ病/TA or "von Hippel-Lindau 病"/TA or MEN1/TA or VHL/TA）and（神経内分泌腫瘍/TA or 神経内分泌癌/TA or 神経内分泌がん/TA）and（検査/TA or 診断/TA or カルシウム/TA or リン/TA or 副甲状腺ホルモン/TA or PTH/TA or カルシウム排泄率/TA or FECa/TA or 血糖/TA or インスリン/TA or C-ペプチド/TA or 絶食試験/TA or 混合食試験/TA or ガストリン/TA or カルシウム静注試験/TA or 胃内 p H モニタリング/TA or プロラクチン/TA or 成長ホルモン/TA or インスリン様成長因子 1/TA or IGF-1/TA or 経口糖負荷試験/TA or OGTT/TA or アドレナリン/TA or ノルアドレナリン/TA or メタネフリン/TA or ノルメタネフリン/TA or 超音波/TA or Tc-99m-MIBI シンチグラフィ/TA or ソマトスタチン受容体シンチグラフィ/TA or SRS/TA or I-123-MIBG シンチグラフィ/TA or CT/TA or MRI/TA or 上部消化管内視鏡/TA or 超音波内視鏡/TA）

#4 （#1 and #2) or #3
■ヒット件数　51 件

▋CQ3　MEN1/VHL を疑う場合に推奨される局在診断法は何か？

【PubMed】

#1 "Neuroendocrine Tumors/diagnosis" [Mesh] AND ("Multiple Endocrine Neoplasia Type 1" [Mesh] OR "von Hippel-Lindau Disease" [Mesh])

#2 "Neuroendocrine Tumors" [Mesh] AND ("Multiple Endocrine Neoplasia Type 1/diagnosis" [Mesh] OR "von Hippel-Lindau Disease/diagnosis" [Mesh])

#3 "Diagnostic Techniques and Procedures" [Mesh]

#4 (multiple endocrine neoplasm type1* [TIAB] OR MEN1 [TIAB] OR "MEN 1" [TIAB] OR Von Hippel-Lindau disease* [TIAB] OR VHL [TIAB]) AND (neuroendocrine tumo* [TIAB] OR neuroendocrine neoplasm* [TIAB] OR neuroendocrine carcinoma* [TIAB] OR functioning tumor* [TIAB] OR non-functioning tumor* [TIAB]) AND (diagnos* [TIAB] OR SASI test* [TIAB] OR EUS [TIAB] OR Ultrasonograph* [TIAB] OR CT [TIAB] OR MRI [TIAB] OR Somatostatin receptor scintigraph* [TIAB] OR SRS [TIAB] OR FDG PETCT* [TIAB] OR angiograph* [TIAB]) AND local* [TIAB]

#5 ((#1 OR #2) AND #3) OR #4
■ヒット件数　48 件

【医中誌 Web】

#1 神経内分泌腫瘍/TH and（多発性内分泌腫瘍 1 型/TH or "von Hippel-Lindau 病"/TH）and（SH ＝診断，画像診断，X 線診断，放射性核種診断，超音波診断，病理学）

#2 診断技術と処置/TH

#3 （多発性内分泌腫瘍 1 型/TA or 多発性内分泌腫瘍 1 型/TA or 多発性内分泌腫瘍症Ⅰ型/TA or フォン・ヒッペルリンドウ病/TA or フォンヒッペルリンドウ病/TA or "von Hippel-Lindau 病"/TA or

MEN1/TA or VHL/TA）and（神経内分泌腫瘍/TA or 神経内分泌癌/TA or 神経内分泌がん/TA or 機能性腫瘍/TA or 非機能性腫瘍/TA）and（検査/TA or 診断/TA or 局在診断/TA or 選択的動脈内刺激薬注入法/TA or 超音波内視鏡/TA or 超音波検査/TA or CT/TA or MRI/TA or ソマトスタチン受容体シンチグラフィ/TA or FDG-PETCT/TA or 血管造影法/TA）

#4　（#1 and #2）or #3

■ヒット件数　52 件

■ CQ4　MEN1/VHL に伴う膵・消化管 NET の手術適応と推奨される術式は何か？

【PubMed】

#1　"Digestive System Neoplasms/therapy"［Mesh］AND（"Multiple Endocrine Neoplasia Type 1/surgery"［Mesh］OR "von Hippel-Lindau Disease/surgery"［Mesh］）

#2　"Digestive System Neoplasms/surgery"［Mesh］AND（"Multiple Endocrine Neoplasia Type 1/therapy"［Mesh］OR "von Hippel-Lindau Disease/therapy"［Mesh］）

#3　（"Multiple Endocrine Neoplasia Type 1/therapy"［Mesh］OR "von Hippel-Lindau Disease/therapy"［Mesh］）AND "Digestive System Surgical Procedures"［Mesh］

#4　（multiple endocrine neoplasm type1*［TIAB］OR MEN1［TIAB］OR "MEN 1"［TIAB］OR Von Hippel-Lindau disease*［TIAB］OR VHL［TIAB］）AND（digestive［TIAB］OR pancreas*［TIAB］OR pancreatic*［TIAB］OR liver［TIAB］）AND（surgery［TIAB］OR surgical［TIAB］OR operation［TIAB］OR operative［TIAB］OR pancreatectom*［TIAB］OR hepatectom*［TIAB］OR PD［TIAB］OR PPPD［TIAB］OR SSPPD［TIAB］OR DP［TIAB］OR SpDP［TIAB］OR TP［TIAB］OR PSTP［TIAB］OR DpPHR［TIAB］OR PPTD［TIAB］OR PSD［TIAB］OR partial resection*［TIAB］OR enucleation*［TIAB］）

#5　#1 OR #2 OR #3 OR #4

■ヒット件数　69 件

【医中誌 Web】

#1　消化器腫瘍/TH and（多発性内分泌腫瘍1型/TH or "von Hippel-Lindau 病"/TH）and（SH ＝外科的療法）

#2　（多発性内分泌腫瘍1型/TH or "von Hippel-Lindau 病"/TH）and 消化器外科/TH

#3　（多発性内分泌腫瘍症1型/TA or 多発性内分泌腫瘍1型/TA or 多発性内分泌腫瘍症Ⅰ型/TA or フォン・ヒッペルリンドウ病/TA or フォンヒッペルリンドウ病/TA or "von Hippel-Lindau 病"/TA or MEN1/TA or VHL/TA）and（膵/TA or 消化管/TA or 機能性腫瘍/TA or 非機能性腫瘍/TA）and（手術/TA or 術式/TA or 外科/TA or 切除/TA or 膵核出術/TA or 膵全摘術/TA）

#4　#1 or #2 or #3

■ヒット件数　64 件

■ CQ5　MEN1/VHL の膵・消化管 NET に推奨される経過観察法は何か？

【PubMed】

#1　（"Neuroendocrine Tumors/diagnosis"［Mesh］OR "Neuroendocrine Tumors/pathology"［Mesh］）AND（"Multiple Endocrine Neoplasia Type 1"［Mesh］OR "von Hippel-Lindau Disease"［Mesh］）

#2　"Neuroendocrine Tumors"［Mesh］AND（"Multiple Endocrine Neoplasia Type 1/diagnosis"［Mesh］OR "von Hippel-Lindau Disease/diagnosis"［Mesh］OR "Multiple Endocrine Neoplasia Type 1/pathology"［Mesh］OR "von Hippel-Lindau Disease/pathology"［Mesh］）

#3　"Neuroendocrine Tumors"［Mesh］AND（"Multiple Endocrine Neoplasia Type 1/"［Mesh］OR "von Hippel-Lindau Disease"［Mesh］）AND "Diagnostic Techniques and Procedures"［Mesh］

#4　（multiple endocrine neoplasm type1*［TIAB］OR MEN1［TIAB］OR "MEN 1"［TIAB］OR Von Hippel-Lindau disease*［TIAB］OR VHL［TIAB］OR Non-functional pancreatic neuroendocrine tumor*［TIAB］OR Nonfunctional pancreatic neuroendocrine tumor*［TIAB］OR Non-functioning pancreatic neuroendocrine tumor*［TIAB］OR Nonfunctioning pancreatic neuroendocrine tumor*［TIAB］OR "NF-PNET"［TIAB］OR "NF-PET"［TIAB］）AND（（（Ca［TIAB］OR PTH［TIAB］OR "PRL IGF1"［TIAB］OR insulin［TIAB］OR glucose［TIAB］OR gastrin［TIAB］OR CT［TIAB］OR MRI［TIAB］OR SRS［TIAB］OR "Somatostatin receptor scintigraphy"［TIAB］OR PET［TIAB］OR interval［TIAB］OR "EOB-MRI"［TIAB］OR US［TIAB］OR EUS［TIAB］OR "follow-up"［TIAB］OR postoperative［TIAB］

OR recurrence*[TIAB] OR predict*[TIAB]）NOT medline[SB]）OR surveillance[TIAB]）

#5　#1 OR #2 OR #3 OR #4
　■ヒット件数　229 件

【医中誌 Web】

#1　神経内分泌腫瘍/TH and（多発性内分泌腫瘍 1 型/TH or "von Hippel-Lindau 病"/TH）and（SH =診断，画像診断，X 線診断，放射性核種診断，超音波診断，病理学）

#2　神経内分泌腫瘍/TH and（多発性内分泌腫瘍 1 型/TH or "von Hippel-Lindau 病"/TH）and 診断技術と処置/TH

#3　（多発性内分泌腫瘍症 1 型/TA or 多発性内分泌腫瘍 1 型/TA or 多発性内分泌腫瘍症 I 型/TA or フォン・ヒッペルリンドウ病/TA　or フォンヒッペルリンドウ病/TA or "von Hippel-Lindau 病"/TA or MEN1/TA or VHL/TA or 機能性膵神経内分泌腫瘍/TA or 機能的膵神経内分泌腫瘍/TA or 機能性膵・消化管神経内分泌腫瘍/TA or 機能的膵・消化管神経内分泌腫瘍/TA or 機能性神経内分泌腫瘍/TA or 機能的神経内分泌腫瘍/TA）and（血清 Ca/TA or PTH/TA or PRL/TA or IGF/TA or インスリン/TA or グルコース/TA or ガストリン/TA or CT/TA or MRI/TA or SRS/TA or PET/TA or インターバル/TA or EOB-MRI/TA or US/TA or EUS/TA or EUS-FNA/TA or サーベイランス/TA or 転移/TA or 経過観察/TA or 術後/TA or 再発/TA or 予測/TA）

#4　#1 or #2 or #3
　■ヒット件数　164 件

CQ6　MEN1/VHL の遺伝学的検査は推奨されるか？

【PubMed】

#1　"Multiple Endocrine Neoplasia Type 1/genetics"[Majr] OR "von Hippel-Lindau Disease/genetics"[Majr] OR "Hyperparathyroidism/genetics"[Majr]

#2　（multiple endocrine neoplasm type1*[TI] OR MEN1[TI] OR "MEN 1"[TI] OR Von Hippel-Lindau disease*[TI] OR VHL[TI]）AND（（family history*[TI] OR relative*[TI] OR gene carrier*[TI] OR mutation[TI] OR mutations[TI] OR gene[TI] OR genes[TI] OR genome[TI] OR genomics[TI]）AND（diagnos*[TIAB] OR testing*[TIAB] OR counselling*[TIAB]））

#3　（hypercalcemia*[TI] OR hyperparathyroidism*[TI] OR insulinoma*[TI] OR gastrinoma*[TI] OR glucagonoma*[TI] OR pituitary tumo*[TI] OR prolactinoma*[TI] OR GH-producing tumor*[TI] OR thymic NET*[TI] OR adrenal tumor*[TI] OR hemangioblastoma*[TI] OR retinal angioma*[TI] OR endolymphatic sac tumo*[TI] OR pancreatic cyst*[TI] OR renal cell carcinoma*[TI] OR pheochromocytoma*[TI] OR "papillary cystadenoma of the epididymis"[TI] OR pancreatic neuroendocrine tumo*[TIAB]）AND（（family history*[TI] OR relative*[TI] OR gene carrier*[TI] OR mutation[TI] OR mutations[TI] OR gene[TI] OR genes[TI] OR genome[TI] OR genomics[TI]）AND（diagnos*[TIAB] OR testing*[TIAB] OR counselling*[TIAB]））

#4　#1 OR #2 OR #3
　■ヒット件数　507 件

【医中誌 Web】

#1　多発性内分泌腫瘍 1 型；遺伝学/TH or "von Hippel-Lindau 病；遺伝学"/TH or 副甲状腺機能亢進症；遺伝学/TH

#2　（多発性内分泌腫瘍症 1 型/TA or 多発性内分泌腫瘍 1 型/TA or 多発性内分泌腫瘍症 I 型/TA or フォン・ヒッペルリンドウ病/TA or フォンヒッペルリンドウ病/TA or "von Hippel-Lindau 病"/TA or MEN1/TA or VHL/TA）and（遺伝学/TA or 遺伝子/TA or 家族歴/TA or 血縁者/TA or 遺伝子キャリア/TA or 年齢/TA）and（検査/TA or 診断/TA or カウンセリング/TA）

#3　（高カルシウム血症/TA or 副甲状腺機能亢進症/TA or インスリノーマ/TA or ガストリノーマ/TA or グルカゴノーマ/TA or 下垂体腫瘍/TA or プロラクチノーマ/TA or GH 産生腫瘍/TA or 胸腺 NET/TA or 副腎腫瘍/TA or 血管芽腫/TA or 網膜血管腫/TA or 内耳リンパ嚢腫/TA or 膵嚢胞/TA or 腎細胞癌/TA or 褐色細胞腫/TA or 精索上体嚢胞腺腫/TA）and（遺伝学/TA or 遺伝子/TA or 家族歴/TA or 血縁者/TA or 遺伝子キャリア/TA or 年齢/TA）and（検査/TA or 診断/TA or カウンセリング/TA）

#4　#1 or #2 or #3
　■ヒット件数　297 件

■ CQ7　膵・消化管 NET は MEN1/VHL の予後因子か？

【PubMed】

#1 "Neuroendocrine Tumors" [Mesh] AND ("Multiple Endocrine Neoplasia Type 1" [Mesh] OR "von Hippel-Lindau Disease" [Mesh])

#2 "Carcinoma, Renal Cell" [Mesh] AND ("Multiple Endocrine Neoplasia Type 1" [Mesh] OR "von Hippel-Lindau Disease" [Mesh])

#3 "Prognosis" [Mesh] OR "Risk Factors" [Mesh] OR "Survival Analysis" [Mesh] OR "Protective Factors" [Mesh] OR "Sequence Deletion" [Mesh]

#4 (multiple endocrine neoplasm type1* [TIAB] OR MEN1 [TIAB] OR "MEN 1" [TIAB] OR Von Hippel-Lindau disease* [TIAB] OR VHL [TIAB] OR Non-functional pancreatic neuroendocrine tumor* [TIAB] OR Nonfunctional pancreatic neuroendocrine tumor* [TIAB] OR Non-functioning pancreatic neuroendocrine tumor* [TIAB] OR Nonfunctioning pancreatic neuroendocrine tumor* [TIAB] OR "NF-PNET" [TIAB] OR "NF-PET" [TIAB]) AND (mortality [TIAB] OR morbidity [TIAB] OR QOL [TIAB] OR prognosis [TIAB] OR "thymic NET" [TIAB] OR hemangioblastoma [TIAB] OR death [TIAB] OR hypercalcemia [TIAB] OR pheochromocytoma [TIAB] OR catecholamine [TIAB] OR metastasis [TIAB] OR liver [TIAB] OR hormone [TIAB] OR "Tumor size" [TIAB] OR "tumor number" [TIAB] OR "macroscopic invasion" [TIAB] OR "lymph node metastasis" [TIAB] OR "bone metastasis" [TIAB] OR "liver metastasis" [TIAB] OR "primary site" [TIAB] OR "symptomatic syndrome" [TIAB] OR insulinoma [TIAB] OR gastrinoma [TIAB] OR glucagonoma [TIAB] OR age [TIAB] OR "family history" [TIAB] OR NSE [TIAB] OR vascularity [TIAB] OR "macroscopic type" [TIAB] OR sunitinib [TIAB] OR PRRT [TIAB] OR "Peptide receptor" [TIAB] OR streptozocin [TIAB] OR Lanreotide [TIAB] OR "octreotide LAR" [TIAB] OR parathyroid [TIAB] OR "tumor marker" [TIAB] OR "Ki-67" [TIAB] OR "mitotic index" [TIAB] OR differentiation [TIAB] OR well [TIAB] OR poorly [TIAB] OR "NET-G3" [TIAB] OR "NEC-G3" [TIAB]) NOT medline [SB]

#5 ((#1 OR #2) AND #3) OR #4

■ヒット件数　208 件

【医中誌 Web】

#1 神経内分泌腫瘍/TH and (多発性内分泌腫瘍 1 型/TH or "von Hippel-Lindau 病"/TH)

#2 腎細胞癌/TH and (多発性内分泌腫瘍 1 型/TH or "von Hippel-Lindau 病"/TH)

#3 予後/TH or 危険因子/TH or 生存分析/TH or "保護因子 (疫学)"/TH or 配列欠失/TH

#4 (多発性内分泌腫瘍症 1 型/TA or 多発性内分泌腫瘍 1 型/TA or 多発性内分泌腫瘍症 I 型/TA or フォン・ヒッペルリンドウ病/TA or フォンヒッペルリンドウ病/TA or "von Hippel-Lindau 病"/TA or MEN1/TA or VHL/TA or 機能性膵神経内分泌腫瘍/TA or 機能的膵神経内分泌腫瘍/TA or 機能性膵・消化管神経内分泌腫瘍/TA or 機能的膵・消化管神経内分泌腫瘍/TA or 機能性神経内分泌腫瘍/TA or 機能的神経内分泌腫瘍/TA) and (予後/TA or QOL/TA or 胸腺 NET/TA or 血管芽腫/TA or 高カルシウム血症/TA or 褐色細胞腫/TA or カテコールアミン/TA or 遠隔転移/TA or 肝転移/TA or 肝機能/TA or ホルモン/TA or 腫瘍径/TA or 腫瘍個数/TA or 肉眼的周囲浸潤/TA or リンパ節転移/TA or 骨転移/TA or 膵内部位/TA or 症候性/TA or 機能性/TA or インスリノーマ/TA or ガストリノーマ/TA or グルカゴノーマ/TA or 発症年齢/TA or 家族歴/TA or NSE/TA or 血流豊富/TA or 肉眼型分類/TA or スニチニブ/TA or PRRT/TA or ストレプトゾシン/TA or ランレオチド/TA or 長期作用性オクトレオチド/TA or 副腎腫瘍/TA or 副甲状腺機能亢進症/TA or 腫瘍マーカー/TA or "Ki-67"/TA or 核分裂像/TA or 分化度/TA or 高分化/TA or 低分化/TA or "NET-G3"/TA or "NEC-G3"/TA or WHO2017 年分類/TA)

#5 ((#1 or #2) and #3) or #4

■ヒット件数　163 件

索 引

和文索引

あ行

アルブミン補正血清カルシウム　136
胃 NET　82, 103
胃カルチノイド　83
意義不明のバリアント　149
胃酸分泌測定検査　28
異所性クッシング症候群　112
胃全摘術　83, 112
遺伝カウンセリング　148
遺伝学的検査　144
遺伝性腫瘍症候群　61, 62
イリノテカン　122, 123, 126
医療における遺伝学的検査・診断に
　関するガイドライン　148
インスリノーマ　24, 72, 109, 134
インスリン産生腫瘍　49
インタクト PTH 測定　28, 136
右心不全　35
エトポシド　122, 123, 126
エベロリムス　109, 116, 120
オクトレオチド　120, 130

か行

回盲部切除術　89
核出術　69, 72
下垂体腫瘍　136, 144
ガストリノーマ　28, 62, 74, 85, 109,
　134, 140
ガストリノーマトライアングル　74
ガストリン　143
画像検査　41
褐色細胞腫　136, 148
カペシタビン　116, 119
カルシウム　72
カルシウム静注試験　28
カルチノイドクリーゼ　37, 109
カルチノイド症候群　35, 87, 109
カルボプラチン　123, 126
肝腫瘍生検　45
肝切除　111

肝転移　45, 124
気管支攣縮　35
機能性膵 NET　76
機能性膵消化管 NEN　109
逆流性食道炎　28
局所領域病変　87, 91
空腹時インスリン　143
空腹時血清ガストリン値　28
空腹時血糖　143
クッシング症候群　30
グルカゴノーマ　30, 76, 109
グルカゴン　30, 109
グルカゴン測定法　31
クロモグラニン A　47, 49, 59, 60, 148
経過観察　143
経肛門的手術　96
経肛門的切除術　93
経肛門的内視鏡下マイクロサージャ
　リー　107
経仙骨的切除術　93
血漿グルカゴン濃度測定　30
血漿ソマトスタチン濃度　34
血清プロラクチン　136
血中補正カルシウム値測定　28
結腸 NET　91, 107
結腸右半切除術　89
血糖　25
下痢　28, 32, 34, 35, 109
減量手術　114
減量切除　111
高ガストリン血症　28, 82, 105
後腸　95
高分化　60
骨転移　128
混合食試験　24

さ行

再発病巣　114
ジアゾキシド　109
自己免疫性胃炎　105
シスプラチン　123, 126
シナプトフィジン　47, 59, 60
脂肪便　34

集学的治療　111, 114
十二指腸 NET　85, 106
十二指腸ガストリノーマ　29, 106
十二指腸腫瘍摘除術　74
十二指腸全切除術　74
術後補助療法　126
術前補助療法　126
術中迅速診断　54, 55
腫瘍局在　69
腫瘍焼灼術　124
受容体チロシンキナーゼ　117
消化管 NEC　95
消化管バイパス　114
消化性潰瘍　28, 35
常染色体優性遺伝　133
小腸 NET　87
小腸部分切除　87
食道 NEC　79
食道 NET　79
食道カルチノイド　79
自律神経症状　24
腎癌　136
神経線維腫症 I 型　62, 63
神経内分泌腫瘍　43
神経内分泌分化　49
人工肛門造設　114
腎嚢胞　136
心不全　35
膵 NEC　77
膵温存十二指腸全切除術　85
膵嚢胞　136
膵嚢胞性病変　135
膵部分切除術　72, 76
膵ポリペプチド　148
ストレプトゾシン　116, 120
スニチニブ　116
生検診断　45
生殖細胞系列病的バリアント　134
前腸　95
全直腸間膜切除　93
組織診断　38, 45
ソマトスタチノーマ　34, 76
ソマトスタチンアナログ　109, 120

ソマトスタチン産生腫瘍　49
ソマトスタチン受容体シンチグラフィ　138

た行

代謝性アシドーシス　32
耐糖能異常　30
多発 NET　134
多発性内分泌腫瘍症1型　133
ダブリングタイム（倍加時間）　140
弾性線維染色　52
胆石症　34
短腸症候群　30
胆道 NEN　99
虫垂 goblet cell adenocarcinoma　63, 64
虫垂 NET　89
虫垂腫瘍　89
虫垂切除術　89
中枢神経系血管芽腫　135
中枢神経症状　24
中腸　95
直接シークエンス法　144
直腸 NET　93, 107
直腸切除術　93
直腸切断術　93
低カリウム血症　32
低クロール血症　32
低血糖発作　24, 109
低分化　60
テモゾロミド　116, 119
同時性遠隔転移　111
糖尿病　30

な行

内視鏡下生検　39
内視鏡検査　39
内視鏡的消化管ステント留置術　114
内視鏡的胆道ステント留置術　114
内視鏡的粘膜下層剥離術　103, 107
内視鏡的粘膜切除術　103, 106, 107
乳頭部 NET　85
粘膜下腫瘍　39

は行

発症前遺伝学的検査　133
非機能性膵 NEN　38, 98
非機能性膵 NET　69
皮膚紅潮　35
病的バリアント　144

病理組織診断　47
病理組織標本の取り扱い　52
腹腔鏡・内視鏡合同手術　96
腹腔鏡下膵頭十二指腸切除術　97
腹腔鏡下膵体尾部腫瘍切除術　97
腹腔内の線維症　35
副甲状腺機能亢進症　134, 136, 144
副腎皮質腫瘍　136, 148
プラチナ系薬剤　77, 80, 95, 122, 126
分泌性下痢　32
ペラグラ症状　35
変異検出率　144
放射性核種標識ペプチド治療　128
放射線治療　95, 128
ホルマリン固定パラフィン包埋　52

ま行

脈管侵襲　98
メチラポン　112
免疫組織化学　49
網膜血管腫　135

や行

遊走性壊死性紅斑　30, 109
幽門側胃切除術　83
幽門洞切除　82

ら行

ラジオ波焼灼術　124
ランゲルハンス島過形成　72
ランレオチド　116, 120
両側副腎摘出　112
リンパ節転移　45
ロペラミド　109
ロボット支援手術　96

欧文索引

A

acinar cell carcinoma/neoplasm　52
ACTH オーマ　76, 112
amphicrine cells　62
ATRX/DAXX　43

C

CAPTEM　117, 119
CD34　52
CLARINET 試験　116, 120

D

D2-40　52
DAXX/ATRX　61

E

EMR　103, 106, 107
enterochromaffin-like 細胞　49, 99
ESD　103, 107
EUS-FNA　38, 39, 45, 59

F

FDG-PET/CT　41
FFPE　52

G

goblet cell carcinoid　63
GRF オーマ　76

H

hot spot　56

I

IGF-1　136

J

JCOG1213　123

K

Ki-67 指数　45, 47, 56, 77

L

LECS　96

M

MDCT　38
MEN1　61, 62, 82, 133, 136, 143
menin　144
mixed adeno-neuroendocrine carcinoma（MANEC）　62
mixed neuroendocrine-non-neuroendocrine neoplasm（MiNEN）　44, 62
MLPA 法　144
mTOR　61, 116, 120

N

NEC　43, 58, 59
NET G1　43, 59
NET G2　43, 59

NET G3　43, 58, 59
NETTER1 試験　130
neuroendocrine cells　62
neuroendocrine neoplasms（NEN）　43
NF1　61, 62, 63
NIPHS　27, 72
non-neuroendocrine cells　62

P

p53 蛋白　61
PAX6　96
PP オーマ　76
PROMID 試験　120
PRRT　128, 130
PTH オーマ　76

R

RADIANT-3 試験　117
Rb 蛋白　61

RFA　124
Rindi 分類　82, 103, 105

S

SASI テスト　24, 27, 28, 72, 138
serous cystic neoplasm　52
solid pseudopapillary neoplasm　52
SRS　38, 41
SSTR2　44, 47
SUN1111 試験　117

T

TACE　124
TAE　124
TAMIS　96
TEM　107
TME　93
TOPIC-NEC 試験　123

V

VHL　61, 62, 133
VHL 関連腫瘍　63
VIP オーマ　32, 76, 109
VUS　149

W

Whipple の 3 徴　24

Z

Zollinger-Ellison 症候群　62, 74, 82, 105

数字

5-HIAA　35
24 時間胃内 pH モニタリング　28
72 時間絶食試験　24
^{177}Lu-DOTA-TATE　130

膵・消化管神経内分泌腫瘍 (NEN)
診療ガイドライン 2019 年【第 2 版】 定価(本体 3,200円＋税)

2015 年 4 月 10 日　　第 1 版発行
2019 年 9 月 25 日　　第 2 版第 1 刷発行
2019 年 12 月 10 日　　　　第 2 刷発行

編　集　日本神経内分泌腫瘍研究会 (JNETS)
　　　　膵・消化管神経内分泌腫瘍
　　　　診療ガイドライン第 2 版作成委員会

発行者　福村　直樹

発行所　金原出版株式会社

　　　　〒113-0034 東京都文京区湯島 2-31-14

　　　　電話　編集 (03) 3811-7162
　　　　　　　営業 (03) 3811-7184

　　　　FAX　　　(03) 3813-0288　　　　　　　　©JNETS, 2015, 2019

　　　　振替口座　00120-4-151494　　　　　　　　検印省略

　　　　http://www.kanehara-shuppan.co.jp/　　　*Printed in Japan*

ISBN 978-4-307-20401-9　　　　　　　　　　　　印刷・製本／永和印刷

JCOPY ＜出版者著作権管理機構 委託出版物＞
本書の無断複製は著作権法上での例外を除き禁じられています。複製される場合は，そのつど事前に，
出版者著作権管理機構（電話 03-5244-5088，FAX 03-5244-5089，e-mail：info@jcopy.or.jp）
の許諾を得てください。

小社は捺印または貼付紙をもって定価を変更致しません。
乱丁，落丁のものはお買上げ書店または小社にてお取り替え致します。